护士执业资格考试同步辅导丛书

供护理、助产专业使用

# 外科护理学笔记

（第四版）

主　编　杨建芬　蔡　烯

副主编　唐少兰　杜佐丹　魏雪峰　申飘扬

编　者　（按姓氏汉语拼音排序）

蔡　烯（广东省潮州卫生学校）

代明真（河源市卫生学校）

邓　颖（韶关学院医学院）

邓小华（嘉应学院医学院）

董全斌（广东省东莞卫生学校）

杜佐丹（汕头市卫生学校）

廖武军（广州卫生职业技术学院）

刘冬兰（梅州市卫生职业技术学校）

潘丽婷（广东省连州卫生学校）

申飘扬（江门市中医药学校）

唐少兰（广东省新兴中药学校）

魏雪峰（朝阳市卫生学校）

伍　诗（桐乡市卫生学校）

杨　俊（揭阳市卫生学校）

杨建芬（桐乡市卫生学校）

科学出版社

北京

U0389015

·版权所有，侵权必究·

举报电话：010-64030229；010-64034315；13501151303（打假办）

## 内 容 简 介

本书共23章，围绕外科护理学总论、外科常见病、多发病患者的护理，采用"两栏两框"的编写模式，即"考点提纲栏""模拟试题栏""锦囊妙'记'框""要点回顾框"，并配套"数字化资源"，加入"趣味漫画"进行编写。"考点提纲栏"以笔记的形式，提纲挈领，提炼教材的精华内容，突显护士执业资格考试高频考点；"模拟试题栏"从专业实务、实践能力两方面对应考点进行命题，题型全面，题量丰富，帮助考生随学随测，提升能力；"锦囊妙'记'框"通过趣味歌诀、打油诗、顺口溜等，帮助考生巧妙和快速记忆知识点；"要点回顾框"围绕高频考点，以提问形式帮助考生再度梳理知识点；"数字化资源"则通过视频、音频等教学资源，对重点难点给予解析；"趣味漫画"形象生动地帮助考生记忆，提升其学习兴趣。

本书配套丰富的数字化资源，考生通过手机扫描书页就可以进行自主学习和解疑，可以有针对性地帮助考生进行外科护理学考前系统复习，能有效提高考生参加护士执业资格考试的通过率。本书可作为护理、助产专业学生在自学考试、专升本考试及在校学习时的辅助资料。

**图书在版编目（CIP）数据**

外科护理学笔记/杨建芬，蔡烯主编 . —4 版 . —北京：科学出版社，2018.1
（护士执业资格考试同步辅导丛书）
ISBN 978-7-03-055386-7

Ⅰ.外…　Ⅱ.①杨…　②蔡…　Ⅲ.外科学 - 护理学 - 资格考试 - 自学参考资料　Ⅳ.R473.6

中国版本图书馆CIP数据核字（2017）第281930号

责任编辑：张映桥　丁彦斌　孙岩岩/责任校对：张凤琴
责任印制：赵　博/封面设计：张佩战

版权所有，违者必究。未经本社许可，数字图书馆不得使用

**科 学 出 版 社** 出版

北京东黄城根北街16号
邮政编码：100717
http://www.sciencep.com

天津文林印务有限公司　印刷

科学出版社发行　各地新华书店经销

*

2010年1月第　一　　版　　开本：787×1092　1/16
2018年1月第　四　　版　　印张：15
2022年10月第四十四次印刷　字数：356 000

定价：48.00元
（如有印装质量问题，我社负责调换）

# 第四版前言

本书以最新全国护士执业资格考试大纲为指导,根据教育部《高等职业学校专业教学标准(试行)》《中等职业学校专业教学标准(试行)》要求,承袭第三版教材优势,对内容、试题和编写框架进行了较大力度的修订,并突出了数字化的特点。

在编写内容方面,本书定位为护士执业资格考试的同步辅导书及护生外科护理学习中的伴侣,根据全国规划教材章节布局,本书对章节内容进行系统梳理,使学生在完成每章学习之后,均有对应章节习题进行练习和检测。试题采用 $A_1$、$A_2$、$A_3/A_4$ 题型,基于临床实践,接轨护考题型,大幅增加 $A_2$、$A_3/A_4$ 题型的比例,有助于提高学生的综合分析、判断和职业能力。

本书共23章,围绕外科护理学总论、外科常见病、多发病患者的护理,以"提升学生兴趣,帮助学生记忆"为出发点,在原书"两栏一框"的基础上,增加为"两栏两框",即原有"考点提纲栏""模拟试题栏"和"锦囊妙'记'框"不变,新增"要点回顾框",并配套"数字化资源",加入"趣味漫画"。"考点提纲栏"以笔记的形式,提纲挈领,提炼教材的精华内容,凸显护考高频考点;"模拟试题栏"从专业实务、实践能力两方面对应考点进行命题,题型全面,题量丰富,帮助考生随学随测,提升能力;"锦囊妙'记'框"通过趣味歌诀、打油诗、顺口溜等,帮助考生巧妙和快速记忆知识点;"要点回顾框"围绕高频考点,以提问形式帮助考生再度梳理知识;"数字化资源"则通过视频、音频等配套教学资源,对重点、难点加以解析;"趣味漫画"形象生动地帮助考生记忆,提升学习兴趣。

本书配套丰富的数字化资源,考生通过手机扫描书页就可以进行自主学习和解疑,有针对性地帮助考生进行外科护理学考前系统复习,有效提高考生参加护士执业资格考试的通过率。本书可作为护理、助产专业学生在自学考试、专升本考试及在校学习时的辅助资料。

本书在编写过程中,得到了各编者所在单位及科学出版社的大力支持和帮助,在此深表感谢! 编写期间参考了相关书籍和教材,特别是沿用了第三版作者编写的内容,一并向相关编者致以谢意!

受编者水平所限,本书难免有欠妥之处,恳请广大读者不吝赐教和指正,以促进本书日臻完善。

编 者
2018年1月

# 第一版前言

"护士执业资格考试同步辅导丛书"是以全国护士执业资格考试大纲为指导，以科学出版社及其他出版社出版的中、高等（包括本科、大专、中专）护理专业内科护理学、外科护理学、儿科护理学、妇产科护理学、基础护理学教材内容为基础，结合编者多年来全国护士执业资格考试辅导的成功经验组织编写，本着"在教材中提炼精华，从零散中挖掘规律，到习题中练就高分，从成长中迈向成功"的宗旨，为考生顺利通过护士执业资格考试助一臂之力。

"护士执业资格考试同步辅导丛书"包括《内科护理学笔记》《外科护理学笔记》《儿科护理学笔记》《妇产科护理学笔记》《基础护理学笔记》共5本。编写内容涵盖了考试大纲要求的知识点，采用"三栏一框"的编写格式：①护考目标栏：以国家护士执业资格考试大纲为依据，明确考点，使学生对需要掌握的内容做到心中有数。②考点提纲栏：以考试大纲为依据，采用提纲挈领、助记图表等形式，摒弃了一般教材和考试指导中烦琐的文字叙述，提炼教材精华，在重要的知识点前标注1～2个星号，凸显历年高频考点；常考的关键字词加黑标出，强化记忆。③模拟试题栏：涵盖考试大纲知识点，其中《内科护理学笔记》《外科护理学笔记》《儿科护理学笔记》《妇产科护理学笔记》从基础知识、相关专业知识、专业知识三方面，《基础护理学笔记》围绕专业实践能力，对应考点提纲进行命题，避免一般教材章节后试题与实际考试题型脱节的情况，题型全面，题量丰富，帮助考生随学随测，强化记忆，提升应试能力。④锦囊妙"记"框：通过趣味歌诀、打油诗和顺口溜等形式，帮助考生巧妙、快速地记忆知识点。

根据国家最新颁布的《护士条例》及《护士执业资格考试办法》规定，护理专业毕业生在拿到毕业证当年即可参加国家护士执业资格考试。本丛书可以有针对性地帮助考生进行考前系统复习，有效地提高考生参加国家护士执业资格考试的通过率，是临床护士、社区护士顺利通过国家护士执业资格考试的好助手；同时，也可作为护理专业自学考试、专升本考试、成人高考及在校生学习期间的参考资料。特别需要提出的是，尽管目前的国家护士执业资格考试不考X型题，为保证本丛书覆盖知识点的完整性，再现往年真题的风貌，本丛书仍保留了X型题，供老师和同学们参考借鉴。

本丛书在编写、审定过程中，得到了广州医学院护理学院、广州医学院第三附属医院、新兴中药学校、江门中医药学校、南方医科大学南方医院、各位编者所在单位及科学出版社卫生职业教育出版分社的大力支持和帮助，在此深表感谢！编写期间参考了大量国内相关书籍和教材，一并向相关编者致以谢意。

由于编者水平所限，本丛书难免在内容上有所疏漏，在文字上有欠妥之处，恳请广大读者不吝赐教和指正，以促进本丛书日臻完善。

编　者
2009年9月

# 目　　录

# 第1章 绪 论

一、外科护理的内容与外科护理课程的性质

1. **外科护理的内容** 外科护理是以外科疾病患者和有潜在外科疾病的人为主要服务对象,学习诊断和处理其对现存的和潜在的健康问题的反应的一门专业技能课程。

现代外科疾病五大范畴:创伤、感染、肿瘤、畸形、功能障碍。

这五大类疾病护理知识和技术问题是外科护理的内容,其核心内容是手术前后护理。

2. **外科护理课程的性质** 外科护理课程是基于医学基础课程、护理学基础与健康评估等课程之上的专业技能课程,是护理课程体系中一门重要的专业核心课程。

二、外科护理的起源与发展

1. 外科护理学的起源
   (1)外科护理学起源于远古人与自然的搏斗中,如损伤后的止血、休息等自我护理。
   (2)南丁格尔时期,克里米亚战场上,对前线伤员实施了伤口护理、改善营养、精神慰藉等护理手段,使伤员的死亡率由42%降至2.2%,证实了护理工作在外科疾病患者治疗中的地位,由此创建了护理学,并延伸出外科护理学。

2. **我国外科护理学的发展** 外科护理学是护理学的分支,其发展与外科学的发展密不可分。我国在大面积烧伤救治、断肢再植领域处于世界领先水平,外科护理作了重要的贡献。

外科护理学随着外科学的飞速发展而发展,如显微外科、器官移植、微创外科、体外循环等,促进了外科护理和护理理念的新发展。

三、外科护士应具备的素质 ①高尚的道德素质;②良好的身心素质;③扎实的业务素质;④良好的人文素质。

四、外科护理的学习目标和方法

1. **明确学习目标** 掌握外科基本知识和护理技术,并将其用于实践。

2. 理解外科护理课程的理念
   (1)遵循整体护理的理论。
   (2)运用科学的护理程序。
   (3)重视人群的健康维护。
   (4)重视学习者人文素养的培养。

3. **注重理论联系实际** 外科护理课程是实践性、综合性很强的课程,强调能力本位。

4. **重视综合职业能力的培养** 包括方法能力、社会能力。

**要点回顾**

1. 现代外科疾病范畴有哪些?
2. 外科护理核心内容是什么?
3. 外科护士应具备的素质有哪些?

**一、专业实务**

A₁型题

1. 外科疾病的范畴不包括(　　)
   A. 肿瘤　　　　　　B. 创伤
   C. 畸形　　　　　　D. 变态反应
   E. 功能障碍

2. 关于现代外科护理学的描述,最恰当的是(　　)
   A. 研究外科患者的功能锻炼
   B. 指导人群定期体检
   C. 研究外科护理的知识和技术
   D. 研究外科护士的工作内容
   E. 做好手术前后护理

## 二、实践能力

A₁型题

3. 关于整体护理的理论,不正确的描述是(　　)

　　A. 生理、心理和社会需求的全面照顾

　　B. 服务对象为疾病状态下的个体

　　C. 兼顾医院、家庭和社区的护理

　　D. 对生命过程中不同阶段健康问题的关怀和照顾

　　E. 不仅帮患者减轻痛苦、促进康复,而且指导健康人保持和促进健康

A₂型题

4. 患者,女,32岁。乳房良性肿瘤切除术后,护士指导其每月定期进行乳房自查,这属于(　　)

　　A. "三级预防"之一级预防

　　B. "三级预防"之二级预防

　　C. "三级预防"之三级预防

　　D. 体检检查

　　E. 疾病复查

5. 护士,女,26岁。工作严谨细致,稳重大方,与他人合作良好,时时处处体现对服务对象尊重、关怀、理解的态度,这属于护士的哪项素质(　　)

　　A. 道德素质　　　　　　B. 身体素质

　　C. 心理素质　　　　　　D. 业务素质

　　E. 人文素质

（杨建芬）

# 第2章 体液代谢失衡患者的护理

## 第1节 水、电解质与酸碱平衡及调节

### 一、水的平衡

1. 体液的含量及分布
   - (1) *成年男性体液量约占体重的60%,女性55%,婴幼儿70%~80%。
   - (2) 体液由细胞内液和细胞外液两部分组成。
   - (3) 男性体液分布:细胞内液占体重的40%,细胞外液占20%(包括血浆5%,组织间液15%)。

2. 24小时液体出入量的平衡
   - (1) *人体每日摄水2000~2500ml,同时也排出相应量的水,达到每天出入水量的相对恒定(表2-1)。
   - (2) ★无形失水:指从皮肤和呼吸蒸发的水分,共850ml,其中从皮肤每天蒸发水分500ml,呼吸蒸发约350ml。
   - (3) 尿液
     - 1) 正常人每天尿量为1000~1500ml。
     - 2) 肾脏每日排泄体内固体代谢物30~40g,每溶解1g溶质需15ml水,因此每天尿量应不少于500~600ml,此时尿比重高达1.035。
   - (4) 内生水:机体在新陈代谢过程中,物质氧化最终生成$CO_2$和水约300ml,在急性肾衰竭时,需将其计入出入量。

表2-1 正常成人24小时液体出入量

| 摄入量(ml) | 排出量(ml) |
| --- | --- |
| 饮水 1000~1500 | 尿量 1000~1500 |
| 食物水 700 | *皮肤蒸发 500 |
| *内生水 300 | *呼吸蒸发 350 |
|  | 粪便 150 |
| 总入量 2000~2500 | 总出量 2000~2500 |

### 二、电解质的平衡

1. 钠的平衡
   - (1) *钠为细胞外液的主要阳离子。
   - (2) *血清钠正常值为135~145mmol/L,平均为142mmol/L。
   - (3) *正常成人每日需氯化钠量为5~9g,相当于等渗盐水500~1000ml。

2. 钾的平衡
   - (1) *钾是细胞内液的主要阳离子。
   - (2) *血清钾正常值为3.5~5.5mmol/L。
   - (3) *成人对钾的日需量为3~4g,相当于10%氯化钾溶液30~40ml。肾脏保钾能力较差,多吃多排,少吃少排,不吃照排,禁食2日不补钾,即可发生低血钾。

细胞内外主要阳离子:钠主外,钾主内。

三、酸碱平衡

1. *正常血液的酸碱度(pH)维持在7.35～7.45。

2. pH低于7.35为酸中毒,高于7.45为碱中毒。

3. pH在6.80以下或7.80以上人体不能生存。

4. 机体通过血液缓冲系统、肺和肾三个途径来维持体液的酸碱平衡。
- (1)血液缓冲系统起作用最快。
- (2)肺是排出体内挥发性酸(碳酸)的主要器官。
- (3)肾是调节酸碱平衡最重要的器官,一切非挥发性酸和过剩的碳酸氢盐需从肾脏排泄。

# 第2节 水、电解质失调患者的护理

一、水和钠的代谢紊乱

1. 高渗性脱水(原发性脱水)
- (1)病因
  - 1)水分摄入不足:如长期禁食、高温下劳动饮水不足等。
  - 2)水分排出过多:如高热大汗、烧伤暴露疗法等。
- (2)临床表现
  - 1)轻度脱水:*口渴(最早症状),尿少。失水量为体重的2%～3%。
  - 2)中度脱水:*极度口渴,尿更少,尿比重高。唇舌干燥、皮肤黏膜干燥、眼窝凹陷等组织脱水征。失水量为体重的4%～6%。
  - 3)重度脱水:出现躁狂、谵妄甚至昏迷等脑功能障碍的症状或循环功能异常表现。失水量超过体重的6%。
- (3)辅助检查:血钠浓度>150mmol/L,血液浓缩,尿比重增高。
- (4)治疗原则:轻者多饮水即可。*静脉补液首选5%葡萄糖溶液。

2. 低渗性脱水(慢性脱水)
- (1)病因:反复呕吐、严重腹泻、长期胃肠减压等消化液慢性丢失。
- (2)临床表现
  - 1)轻度缺钠:口渴不明显。尿量正常或增多,尿比重低。血钠在130～135mmol/L,大约失钠0.5g/kg。
  - 2)中度缺钠:脉搏细速,血压不稳或下降,直立性晕倒等。尿量减少,尿比重低。血钠120～130mmol/L,失钠0.5～0.75g/kg。
  - 3)重度缺钠:常发生休克、神志不清、昏迷、抽搐等。血钠在120mmol/L以下,失钠0.75～1.25g/kg。
- (3)辅助检查:血清钠<135mmol/L,尿比重低。
- (4)治疗原则:*轻中度缺钠者静脉补充等渗盐水,重者输入高渗盐水(3%～5%氯化钠溶液)。

3. 等渗性脱水(急性脱水)
- (1)病因:急性腹膜炎、急性肠梗阻、大面积烧伤早期等体液急性丢失。
- (2)临床表现:患者既有脱水症状,也有缺钠症状。
- (3)辅助检查:实验室检查血钠维持在正常范围,血液浓缩,尿比重增高。
- (4)治疗原则:轻者饮含盐饮料,不能饮水或中度脱水者,*首选静脉补给平衡盐溶液或等渗盐水。

4. 液体疗法的护理
- (1)补多少
  - 1)补液总量:①生理需要量:正常人日需量为2000～2500ml。②已经损失量:指从发病到就诊时已经损失的液体总量。③继续损失量:在治疗过程中,非生理性的体液丢失量,如呕吐、腹泻、发热、大汗、气管切开等。
  - 2)计算方法:①*第1天补液量=生理需要量+1/2已经损失量。②第2天补液量=生理需要量+前1天继续损失量+1/2已经损失量(酌情补)。③第3天补液量=生理需要量+前1天继续损失量。
  - 3)其他失水量估算:①*体温每升高1℃,每日每公斤体重增加失水3～5ml。②*大汗湿透一身衬衣裤约失水1000ml。③*气管切开患者由呼吸蒸发的水分比正常多2～3倍,每日700～1000ml。

4. 液体疗法的护理
- （2）补什么（定性）
  - 1）*高渗性脱水:首选5%葡萄糖溶液。
  - 2）*低渗性脱水:轻者以等渗盐水,中度或重度者需要补充高渗盐水。
  - 3）*等渗性脱水:选用平衡盐溶液或等渗盐水。
- （3）如何补:*补液的一般原则是先盐后糖、先晶后胶、先快后慢、液种交替、尿畅补钾。
- （4）护理要点
  - 1）*准确记录每日液体的出入量。
  - 2）*观察输液情况:按要求控制滴速,密切观察有无输液反应。
  - 3）*监测心肺功能:年老体弱、心功能不良者应监测中心静脉压。若出现急性肺水肿等,应减慢或停止输液。
  - 4）*疗效的观察:①*尿量:为主要观察指标。尿量在30ml/h以上,说明血容量基本得到补充。尿量宜维持在50ml/h左右。②生命体征。③精神状态。④缺水征象是否改善。⑤中心静脉压。⑥血常规、尿常规等检查结果。

## 二、钾代谢紊乱

### 1. 低钾血症

- （1）病因
  - 1）钾摄入不足:如长期禁食等。
  - 2）钾排出过多:严重呕吐、持续胃肠减压、肠瘘等导致钾丢失;长期使用排钾利尿药(如呋塞米)等。
  - 3）钾向细胞内转移:碱中毒、大量输入葡萄糖、氨基酸溶液时。
- （2）临床表现
  - 1）疲乏、软弱、肌无力、腱反射减弱,严重时软瘫。肌无力为最早表现。
  - 2）胃肠道平滑肌抑制:腹胀、肠鸣音减弱,胃肠麻痹表现。
  - 3）心功能异常:主要表现为传导阻滞和节律异常,轻者窦性心动过速,严重者心室纤颤或停搏。
  - 4）中枢神经系统抑制:淡漠、嗜睡,严重者神志不清(图2-1)。
  - 5）继发碱中毒。

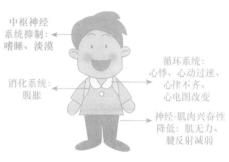

图2-1　低钾血症的临床表现

- （3）辅助检查
  - 1）实验室检查:血清钾浓度<3.5mmol/L。
  - 2）心电图检查:T波低平或倒置,S-T段降低,Q-T间期延长,*可出现U波。
- （4）治疗原则:补充钾盐以口服最安全,不能口服者静脉补钾。
- （5）护理要点
  - 1）一般护理:卧床休息,鼓励进食含钾丰富的食物,如新鲜水果、蔬菜、蛋、奶、肉类等。
  - 2）病情观察:精神状态、生命体征、尿量、血钾水平、心电图变化。
  - 3）治疗配合:病因治疗。*静脉补钾原则为①尿少不补钾:尿量须达到40ml/h以上才能补钾。②浓度不过高:静脉滴注氯化钾溶液的安全浓度不超过0.3%(10%氯化钾溶液30ml,至少需1000ml液体稀释)。③滴速不过快:不宜超过60滴/分。④补钾不过量:一般禁食每日补钾3～4g,严重缺钾每日补钾总量不超过6～8g。⑤禁止将氯化钾溶液直接静脉推注。
  - 4）心理护理。
  - 5）健康指导:去除病因,及时补钾。

静脉补钾"四不原则":尿量不少(>40ml/h)、浓度不高(<0.3%)、滴速不快(<60滴/分)、总量不大(<6g/d)。

2. 高钾血症

(1) 病因
- 1) 钾摄入过多：如补钾过量、过快、浓度过高，或*大量输入库血等。
- 2) 钾排出减少：如*急性肾衰竭少尿或无尿期，应用保钾利尿药等。
- 3) 细胞内钾外移：如重症溶血、大面积烧伤、*严重挤压伤、酸中毒等。

(2) 临床表现
- 1) 四肢软弱无力，严重时可软瘫、吞咽和呼吸困难。
- 2) 心肌抑制：心跳缓慢、心律不齐，严重可发生心搏骤停。
- 3) 继发酸中毒。

(3) 辅助检查
- 1) 实验室检查：*血清钾 > 5.5mmol/L。
- 2) 心电图检查：T波高尖，Q-T间期延长，QRS波群增宽，PR间期延长。

(4) 治疗原则：停止钾的摄入，促进钾的排出或向细胞内转移，使用钙剂拮抗钾对心肌的抑制作用。

(5) 护理要点
- 1) 一般护理：卧床休息，禁食含钾丰富的食物。
- 2) 病情观察：精神状态、生命体征、尿量、血钾水平、心电图变化。
- 3) 治疗配合：①禁钾：停用一切含钾的药物、食物，不输库血。②抗钾：*应用10%葡萄糖酸钙溶液20ml缓慢静注，利用钙离子对抗钾离子对心肌的抑制作用。③转钾：碳酸氢钠溶液缓慢滴注，葡萄糖加胰岛素静脉滴注，促进钾向细胞内转移。④排钾：透析疗法最有效，常用腹膜透析和血液透析。
- 4) 心理护理。
- 5) 健康指导：去除病因，定期复查。

## 第3节 酸碱平衡失调患者的护理

一、代谢性酸中毒

1. 病因
- (1) 体内产酸过多：如休克、高热、腹膜炎等。
- (2) 碱性物质丢失过多：如严重腹泻、肠瘘、胆瘘、胰瘘等。
- (3) 排酸减少：如急性肾衰竭少尿期。
- (4) 其他：高钾血症等。

2. 临床表现
- (1) *最突出症状是呼吸加深加快，呼气中可有酮味（烂苹果味）。
- (2) 毛细血管扩张，颜面潮红、口唇樱红（合并休克者口唇发绀）。

3. 辅助检查　血pH < 7.35，[$HCO_3^-$]↓，尿呈强酸性，血钾可升高。

4. 治疗原则
- (1) 积极治疗原发病。
- (2) 纠正脱水：轻度者，病因去除、正确补液纠正脱水后，多可恢复。
- (3) 补碱：重度者，[$HCO_3^-$] < 15mmol/L，补碱首选5%$NaHCO_3$溶液。

5. 护理要点
- (1) 一般护理：卧床休息，注意酸性食物与碱性食物相搭配。
- (2) 病情观察：意识、生命体征、原发病表现、血气分析、血电解质变化。
- (3) 治疗配合：①配合治疗原发病。②及时补液，纠正脱水。③正确补碱。酸中毒常掩盖低钾血症和低钙血症。在补充5%$NaHCO_3$溶液后，要注意观察有无缺钾、缺钙发生。
- (4) 心理护理。
- (5) 健康指导：尽早治疗原发病，糖尿病者控制好血糖，均衡饮食。

二、代谢性碱中毒

1. 病因
- (1) 酸性物质丢失过多：如幽门梗阻、长期胃肠减压等。
- (2) 碱性物质摄入过多。
- (3) 低钾血症。

2. 临床表现
- (1) *呼吸浅慢。
- (2) 电解质紊乱：如低钾血症、低钙血症的表现。

3. 辅助检查 ｛
(1) 血pH>7.35，[$HCO_3^-$]↑。
(2) 血钾、血钙下降。
(3) 在低钾性碱中毒时可出现反常酸性尿。

4. 治疗原则 ｛
(1) 控制原发病。
(2) 轻者补生理盐水和适量氯化钾，情况多可改善。
(3) 重度患者，可静脉滴注稀盐酸溶液或盐酸精氨酸溶液。

5. 护理要点 ｛
(1) 鼓励患者进食富含钾、钙的食物。
(2) 观察患者的意识和抽搐情况，监测血气分析、血电解质。
(3) 应用纠正碱中毒的药物，如盐酸溶液，注意滴速。
(4) 抽搐者，给予10%葡萄糖酸钙溶液20ml缓慢静脉推注。

三、呼吸性酸中毒

1. 病因　可引起肺泡通气不足的疾病，均可导致本病，如呼吸中枢抑制、呼吸道梗阻等。

2. 临床表现　胸闷、气促、呼吸困难、发绀、头痛，甚至血压下降、谵妄、昏迷。

3. 辅助检查　血气分析显示血pH降低，$PaCO_2$上升。

4. 护理要点　*解除呼吸道梗阻，改善通气；给氧；正确使用呼吸机，注意调整潮气量及呼吸频率；采取控制感染、促进排痰等措施。

四、呼吸性碱中毒

1. 病因　主要因过度换气，$CO_2$排出过多所致，见于癔症、高热、颅脑损伤等。

2. 临床表现　呼吸由深快转为浅促，可有眩晕、手足和口周麻木、抽搐。

3. 辅助检查　血气分析显示血pH增高，$PaCO_2$下降。

4. 护理要点　用长纸筒罩住口鼻呼吸，减少$CO_2$直接排出；也可吸入含5%$CO_2$的氧气，提高血$PaCO_2$。呼吸机使用不当者，调整呼吸机参数。

**要点回顾**

1. 体液平衡包括哪些？正常范围是多少？
2. 三种不同类型脱水各有何特征？
3. 静脉补钾的注意事项有哪些？
4. 代谢性酸中毒的临床表现有哪些？如何纠正？

## 模拟试题栏——识破命题思路，提升应试能力

**一、专业实务**

A_1型题

1. 成人24小时液体出入量为(　　)
   A. 1000～2000ml　　B. 1500～2500ml
   C. 2000～2500ml　　D. 1000～2500ml
   E. 2000～3000ml

2. 等渗性脱水伴酸中毒患者，在补充碱性溶液纠正酸中毒后，可能发生(　　)
   A. 低钠　　　　　B. 低氯
   C. 低钾　　　　　D. 低镁
   E. 低碳酸氢根

3. 中度低渗性脱水的指标是(　　)
   A. 血清钠140～145mmol/L、失盐<0.5g/kg
   B. 血清钠135～140mmol/L、失盐0.5～0.75g/kg

   C. 血清钠130～135mmol/L、失盐0.5～0.75g/kg
   D. 血清钠120～130mmol/L、失盐0.5～0.75g/kg
   E. 血清钠<120mmol/L、失盐>0.75g/kg

4. 关于正常体液含量的叙述，下列哪项是错误的(　　)
   A. 男性成人体液总量占体重的60%
   B. 男性多于女性　　C. 成人多于老年人
   D. 婴儿多于成人　　E. 肥胖者多于肌肉发达者

5. 低钾性碱中毒最可能出现于(　　)
   A. 尿毒症　　　　　B. 胃手术后
   C. 大量库血　　　　D. 术后少尿
   E. 严重创伤

A_2型题

6. 患者，男，35岁。体重60kg，体温持续39℃，晚间用

退热药后,大汗淋漓,渗透全身衬衣裤,估计以上两项额外失水量为(　　)

A. 500ml±　　　　B. 800ml±

C. 1000ml±　　　　D. 1500ml±

E. 2000ml±

7. 患者,男,56岁。下肢严重挤压伤后发生急性肾衰竭,少尿期不可能出现的是(　　)

A. 尿比重低　　　　B. 低钾血症

C. 低钠血症　　　　D. 代谢性酸中毒

E. 氮质血症

8. 患者,女,44岁。频繁呕吐、严重腹泻。血清钠125mmol/L,血清钾3mmol/L,考虑该患者是(　　)

A. 高钾血症,轻度低渗性脱水

B. 低钾血症,高渗性脱水

C. 高钾血症,高渗性脱水

D. 低钾血症,中度低渗性脱水

E. 等渗性脱水

9. 患者,男,44岁。肠瘘1月余。血气分析提示:代谢性酸中毒。该患者最突出的症状是(　　)

A. 呼吸浅慢,呼气时有烂苹果味

B. 呼吸深快,呼气时有烂苹果味

C. 呼吸浅快,呼气时有烂苹果味

D. 呼吸深慢,呼气时有烂苹果味

E. 呼吸不规则

10. 患者,男,33岁。脑外伤术后应用呼吸机支持呼吸,血气分析PaO$_2$ 100mmHg,PaCO$_2$ 20mmHg,pH 7.48,[HCO$_3^-$]22mmol/L。该患者最可能是(　　)

A. 代谢性酸中毒　　　　B. 代谢性碱中毒

C. 呼吸性酸中毒　　　　D. 呼吸性碱中毒

E. 混合性碱中毒

11. 患者,男,45岁。因急性坏死性胰腺炎入院,已发生胰瘘7天。该患者可能发生的酸碱平衡失调是(　　)

A. 代谢性酸中毒　　　　B. 代谢性碱中毒

C. 呼吸性酸中毒　　　　D. 呼吸性碱中毒

E. 混合性碱中毒

12. 患者,男,25岁。在高温下连续工作6小时后,出现口渴、唇舌干燥,尿少,该患者可能发生了(　　)

A. 低渗性脱水　　　　B. 高渗性脱水

C. 等渗性脱水　　　　D. 高血钾

E. 低血钾

13. 患者,男,34岁。因急性缺水、缺钠入院,第1天应补充的累积丧失量为(　　)

A. 估算量的1/4　　　B. 估算量的1/3

C. 估算量的2/3　　　D. 估算量的1/2

E. 估算量的全部

14. 患者,女,45岁。胃手术后第一天,禁食,该患者今天至少需输注0.9%氯化钠溶液(　　)

A. 200～500ml　　　B. 300～500ml

C. 400～500ml　　　D. 500～1000ml

E. 1000～1500ml

15. 患者,男,26岁。因车祸大出血输入1500ml库血,该患者可能出现哪种电解质失调(　　)

A. 低血钾　　　　　B. 低血钙

C. 低血钠　　　　　D. 高血钠

E. 高血钾

16. 患者,女,32岁。因腹泻、呕吐入院,心电图显示S-T段水平压低,T波倒置,U波增高,最可能的病因是(　　)

A. 高钾血症　　　　B. 低钾血症

C. 高钙血症　　　　D. 洋地黄效应

E. 洋地黄中毒

A$_3$/A$_4$型题

(17、18题共用题干)

患者,女,42岁。严重创伤后并发急性呼吸衰竭,作气管插管,呼吸机辅助呼吸。

17. 若给予的潮气量过大,频率过快,可引起(　　)

A. 代谢性酸中毒　　　B. 代谢性碱中毒

C. 呼吸性酸中毒　　　D. 呼吸性碱中毒

E. 等渗性脱水

18. 对症处理措施,正确的是(　　)

A. 吸入含1%CO$_2$的氧气

B. 吸入含3%CO$_2$的氧气

C. 吸入含5%CO$_2$的氧气

D. 吸入含7%CO$_2$的氧气

E. 吸入含10%CO$_2$的氧气

二、实践能力

A$_1$型题

19. 代谢性酸中毒最突出的临床表现是(　　)

A. 呼吸加深加快　　　B. 心律失常

C. 血压下降　　　　　D. 神志不清

E. 口唇樱红

20. 补充钾盐的注意事项正确的是(　　)

A. 缺多少补多少

B. 严重缺钾时可先静脉推注10%氯化钾10ml

C. 首选静脉补钾

D. 一般禁食患者按每天4～6g补充氯化钾

E. 口服最安全

21. 纠正代谢性酸中毒首选(　　)
　　A. 11.2%乳酸钠溶液　B. 5%碳酸氢钠液
　　C. 林格液　　　　　　D. 0.9%氯化钠溶液
　　E. 5%葡萄糖液加氯化钾

22. 下列药液中不能直接静脉推注的是(　　)
　　A. 5%葡萄糖溶液　　B. 10%葡萄糖溶液
　　C. 5%碳酸氢钠液　　D. 0.9%氯化钠溶液
　　E. 10%氯化钾溶液

23. 对高渗性脱水患者执行输液治疗时,应首先输入(　　)
　　A. 等渗盐水　　　　　B. 平衡盐液
　　C. 5%葡萄糖液　　　D. 右旋糖酐
　　E. 林格液

24. 在静脉补钾时,500ml生理盐水中最多可加入10%氯化钾的量是(　　)
　　A. 15ml　　　　　　　B. 12ml
　　C. 10ml　　　　　　　D. 8ml
　　E. 5ml

25. 高钾血症引起心律失常时,静脉注射应首选的药物是(　　)
　　A. 10%硫酸镁溶液　　B. 5%碳酸氢钠溶液
　　C. 10%葡萄糖酸钙溶液＋等量葡萄糖溶液
　　D. 利尿药　　　　　　E. 5%葡萄糖液＋胰岛素

A₂型题

26. 患者,男,40岁。急性肠梗阻,继发等渗性脱水。下述情况与患者不符的是(　　)
　　A. 口渴　　　　　　　B. 尿少
　　C. 黏膜干燥　　　　　D. 血压下降
　　E. 血清钠150mmol/L

27. 患者,男,56岁。食管癌手术后第一天,医嘱予10%氯化钾30ml,稀释于5%葡萄糖液中,下列哪份稀释液量最合适(　　)
　　A. 200ml　　　　　　　B. 400ml
　　C. 600ml　　　　　　　D. 800ml
　　E. 1000ml

28. 患者,男,36岁。急性腹泻,口渴、尿少、血压偏低。应首先输入的液体是(　　)
　　A. 5%葡萄糖液　　　　B. 10%葡萄糖液
　　C. 平衡盐液　　　　　D. 5%碳酸氢钠液
　　E. 11.2%乳酸钠溶液

29. 患者,男,44岁。幽门梗阻,严重呕吐,血气分析pH和［HCO₃⁻］明显增高。补液最好选用(　　)
　　A. 5%葡萄糖液　　　　B. 10%葡萄糖液
　　C. 平衡液　　　　　　D. 0.9%氯化钠溶液

　　E. 5%碳酸氢钠

30. 患者,女,44岁。频繁呕吐、严重腹泻。血清钠135mmol/L,血清钾3mmol/L。考虑该患者是(　　)
　　A. 高钾血症、等渗性脱水
　　B. 低钾血症、高渗性脱水
　　C. 高钾血症、高渗性脱水
　　D. 低钾血症、等渗性脱水
　　E. 低渗性脱水

31. 患者,男,36岁。因高渗性脱水已静脉输液3000ml,判断其血容量是否补足的最简便、可靠指标是(　　)
　　A. 脉搏、呼吸　　　　B. 血压、脉压
　　C. 尿量　　　　　　　D. 中心静脉压
　　E. 血清钠测定

32. 患者,男,40岁。慢性肾衰竭,血清钾5.7mmol/L。下列哪项对该患者禁用(　　)
　　A. 等渗盐水　　　　　B. 10%葡萄糖液
　　C. 右旋糖酐　　　　　D. 林格液
　　E. 碳酸氢钠

33. 患儿,男,3岁。腹泻伴中度脱水、酸中毒,经补液及纠酸治疗后出现腹胀,心音低钝,四肢腱反射减弱,考虑患儿最可能是(　　)
　　A. 低钾血症　　　　　B. 高钾血症
　　C. 低钠血症　　　　　D. 高钠血症
　　E. 低血糖

34. 患者,女,46岁。右下肢因房屋倒塌被砖墙压住,4小时后被救出。体检:脉搏96次/分,血压86/66mmHg,右下肢明显肿胀,有瘀斑。静脉输液应首选(　　)
　　A. 低分子右旋糖酐　　B. 5%葡萄糖溶液
　　C. 3%高渗盐水溶液　　D. 全血或血浆
　　E. 平衡盐液

A₃/A₄型题

(35～37题共用题干)

　　患者,男,50岁。体重60kg,因食管癌进食困难1月余入院。诉:乏力、极度口渴、尿少而色深。检查:血压、体温均正常,眼窝凹陷,口唇干燥,皮肤弹性差。

35. 该患者存在哪种水电解质平衡失调(　　)
　　A. 轻度高渗性脱水　　B. 轻度低渗性脱水
　　C. 轻度等渗性脱水　　D. 中度高渗性脱水
　　E. 中度低渗性脱水

36. 该患者入院第1天,补液量为(　　)
　　A. 1500～2000ml　　　B. 2000～2500ml
　　C. 2500～3000ml　　　D. 3000～3500ml

E. 3500～4000ml

37. 该患者应首先输入下列哪种液体（　　）
　　A. 5%葡萄糖溶液　　B. 3%氯化钠溶液
　　C. 等渗盐水　　　　D. 右旋糖酐
　　E. 平衡盐液

（38～40题共用题干）

　　患者，女，41岁。因腹泻3天，补液后尿量增加，但在查体时发现其肌张力低下、膝腱反射迟钝、腹胀、肠鸣音减弱，听诊心音低钝。

38. 提示该患者可能存在（　　）
　　A. 低血磷　　　　B. 低血镁
　　C. 低血钙　　　　D. 低血钠
　　E. 低血钾

39. 该患者宜选用下列哪种液体进行治疗（　　）
　　A. 5%葡萄糖溶液　　B. 10%葡萄糖溶液
　　C. 10%氯化钾溶液　　D. 0.9%氯化钠溶液
　　E. 5%碳酸氢钠溶液

40. 使用该液体进行治疗时，首先要注意患者的（　　）
　　A. 肝功能　　　　B. 肾功能
　　C. 心功能　　　　D. 肺功能
　　E. 脑功能

（41～43题共用题干）

　　患者，男，30岁，体重60kg。因高温下劳动过久、大汗、未及时饮水，出现极度口渴，口唇黏膜干燥，眼窝凹陷，尿少。

41. 考虑该患者可能出现的代谢紊乱是（　　）
　　A. 等渗性脱水　　　B. 轻度高渗性脱水
　　C. 中度高渗性脱水　D. 轻度低渗性脱水
　　E. 中度低渗性脱水

42. 估计该患者的水分丧失量为（　　）
　　A. 600～1000ml　　B. 1200～1800ml
　　C. 1800～2400ml　　D. 2400～3600ml
　　E. 3600～4000ml

43. 目前采取的护理措施最恰当的是（　　）
　　A. 多饮水，静脉滴注5%葡萄糖溶液
　　B. 静脉滴注等渗盐水
　　C. 静脉补充碱性液体
　　D. 吸氧，改善肺通气
　　E. 使用利尿药，维持尿量

（杜佐丹）

# 第 **3** 章　外科休克患者的护理

---────── ★ **考点提纲栏——提炼教材精华,突显高频考点** ★ ──────

## 一、定义

1. 休克是机体遭受强烈的致病因素侵袭后,导致有效循环血量锐减、组织灌注不足、细胞代谢紊乱和内脏器官功能障碍为特点的临床综合征。
2. *休克的典型表现是表情淡漠、面色苍白、四肢湿冷、脉搏细速、血压下降、呼吸急促、尿量减少和酸中毒。

> 休克典型表现:三看(表情淡漠、面色苍白、呼吸急促),二摸(四肢湿冷、脉搏细速),
> 一量(血压下降),一少(尿量减少),加上酸中毒。

## 二、病因与分类

1. 根据引起休克的病因不同,休克可分为低血容量性休克、感染性休克、心源性休克、神经源性休克和过敏性休克五大类。
2. *外科临床常见的休克:低血容量性休克、感染性休克。
3. 低血容量性休克包括创伤性休克、失血性休克和失液性休克三种。

## 三、病理生理

1. *休克共同的病理生理基础　有效循环血量锐减和组织灌注不足。
2. 微循环变化　分为微循环收缩期、微循环扩张期、微循环衰竭期。
3. 代谢变化　休克时可出现代谢性酸中毒,血糖升高,小钠潴留,尿素氮、肌酐和尿酸增高等。
4. 内脏器官的继发性损害
   - (1)休克持续超过10小时未纠正,可发生内脏器官功能损害。
   - (2)造成休克患者死亡最主要的原因是多系统器官功能障碍。
   - (3)发生多系统器官功能障碍时,最先受累的脏器是肺。

## 四、临床表现(表3-1)

表3-1　休克临床表现

|  | 休克早期 | 休克期 | 休克晚期 |
|---|---|---|---|
| 神志 | 紧张,烦躁不安 | 淡漠、迟钝 | 模糊甚至昏迷 |
| 皮肤、黏膜 | 苍白,发冷 | 发绀、发冷 | 花斑、瘀斑、厥冷 |
| 脉搏 | <100次/分,尚有力 | >100次/分,较弱 | 很弱,摸不清 |
| 血压 | 收缩压正常或稍高,脉压<30mmHg | 收缩压下降,脉压<20mmHg | 收缩压<70mmHg或测不到 |
| 尿量 | 正常或稍少 | 减少 | 极少或无尿 |
| 失血量 | <800ml(<20%) | 800~1600ml | >1600ml(>40%) |

## 五、辅助检查

1. 血常规、尿常规、粪常规
2. 动脉血气分析　反映呼吸功能和酸碱平衡动态。

3. \*中心静脉压（CVP）　反映血容量和右心功能。

- （1）\*正常值为0.49～0.98kPa（5～10cmH$_2$O）。
- （2）临床意义：<0.49kPa（5cmH$_2$O）表示血容量不足；>1.47kPa（15cmH$_2$O）表示心功能不全。

4. 肺心细血管楔压（PCWP）　反映肺静脉、左心功能。

六、治疗要点　尽快恢复有效循环血量；积极处理原发病；纠正微循环障碍；保护重要器官功能，预防多器官功能障碍综合征（MODS）。

七、护理诊断/问题

1. 体液不足　与大量失血、失液有关。
2. 气体交换障碍　与微循环障碍、缺氧等有关。
3. 潜在并发症：感染、受伤、压疮、MODS等。

八、护理措施

1. 急救护理措施
- （1）吸氧：氧流量6～8L/min。
- （2）\*体位：平卧位或中凹位，将头和躯干抬高20°～30°，下肢抬高15°～20°，有利于增加回心血量。
- （3）\*补充血容量：扩容是治疗休克最基本也是最有效的措施，首选平衡盐溶液。
- （4）处理原发伤：为抗休克的根本措施。如对创伤患者，予止血、包扎、固定、制动等。
- （5）其他措施：镇静止痛、保暖等。保暖时，禁用热水袋等体表局部加温，防止体表血管扩张，导致休克加重、耗氧量增加，避免患者烫伤。拉起床边护栏，必要时使用约束带，预防损伤。

2. 病情观察
- （1）意识和精神：是脑组织血液灌注和全身循环状况的反映。
- （2）生命体征：①脉搏细速、呼吸急促、收缩压<90mmHg，脉压<20mmHg，表明休克存在。②呼吸>30次/分或<8次/分，表示病情危重。③休克患者体温大多偏低，感染性休克患者常有高热，若体温突然升至40℃以上或骤降至36℃以下，均提示病情危重。④脉率/收缩压计算休克指数，≥1.0提示有休克；>2.0为严重休克。
- （3）皮肤色泽和温度：反映体表灌流情况。皮肤干燥、红润、四肢转暖，说明末梢循环恢复。
- （4）尿量：反映肾血流灌注情况，是观察休克变化最简单和有效的指标。尿量<25ml/h，表明血容量不足；尿量>30ml/h，提示休克好转。
- （5）辅助监测：血常规、尿常规、粪常规、血电解质、血气分析、肝肾功能、CVP等。

3. 治疗配合
- （1）扩容的护理
  - 1）建立静脉通道：两条以上，尽快行中心静脉插管，同时可监测CVP。
  - 2）合理补液：根据血压及CVP，调整输液量和速度（表3-2）。
- （2）应用血管活性药物
  - 1）从小剂量、低浓度开始，遵医嘱控制输入速度。
  - 2）\*血管扩张剂需在补足血容量的前提下使用。
  - 3）严防血管收缩剂外渗，造成组织坏死。如有外渗应立即停止注射，局部用普鲁卡因封闭。

表3-2　中心静脉压与输液的关系

| CVP | BP | 原因 | 处理原则 |
| --- | --- | --- | --- |
| \*低 | 低 | 血容量严重不足 | 加快输液的速度 |
| 低 | 正常 | 血容量不足 | 适当补液 |
| \*高 | 低 | 心功能不全或血容量过多 | 给强心药，减慢输液速度 |
| 高 | 正常 | 容量血管过度收缩 | 舒张血管 |
| 正常 | 低 | 心功能不全或血容量不足 | 补液试验 |

补液试验：取等渗盐水250ml，在5～10分钟内经静脉滴入，若血压不变而CVP升高，提示心功能不全；若血压回升而CVP正常，提示血容量不足。

（3）配合处理原发病。

（4）纠正代谢紊乱：①纠正酸中毒,首选5%碳酸氢钠溶液。②调节休克患者的应激反应,使用糖皮质激素。③改善细胞代谢,常用能量合剂。

（5）维护重要器官功能：维护肺、肾、心等器官功能。

3. 治疗配合

（6）防治感染：注意无菌操作,预防肺部、泌尿系等感染,合理正确使用抗生素。

4. 心理护理

九、健康指导

1. 加强自我保护,指导意外伤害的自救知识。

2. 发生严重创伤或疾病及时到医院就诊。

**要点回顾**

1. 患者出现哪些情况提示进入休克早期?

2. CVP的正常值和临床意义有哪些?

3. 休克患者应取什么体位? 有何意义?

4. 休克患者的观察要点有哪些?

5. 给休克患者快速补充血容量的护理要注意什么?

★ **模拟试题栏——识破命题思路,提升应试能力** ★

**一、专业实务**

A₁型题

1. 休克时出现酸中毒的主要原因是( )
   A. 大量呕吐、腹泻　　　B. 大量血浆丢失
   C. 抗利尿激素增加　　　D. 无氧代谢引起乳酸堆积
   E. 肾上腺素释放增加

2. 各类休克共同的病理生理基础是( )
   A. 外周血管扩张　　　B. 心搏出量不足
   C. 细胞代谢紊乱　　　D. 有效循环血量锐减
   E. 酸碱平衡失调

3. 抗休克最基本的治疗措施是( )
   A. 应用血管活性药物　B. 扩充血容量
   C. 纠正酸中毒　　　　D. 使用抗生素
   E. 给予强心药

A₂型题

4. 患者,男,26岁。因车祸导致失血性休克被送入急诊,经抢救后给予留置导尿,24小时引流尿液350ml,此状况属于( )
   A. 无尿　　　　　　　B. 少尿
   C. 尿潴留　　　　　　D. 尿量正常
   E. 尿量偏少

5. 患者,男,22岁,因严重烧伤急诊入院。查体T35.5℃,P120次/分,BP70/50mmHg,其休克类型为( )
   A. 感染性休克　　　　B. 失液性休克

C. 创伤性休克　　　　D. 神经源性休克
E. 失血性休克

6. 患者,男,38岁。因严重复合伤伴创伤性休克急诊入院。在监测患者病情变化时,下列哪项指标最简便有效( )
   A. 生命体征　　　　　B. 神志
   C. 皮肤色泽　　　　　D. 中心静脉压
   E. 尿量

7. 患者,女,38岁。因脾破裂大失血,表情淡漠、反应迟钝,皮肤发绀,BP 80/60mmHg,P 114次/分,尿量20ml/h,其表现相当于微循环变化的哪期( )
   A. 微循环痉挛期　　　B. 微循环收缩期
   C. 微循环扩张期　　　D. 微循环衰竭期
   E. 微循环代偿期

A₃/A₄型题

（8、9题共用题干）

患者,男,36岁。暴饮暴食后剧烈腹痛28小时。查体:BP 80/60mmHg,P 110次/分,面色苍白,四肢湿冷,全腹均有压痛、反跳痛和肌紧张,肠鸣音消失。诊断为急性弥漫性腹膜炎并休克。

8. 该患者的休克属于( )
   A. 神经源性休克　　　B. 低血容量性休克
   C. 心源性休克　　　　D. 感染性休克
   E. 过敏性休克

9. 患者发生休克的原因是( )

A. 大量毒素吸收

B. 大量体液丧失于腹腔

C. 毒素吸收和血容量减少

D. 中毒性心肌炎

E. 急性呼吸衰竭

## 二、实践能力

A₁型题

10. 抗休克时应用血管扩张剂的前提是(　　)

A. 与血管收缩剂交替使用

B. 舒张压＞60mmHg

C. 心功能正常

D. 血容量补足

E. 收缩压＜100mmHg

11. 给予休克患者吸氧,适宜的氧流量为(　　)

A. 2～4L/min 　　　　B. 4～6L/min

C. 6～8L/min 　　　　D. 8～10L/min

E. 10～12L/min

12. 以下哪一项不是休克早期的临床表现(　　)

A. 烦躁不安 　　　　B. 面色苍白

C. 尿量减少 　　　　D. 血压下降

E. 神志清楚

13. 关于休克护理,下列哪项不妥(　　)

A. 平卧位 　　　　　B. 吸氧

C. 用热水袋保暖 　　D. 观察尿量

E. 测血压、脉搏

14. 休克患者快速输液时,应警惕(　　)

A. 局部胀痛 　　　　B. 液体渗出血管外

C. 血液过度稀释 　　D. 肺水肿及心力衰竭

E. 血压升高

A₂型题

15. 患者,女,43岁。因大面积烧伤伴休克急诊入院,正在接受扩容治疗。现测得CVP5.5cmH₂O,血压80/55mmHg,应采取的措施是(　　)

A. 加快输液

B. 控制输液量,减慢输液

C. 暂停输液,用强心药

D. 用升压药物

E. 补液试验

16. 患者,女,52岁。因严重创伤后,血压降低,脉搏细速,面色苍白,尿量减少,诊断为休克。抢救时首先输入的是(　　)

A. 5%葡萄糖溶液 　　B. 0.9%氯化钠溶液

C. 5%碳酸氢钠溶液 　D. 平衡盐溶液

E. 20%甘露醇溶液

17. 患者,女,36岁。肝硬化,突发大量呕血约600ml,精神紧张,面色苍白,皮肤发冷,血压90/70mmHg,脉搏104次/分,其表现属于(　　)

A. 休克早期 　　　　B. 休克期

C. 休克晚期 　　　　D. 未发生休克

E. 虚脱

18. 患者,男,40岁。大腿外伤后大出血,失血性休克。经输液输血2500ml后,血压80/50mmHg,尿量30ml/h,中心静脉压15cmH₂O,提示(　　)

A. 血容量不足 　　　B. 心功能不全

C. 周围血管扩张 　　D. 静脉过度收缩

E. 肾功能不全

19. 患者,男,30岁。急性肠梗阻,弥漫性腹膜炎,感染性休克。经补液扩容后,BP 95/65mmHg,CVP 6cmH₂O,但2日来每小时尿量15ml,尿比重1.010,提示(　　)

A. 血容量仍不足 　　B. 心功能不全

C. 肾衰竭 　　　　　D. 肾上腺皮质功能不全

E. 抗利尿激素分泌过多

20. 患者,男,40岁。感染性休克,监测CVP18cmH₂O,BP80/60mmHg,尿量20ml/h,应如何处理(　　)

A. 按原速输液,加利尿剂

B. 减慢输液

C. 加速输液

D. 减慢输液,给强心药

E. 维持原状

21. 患者,男,30岁。失血性休克,正在抗休克补液中,测得CVP 4cmH₂O,BP80/60mmHg,尿量18ml/h,应该(　　)

A. 纠正酸中毒 　　　B. 减慢输液

C. 用利尿药 　　　　D. 使用强心药

E. 加快输液

22. 患者,男,57岁。重度烧伤后8小时,面色发绀,四肢湿冷,表情淡漠,反应迟钝。P114次/分,R36次/分,BP70/50mmHg,尿量10ml/h,血气分析提示[HCO₃⁻]18mmol/L,下列护理措施不妥的是(　　)

A. 建立静脉通路 　　B. 取中凹体位

C. 用热水袋保暖 　　D. 吸氧

E. 拉起床边护栏

23. 患者,男,40岁。因绞窄性肠梗阻急症入院,BP85/60mmHg,P115次/分,皮肤发绀,正确的处理原则是(　　)

A. 用升压药 　　　　B. 补充血容量

C. 用强心药　　　　D. 边抗休克边手术

E. 立即手术

$A_3/A_4$ 型题

（24～26题共用题干）

　　患者，男，27岁。受压在倒塌的房屋下4小时后被救，经现场紧急处置后送往医院，诊断为创伤性休克。入院后2小时，患者出现便血、咯血和血尿。患者BP80/60mmHg，P110次/分，皮肤黏膜有瘀点、瘀斑。实验室检查：血小板70×10$^9$/L、纤维蛋白原1.3g/L、凝血酶原时间比正常延长5秒。

24. 该患者可能出现了（　　）

A. 出血倾向　　　　B. 弥散性血管内凝血

C. 急性肾衰竭　　　D. 急性呼吸窘迫综合征

E. 上消化道出血

25. 为该患者抗凝治疗，宜选用（　　）

A. 肝素　　　　　　B. 氨基己酸

C. 氨甲苯酸　　　　D. 鱼精蛋白

E. 酚妥拉明

26. 若病情继续加重，对DIC晚期出血，抗凝治疗宜选用（　　）

A. 肝素　　　　　　B. 氨基己酸

C. 双嘧达莫（潘生丁）

D. 鱼精蛋白　　　　E. 低分子右旋糖酐

（27～29题共用题干）

　　患者，男，20岁。胸腹背部大面积烧伤8小时。查体：BP 68/50mmHg，P120次/分，CVP2.5cmH$_2$O，尿量15ml/h，诊断为烧伤并休克。

27. 该患者的休克，应属于（　　）

A. 感染性休克　　　B. 失血性休克

C. 创伤性休克　　　D. 失液性休克

E. 心源性休克

28. 应立即为患者采取的治疗措施是（　　）

A. 应用强心药　　　B. 扩充血容量

C. 纠正酸中毒　　　D. 给予糖皮质激素

E. 使用血管活性药物

29. 对该患者的护理措施不正确的是（　　）

A. 快速补液　　　　B. 安置半卧位

C. 观察生命体征　　D. 记录尿量

E. 适当保暖

（30～33题共用题干）

　　测得某休克患者CVP 6cmH$_2$O，BP 80/60mmHg，为了进一步明确诊断，取等渗盐水250ml，在5～10分钟内快速经静脉滴入。

30. 若血压不变而CVP升高，提示（　　）

A. 血容量不足　　　B. 肾功能不全

C. 肺功能不全　　　D. 心功能不全

E. 血容量过多

31. 此时正确的处理措施是（　　）

A. 充分补液

B. 适当补液

C. 给强心药，减慢输液

D. 使用血管扩张剂

E. 给予血管收缩剂

32. 若血压升高而CVP还是正常，则提示（　　）

A. 血容量不足　　　B. 肾功能不全

C. 肺功能不全　　　D. 心功能不全

E. 血容量过多

33. 此时应采用的处理措施是（　　）

A. 立即输血

B. 加快输液

C. 给强心药，减慢输液

D. 使用血管扩张剂

E. 使用血管收缩剂

（杜佐丹）

# 第4章　麻醉患者的护理

## 第1节　麻醉前护理

**一、概述**　麻醉是应用药物或其他方法,使手术患者痛觉暂时消失的一种技术。麻醉的要求是安全、无痛、精神安定、适度肌松。

**二、分类**

1. 局部麻醉　麻醉药*作用于周围神经系统,使相应区域的痛觉消失,但患者意识清醒。可分为表面麻醉、局部浸润麻醉、区域阻滞麻醉、神经干(丛)阻滞麻醉四种类型。
2. 椎管内麻醉　可分为蛛网膜下腔阻滞麻醉(腰麻)和硬脊膜外阻滞麻醉。
3. 全身麻醉　麻醉药对*中枢神经系统产生抑制效应,患者的意识和全身痛觉暂时消失,肌肉松弛,反射活动减弱。可分为吸入麻醉、静脉麻醉、复合麻醉等。

**三、护理诊断/问题**

1. 焦虑、恐惧　与麻醉和手术有关。
2. 知识缺乏　缺乏有关麻醉及麻醉配合知识。

**四、护理措施**

1. 心理护理　介绍麻醉方法、麻醉过程,减轻患者焦虑、恐惧心理。
2. 提高麻醉耐受力　治疗危及麻醉和手术安全的各种疾病,提高麻醉和手术安全性,如高血压、糖尿病、心脏病、肾功能不全等。
3. 皮肤过敏试验　普鲁卡因、丁卡因使用前需做皮试。
4. 胃肠道准备　*常规禁食12小时,禁饮4小时,以防止麻醉中或麻醉后呕吐引起误吸或窒息。

5. 麻醉前用药

　(1)麻醉前用药的目的
- 1)镇静,缓解患者焦虑和恐惧。
- 2)抑制腺体分泌,保持呼吸道通畅。
- 3)减少麻醉药不良反应,抑制迷走神经反射。
- 4)提高痛阈,缓解术前疼痛和增强麻醉效果。

　(2)麻醉前常用药物
- 1)安定镇静药:镇静催眠、抗惊厥、抗焦虑,对预防局麻药毒性反应有一定作用。常用药物:地西泮。
- 2)催眠药:*镇静催眠、抗惊厥、抗焦虑,并能预防局麻药毒性反应,是各类麻醉前的常用药。常用药物:*苯巴比妥钠,成人剂量0.1g,麻醉前30分钟肌内注射。
- 3)镇痛药:*提高痛阈,增强麻醉效果、减少麻醉药用量;减轻内脏牵拉反应;镇静。常用药物:吗啡、哌替啶。*吗啡抑制呼吸中枢,小儿、老人慎用,孕妇和呼吸功能障碍者禁用。
- 4)抗胆碱能药:*抑制腺体分泌,保持呼吸道通畅;抑制迷走神经兴奋,防止血压下降、心动过缓。本类药是全麻、椎管内麻醉前不可缺少的药物。常用药物:*阿托品0.5mg(成人剂量)麻醉前30分钟肌内注射。*甲亢、心动过速、高热患者禁用阿托品,可选用东莨菪碱。

## 第 2 节 局部麻醉患者的护理

一、概述

1. 常用局部麻醉药 { (1)酯类:常用的有普鲁卡因、丁卡因等。

(2)酰胺类:常用的有利多卡因等。

2. 局部麻醉方法
- (1)表面麻醉:将穿透力强的局麻药作用于黏膜表面,透过黏膜阻滞浅表的神经末梢产生麻醉效果。常用药物是丁卡因,其次是利多卡因。如眼科手术用滴入法、咽喉手术用喷雾法。
- (2)局部浸润麻醉:将局麻药注射到手术区组织内,使组织内的神经末梢阻滞,常用药物是普鲁卡因、利多卡因。
- (3)区域阻滞麻醉:将局麻药注射在病灶的周围及基底部的组织中,使通向病灶的神经传导中断。
- (4)神经干(丛)阻滞麻醉:局麻药注入神经干或神经丛、神经节周围,使其所分布的区域无痛。常用臂丛阻滞、颈丛阻滞、阴茎神经阻滞、指(趾)神经阻滞。

二、局部麻醉不良反应及护理

1. 局部麻醉药不良反应
- (1)过敏反应:可见于普鲁卡因和丁卡因等酯类局麻药;使用前常规进行药物过敏试验。
- (2)毒性反应:*血中局麻药浓度超过机体耐受力而出现的中毒表现。

2. *局麻药毒性反应的常见原因
- (1)一次用量过大,浓度过高。
- (2)局麻药误注入血管内。
- (3)注射部位血运丰富,吸收过快。
- (4)患者体质虚弱,对局麻药耐受力下降。
- (5)药物间的相互影响。

3. 局麻药毒性反应的临床表现 毒性反应轻者表现为兴奋、多语、烦躁、眩晕等,重者可出现意识不清、抽搐、血压下降、呼吸停止等。

4. *局麻药毒性反应的预防
- (1)控制局麻药的浓度和剂量(普鲁卡因限量1g,利多卡因限量0.4g,丁卡因限量0.1g)。
- (2)注药前应回抽,无回血方可注入。
- (3)局麻药中加入适量肾上腺素,可减慢局麻药吸收,减少毒性反应的发生,并能延长麻醉作用时间。指(趾)端、阴茎等末梢循环部位忌用,高血压、心脏病、老年人不宜使用。
- (4)麻醉前使用苯巴比妥钠。

5. 局麻药毒性反应的急救护理
- (1)*立即停止局麻药注入;保持呼吸道通畅,给氧。
- (2)*轻者用地西泮静推或肌内注射;抽搐或惊厥者,给予硫喷妥钠;抽搐不能控制者,可给予琥珀酰胆碱后气管插管;血压下降可使用麻黄碱或间羟胺;心动过缓则给予阿托品;若心跳、呼吸停止,应立即行心肺复苏。

## 第 3 节 椎管内麻醉患者的护理

一、蛛网膜下腔阻滞麻醉

1. 概述
- (1)蛛网膜下腔阻滞麻醉(简称腰麻):是将局麻药注入蛛网膜下腔,阻滞部分脊神经根,使其所支配区域产生麻醉作用的方法。
- (2)腰麻方法:经$L_3 \sim L_4$、$L_4 \sim L_5$间隙进针,经棘上韧带、棘间韧带、黄韧带后,突破蛛网膜,穿刺成功后有脑脊液滴出。
- (3)因麻醉平面以下大量血管扩张,术中血压下降多见。
- (4)适用于手术时间在2～3小时内的下腹部、盆腔、会阴部、下肢手术。

2. 常见并发症
- （1）*头痛：为常见的并发症之一。多在术后2～7天出现，枕、额部明显，抬头或坐立时加剧，平卧后减轻或消失。
  - 1）*原因：脑脊液流出致颅内压下降。
  - 2）*预防：麻醉后常规去枕平卧6小时。
- （2）血压下降、心动过缓
  - 1）原因：麻醉区域血管扩张，回心血量减少。
  - 2）处理：血压下降酌情加快输液，并使用麻黄碱；心动过缓可使用阿托品。
- （3）呼吸抑制
  - 1）原因：麻醉平面过高，导致呼吸肌运动功能抑制。
  - 2）处理：吸氧或气管插管、人工呼吸等。
- （4）恶心、呕吐
  - 1）原因：手术牵拉内脏刺激迷走神经等因素所致。
  - 2）处理：麻醉前禁食、使用阿托品。已发生呕吐者予对症处理。
- （5）尿潴留
  - 1）较多见，主要原因：因支配膀胱的骶神经被阻滞后恢复较慢，下腹部、肛门或会阴部手术后切口疼痛等所致。
  - 2）治疗原则：先诱导排尿，无效者再行导尿。

## 二、硬脊膜外阻滞麻醉

1. 概述
- （1）硬脊膜外阻滞：是将局麻药注入硬脊膜外间隙阻滞部分脊神经根，使其所支配区域产生麻醉作用的方法。
- （2）适应证：适用于除头部以外的任何手术，*尤其适用于上腹部手术，不受时间限制。

2. 常见并发症
- （1）全脊髓麻醉（全脊麻）：*是硬脊膜外阻滞最严重的并发症。
  - 1）*原因：误将大量局麻药注入蛛网膜下腔导致脊髓及全部脊神经阻滞。
  - 2）*表现：注药后迅速出现低血压、意识丧失、呼吸、循环停止。
  - 3）处理：立即人工呼吸、心肺复苏，维持呼吸和循环功能。
- （2）其他：神经损伤、硬膜外血肿、硬膜外脓肿、麻醉药毒性反应等。

## 第4节　全身麻醉患者的护理

### 一、概述

1. 吸入麻醉　是将气体或挥发性液体麻醉药经呼吸道吸入而产生全身麻醉作用的方法。常用的吸入麻醉药：氧化亚氮、异氟烷、氟烷、恩氟烷等。

2. 静脉麻醉　是经静脉注入麻醉药产生全身麻醉作用的方法。常用静脉麻醉药：硫喷妥钠、氯胺酮等。
- （1）硫喷妥钠：一般用于全麻诱导、控制惊厥和小儿基础麻醉。
- （2）氯胺酮：使用后会出现意识与感觉分离现象，又称为*分离麻醉。

3. 复合麻醉　使用2种以上药物（静脉麻醉药、镇痛药、肌松药等）或麻醉方法。是目前应用最广泛的全身麻醉方法。

### 二、护理措施

1. 一般护理
- （1）*全身麻醉未清醒应去枕平卧，头偏向一侧，清醒后根据手术需要安置合适体位。
- （2）全麻清醒的标志：回答切题。全麻苏醒过程中常出现躁动不安和幻觉，应加以保护，必要时加以约束。

　　全麻患者防误吸：术前抗胆碱药物不可缺，术后去枕平卧头一偏。

2. 病情观察　意识与精神、生命体征、液体出入量、肢体感觉与运动、其他不适及并发症等。

3. 常见并发症的护理

（1）呼吸系统并发症：是最常见的并发症。

1）呼吸道梗阻。*主要原因：呕吐误吸、舌后坠、呼吸道分泌物增多、喉头水肿、喉痉挛等。表现为呛咳、呼吸困难，甚至窒息等。

2）呼吸抑制。呼吸减弱，甚至停止。

3）肺炎及肺不张。

护理：①保持呼吸道通畅：误吸者，立即清除异物，头偏向一侧；舌后坠者托起下颌，置入口咽或鼻咽通气管；呼吸道分泌物多者应及时吸痰；喉痉挛者，紧急可行环甲膜穿刺、气管切开，注射肌松药同时应行机械人工呼吸。②吸氧，必要时气管插管、人工呼吸等。

（2）循环系统并发症

1）血压下降。

2）心律失常。

护理：维护心功能和血压的正常。心电监护、监测尿量，合理补液。若血压下降、心动过缓，应在补充血容量的同时，静脉注射麻黄碱、阿托品。

（3）中枢神经系统并发症

1）体温失调：多数患者全麻后体温偏低，注意保暖。少数患者出现高热、惊厥，物理降温。

2）苏醒延迟或不醒。

**要点回顾**

1. 手术麻醉前胃肠准备要求有哪些？
2. 哪些患者麻醉前禁用阿托品？
3. 局麻药毒性反应的原因有哪些？如何预防？
4. 腰麻术后最常见的并发症是什么？预防其发生的有效措施是什么？
5. 全身麻醉术后患者，护士应给予什么体位？

## 模拟试题栏——识破命题思路，提升应试能力

### 一、专业实务

A₁型题

1. 静脉麻醉不可缺少的麻醉前用药是（ ）
   A. 苯巴比妥钠　　　B. 地西泮
   C. 阿托品　　　　　D. 吗啡
   E. 异丙嗪

2. 麻醉是为手术或医疗检查创造良好的条件，其目的不包括（ ）
   A. 保障患者安全　　B. 手术成功
   C. 适当肌肉松弛　　D. 患者精神安定
   E. 手术时无痛

3. 腰麻常用穿刺点为（ ）
   A. L₁～L₂棘突间隙　　B. L₃～L₄棘突间隙
   C. L₂～L₃棘突间隙　　D. T₁₂～L₁棘突间隙
   E. L₅～S₁棘突间隙

A₂型题

4. 患者，男，67岁。需在全麻下行食管癌根治术，患者有甲亢病史，为保持其呼吸道通畅，麻醉前必不可少的用药是（ ）
   A. 吗啡　　　　　　　B. 阿托品
   C. 氯丙嗪或异丙嗪　　D. 东莨菪碱
   E. 地西泮或氟哌啶醇

5. 患者，男，75岁。拟行前列腺摘除术。麻醉前镇痛慎用吗啡，原因是吗啡（ ）
   A. 抑制呼吸　　　　　B. 引起恶心、呕吐
   C. 减慢心率　　　　　D. 抑制中枢
   E. 降低血压

6. 患者，女，50岁。拟硬膜外麻醉下行胆囊切除术。麻醉前为其催眠，最常用的药物是（ ）
   A. 苯巴比妥钠　　　　B. 哌替啶
   C. 芬太尼　　　　　　D. 异丙嗪
   E. 东莨菪碱

7. 患者，男，40岁。颈部蜂窝织炎，在局麻下行局部切开引流手术。在局麻过程中，发生毒性反应。关于局麻药毒性反应的原因，下列错误的是（ ）
   A. 超过一次用药限量

B.体质虚弱,不能耐受常用剂量

C.对局部麻醉药过敏

D.误注入血管

E.药物间相互影响

8. 患者,男,50岁。在腰麻下行膀胱切开取石术,术毕返回病房后。患者诉头痛,引起患者头痛的主要原因是(    )

A.术中出血  B.迷走神经亢进

C.颅内压增高  D.脑脊液外漏

E.精神紧张

9. 患者,男,65岁。肺癌切除手术后,麻醉未完全清醒,适宜的体位是(    )

A.去枕平卧位  B.半卧位

C.斜坡位  D.平卧位,头偏向一侧

E.侧卧位

10. 患者,男,40岁。拟行胸腔探查术,麻醉备药中有异氟烷。异氟烷属于(    )

A.镇静药物  B.镇痛药物

C.吸入麻醉药物  D.静脉麻醉药物

E.催眠药物

11. 患者,女,48岁。拟在腰麻下行全宫切除术,腰麻是将局麻药注入(    )

A.蛛网膜下腔  B.蛛网膜外腔

C.硬脊膜下腔  D.硬脊膜外腔

E.蛛网膜内腔

12. 患者,男,37岁。下肢外伤2小时,拟局麻下行清创缝合术。麻醉用药前,护士需要为患者常规进行皮试的局麻药是(    )

A.利多卡因  B.依替卡因

C.普鲁卡因  D.布比卡因

E.罗哌卡因

13. 患者,女,28岁。拟在局麻下行右侧乳房纤维腺瘤摘除术。护士配药时在局麻药中加入0.1%肾上腺素,其目的是(    )

A.防止麻醉后血压下降

B.防止麻醉后心率减慢

C.防止过敏反应

D.延长麻醉时间

E.增强镇痛效果

14. 患者,女,50岁。拟在硬膜外阻滞麻醉下行胆总管切开取石术。医嘱术前用药:苯巴比妥钠0.1g、阿托品0.5mg,麻醉前30分钟肌内注射。该患者麻醉前用药的目的,下列说法不正确的是(    )

A.减轻焦虑和恐惧  B.减少麻醉药的不良反应

C.抑制迷走神经兴奋 D.防止心动过缓

E.解痉止痛

15. 患者,男,25岁。头皮裂伤3小时,拟在局麻下行清创缝合术,最合适的麻醉方式是(    )

A.表面麻醉  B.局部浸润麻醉

C.区域阻滞麻醉  D.神经阻滞麻醉

E.硬膜外阻滞麻醉

16. 患者,男,51岁。全身麻醉下行颅内血肿清除术,术后患者出现呼吸道梗阻,下述原因中不常见的是(    )

A.呕吐误吸  B.麻醉过深

C.舌后坠  D.喉痉挛

E.口腔分泌物增多

17. 患者,男,31岁。大面积烧伤后换药,为减轻疼痛,又让患者神志清楚,应选用的麻醉药是(    )

A.氯胺酮  B.硫喷妥钠

C.氟烷  D.异氟烷

E.氧化亚氮

$A_3/A_4$型题

(18~20题共用题干)

  患者,男,32岁。因转移性右下腹痛3小时入院,诊断为急性阑尾炎,拟在硬膜外麻醉下行阑尾切除术。

18. 硬膜外麻醉是将局麻药注入(    )

A.蛛网膜下腔  B.硬脊膜外腔

C.硬脊膜下腔  D.脊髓内

E.蛛网膜外腔

19. 麻醉前医嘱:阿托品0.5mg肌内注射,阿托品属于(    )

A.催眠药  B.镇静药

C.镇痛药  D.抗组胺药

E.抗胆碱药

20. 对该患者,麻醉前使用阿托品的主要目的是(    )

A.抑制胃肠蠕动

B.防止术中心动过缓、血压下降

C.减少消化道分泌

D.减少唾液分泌

E.加强镇痛效果

## 二、实践能力

$A_1$型题

21. 硬膜外麻醉最严重的并发症是(    )

A.血压下降  B.神经损伤

C.硬膜外血肿  D.硬膜外腔感染

E. 全脊髓麻醉

22. 全麻后患者完全清醒的标志是(　　)

　　A. 呼之能睁眼　　　　B. 对刺激有反应

　　C. 能听到讲话　　　　D. 能正确回答问题

　　E. 能翻身活动

23. 成人麻醉前常规禁食的时间是(　　)

　　A. 5 小时　　　　　　B. 6 小时

　　C. 12 小时　　　　　 D. 18 小时

　　E. 24 小时

A₂ 型题

24. 患者,女,32 岁。在腰麻下行阑尾切除术,术后 2 天出现头痛,以枕部、额部痛明显,坐起时加重,正确的护理措施是(　　)

　　A. 不去枕平卧 6 小时　B. 去枕平卧 6 小时

　　C. 头低足高 6 小时　　D. 半卧位 6 小时

　　E. 侧卧位 6 小时

25. 患者,男,65 岁。在局麻下行背部脂肪瘤切除术,术中患者精神紧张,继而发生抽搐、惊厥,应给予用药是(　　)

　　A. 苯巴比妥钠　　　　B. 硫喷妥钠

　　C. 苯妥英钠　　　　　D. 地西泮

　　E. 异丙嗪

26. 患者,女,40 岁。在局麻下行右下肢皮下囊肿摘除术。术中患者出现兴奋、多语、烦躁,考虑为局麻药中毒反应,此时应首先采取的措施是(　　)

　　A. 地西泮静脉注射　　B. 异丙嗪静脉注射

　　C. 硫喷妥钠静脉注射　D. 吸氧

　　E. 停止麻醉药注入

27. 患者,男,37 岁。在全身麻醉下行剖胸探查术。术后安返病房,患者尚未清醒,此时最危险的并发症是(　　)

　　A. 坠床　　　　　　　B. 体温过低

　　C. 窒息　　　　　　　D. 引流管脱出

　　E. 低血压

28. 患者,女,59 岁。在全麻下行乳腺癌根治术。关于全麻术后的护理,下列叙述不正确的是(　　)

　　A. 麻醉未清醒,去枕平卧,头偏一侧

　　B. 麻醉清醒前,应有专人护理

　　C. 保持呼吸道通畅

　　D. 监测血压、呼吸

　　E. 清醒后 4～6 小时可常规进食

29. 患者,女,28 岁。局部麻醉下取淋巴结活检。麻醉前护理中,不正确的是(　　)

A. 小手术可不必禁食

B. 常规心电图,了解心脏功能

C. 不必作局麻药皮肤过敏试验

D. 术前用巴比妥类和地西泮类药物

E. 做好局麻的用具准备

30. 患者,男,47 岁。在全身麻醉下行肝脏切除术。术后患者尚未清醒,应多长时间测一次血压、呼吸、脉搏(　　)

　　A. 5～10 分钟　　　　B. 10～15 分钟

　　C. 15～20 分钟　　　 D. 15～30 分钟

　　E. 15～25 分钟

31. 患者,女,40 岁。在硬膜外麻醉下胃大部切除术。麻醉时,护士配合麻醉师最主要的观察内容是(　　)

　　A. 体位　　　　　　　B. 呼吸、血压

　　C. 面色　　　　　　　D. 尿量

　　E. 疼痛

A₃/A₄ 型题

(32～34 题共用题干)

　　患者,男,38 岁。在硬膜外麻醉下行胃大部切除术。在注入麻醉药 6 分钟后,患者迅速出现呼吸困难、血压下降、心跳细弱、躯体和四肢无痛觉。

32. 该患者可能发生了(　　)

　　A. 全脊髓麻醉　　　　B. 严重过敏反应

　　C. 严重中毒反应　　　D. 窒息

　　E. 麻药用量过多

33. 此时最主要的危险是(　　)

　　A. 昏迷　　　　　　　B. 意识丧失

　　C. 麻醉作用持久　　　D. 损伤脊髓导致截瘫

　　E. 呼吸、心搏骤停

34. 此时的急救措施不正确的是(　　)

　　A. 加快输液　　　　　B. 静脉注射血管扩张药

　　C. 人工呼吸　　　　　D. 注药前回抽脑脊液

　　E. 监测血压

(35～38 题共用题干)

　　患者,女,40 岁。在局麻下行背部脂肪瘤摘除术。局部注射 1% 普鲁卡因 50ml＋0.1% 盐酸肾上腺素 0.1ml,行区域阻滞麻醉。8 分钟后,患者突然眩晕、呼吸急促、谵妄、肌肉震颤,继之呼吸困难、四肢抽搐、血压下降、心率缓慢。

35. 考虑患者最可能发生了(　　)

　　A. 精神高度紧张　　　B. 过敏反应

　　C. 中毒反应　　　　　D. 呼吸抑制

E. 神经损伤

D. 稀释药物浓度

E. 用药前做药敏试验

36. 出现这一并发症最可能的原因是(　　)

A. 药物过敏　　　　B. 药物吸收速度慢

C. 药物误注入血管　D. 患者心功能差

E. 注射部位血运差

38. 针对患者血压下降可选用(　　)

A. 麻黄碱　　　　　B. 地西泮

C. 硫喷妥钠　　　　D. 异丙嗪

E. 苯巴比妥钠

37. 针对该原因,应采取的预防措施是(　　)

A. 控制一次性用药量

B. 注药前回抽确定无回血

C. 减慢注药速度

（潘丽婷）

# 第5章 多器官系统功能障碍综合征患者的护理

考点提纲栏——提炼教材精华,突显高频考点

## 第1节 概 述

一、定义

1. 多器官功能障碍综合征(MODS)是指急性疾病过程中,*同时或相继并发两个或更多的重要器官功能障碍或衰竭。

2. MODS中最先受累的器官是*肺脏,其次是肾、肝、中枢神经、心血管衰竭和凝血功能障碍。

二、病因

1. 严重的损伤(如创伤、烧伤等)、心搏骤停复苏后、妇产科急症(如产后大出血)、严重的急腹症(如出血坏死性胰腺炎、急性梗阻性化脓性胆管炎、绞窄性肠梗阻等)。

2. 化脓性病变引起的脓毒血症。

3. 输血、输液、用药或呼吸机使用不当也是MODS的诱因。

三、临床类型

1. 一期速发型 *是指原发急症发病24小时后,即出现两个或更多的系统器官功能的衰竭。

2. 二期迟发型 *是先发生一个系统器官功能的衰竭,常为肺、心血管或肾的功能衰竭,经过一段近似稳定期,继而发生多器官系统的功能衰竭。

四、预防

1. 积极治疗原发病 改善患者呼吸、循环功能,尽早纠正低血容量、缺氧和组织低灌流,尽快改善各器官的功能。

2. 改善全身状况 纠正水、电解质和酸碱失衡,给予充分营养支持。

3. 防治感染 选用有效的广谱抗生素或联合使用抗生素。

## 第2节 急性呼吸窘迫综合征患者的护理

一、概述 急性呼吸窘迫综合征(ARDS)是指在创伤、感染、休克、大手术等严重疾病的过程中,继发的一种*以进行性呼吸困难和难以纠正的低氧血症为特征的急性呼吸衰竭。

二、病因

1. 肺的因素 是指对肺的直接损伤。
   - (1)化学性因素:如吸入毒气、烟尘、胃内容物、氧中毒等。
   - (2)物理性因素:如放射性损伤等。
   - (3)生物性因素:如重症肺炎。

2. 肺外因素 包括严重休克、脓毒症、神经系统病变、尿毒症、药物或麻醉药品中毒等。

三、病理生理 *其主要病理特征为由于肺毛细血管通透性增高,肺泡渗出液中富含蛋白质而导致的肺水肿及形成透明膜,可伴有肺间质纤维化。病理过程可分为渗出期、增生期和纤维期三个阶段,常重叠存在。

*病理生理改变以肺容积减少、肺顺应性降低和严重通气/血流比例失调为主。

四、临床表现

1. 除原发病的临床症状和体征外,*最早出现的症状是呼吸加快,有窘迫感,并呈进行性加重的呼吸困难、发绀,常伴有烦躁、焦虑、出汗等。*不能用一般的吸氧疗法改善。

2. 早期体征:*患者无明显阳性体征,无明显肺部体征,无胸部X线改变,或仅双肺闻及少量细湿啰音。后期可闻及水泡音,可有管状呼吸音。

**五、辅助检查**

1. 动脉血气
分析

$\begin{cases} （1）*PaO_2<60mmHg（正常值80～100mmHg）。 \\ （2）*PaCO_2>50mmHg（正常值35～45mmHg）。 \\ （3）*氧合指数PaO_2/FiO_2<200mmHg（正常值400～500mmHg），氧合指数降低是ARDS诊断的必备条件。 \end{cases}$

2. X线片 $\begin{cases} （1）*早期无异常或呈肺纹理增粗，继之出现双肺部分或大部分斑片状阴影。 \\ （2）*后期双肺出现广泛大片致密阴影。 \end{cases}$

**六、治疗要点**

1. *迅速纠正低氧血
症 机械通气。 $\begin{cases} （1）*首选用呼气末正压通气（PEEP），应用PEEP时，呼气末气道压及肺泡内压应维持在高于大气压的水平。 \\ （2）*PEEP应从3～5cmH_2O开始逐步增加，以5～15cmH_2O为宜。 \end{cases}$

2. 维持有效循环，准确记录出入量，患者若有低血容量，必须及时补液。

3. 治疗原发病与感染。

4. 营养支持与监护。

**七、护理诊断/问题**

$\begin{cases} 1.气体交换受损 与肺毛细血管损伤、肺水肿、肺泡内透明膜形成致换气功能障碍有关。 \\ 2.潜在并发症：多器官功能衰竭等。 \end{cases}$

**八、护理措施**

$\begin{cases} 1.一般护理 及时补充营养，预防继发感染。注意保暖。 \\ 2.*给氧护理 迅速纠正低氧血症是抢救ARDS最重要的措施。遵医嘱给予高浓度（>50%）、高流量（4～6L/min）吸氧 \\ 3.病情观察 严密观察病情，注意每小时尿量变化，准确记录24小时出入液量。 \\ 4.按医嘱输液，严格控制输液速度。 \\ 5.做好人工气道和机械通气的护理。 \\ 6.加强心理护理，以缓解患者的紧张和焦虑情绪。 \end{cases}$

**九、健康指导**

$\begin{cases} 1.向患者和家属阐明积极治疗原发疾病的重要性。 \\ 2.指导患者加强营养和身体锻炼，注意劳逸结合，纠正不良的生活习惯，吸烟者应戒烟，预防呼吸道感染。 \end{cases}$

## 第3节 急性肾衰竭患者的护理

**一、概述** 急性肾衰竭（ARF）是指由各种病因引起的肾功能在短期内（数小时或数日）急剧下降的临床综合征。*主要表现为少尿或无尿，血尿素氮和肌酐迅速升高，水、电解质、酸碱失衡及尿毒症症状（图5-1）。

**二、病因**

1. 肾前性急性肾衰竭 *各种引起肾血流量减少的疾病，如大出血、休克、严重水电解质紊乱、心脏功能不全等均可影响肾血流量，最终导致肾功能损害。

2. 肾性急性肾衰竭 *由于肾脏本身的疾病，引起广泛肾损害而导致的肾衰竭。最常见的原因为挤压伤，肌红蛋白大量释放引起肾小管阻塞及坏死。

3. 肾后性急性
肾衰竭 $\begin{cases} （1）*主要由肾盂至尿道发生病变引起尿路梗阻，导致尿不能正常排出体外。 \\ （2）*常见原因：双肾结石、双侧肾盂输尿管梗阻、肿瘤等。 \end{cases}$

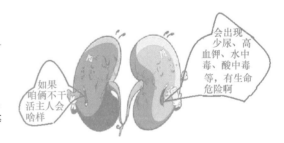

●● 图5-1 急性肾衰竭的主要表现 ●●

三、临床表现

1. 少尿期
（1）少尿或无尿期：一般持续1～2周。*每日尿量持续少于400ml称为少尿，小于100ml为无尿。尿比重低而固定（1.010～1.015），尿中常含有蛋白质、红细胞、白细胞和管型等成分。
（2）进行性氮质血症。
（3）水、电解质和酸碱平衡失调：*①高钾血症，是急性肾衰竭最严重和最危险的并发症，是发病1周死亡最常见的原因。伴有血磷、血镁升高，血钙、血钠、血氯降低。②水中毒，最突出的临床表现是肺水肿和脑水肿。③代谢性酸中毒。

急性肾衰竭少尿（或无尿）期典型的体液失衡表现：三高二低二中毒。
三高：高钾血症、高磷血症、高镁血症。
二低：低钠血症、低钙血症。
二中毒：水中毒、代谢性酸中毒。

2. 多尿期　*病情进入多尿期的标志是每天尿量超过400ml，并逐日增多，每日尿量可达3000ml以上，是肾功能开始恢复的标志。此期持续1～3周。

3. 恢复期　患者尿量正常，病情稳定，各项化验指标平稳。

四、辅助检查

1. 血液检查　轻至中度贫血，白细胞增多，血小板减少，血尿素氮和肌酐升高。血清钾＞5.5mmol/L，血清钠正常或偏低，血清钙降低，血清磷升高，血pH＜7.35。

2. 尿液检查　①尿量：少尿型，每日尿量在400ml以下，非少尿型尿量正常或偏多。②尿常规：外观混浊，尿色深；尿呈酸性，尿蛋白定性＋～＋＋＋；尿沉渣镜检可见肾小管上皮细胞、上皮细胞管型等。③尿渗透浓度与血渗透浓度之比：低于1：1。④尿肌酐与血肌酐之比：常低于10。⑤尿钠：多在40～60mmol/L。⑥钠滤过排泄分数：大于1。⑦肾衰竭指数：常大于2。

五、治疗要点

1. 积极治疗原发病，去除病因。

2. 少尿期　根据*"量出为入"的原则限制入量。每日进水量为一天液体总排出量加500ml。注重钾平衡，纠正酸中毒，积极控制感染。

3. 多尿期　最初1～2天仍按少尿期的治疗原则处理。

4. 恢复期　一般无需特殊治疗，注重营养，*避免使用损害肾脏的药物。

六、护理诊断/问题

1. 体液过多　与急性肾衰竭肾小球滤过功能受损、水分控制不严有关。

2. 营养失调：低于机体需要量　与营养的摄入不足及透析等原因有关。

3. 有感染的危险　与限制蛋白质摄入，机体抵抗力低下及透析有关。

4. 潜在并发症：高血压脑病、急性左心衰竭、心律失常、DIC、多脏器功能衰竭等。

七、护理措施

1. 一般护理　*患者绝对卧床休息，以减轻肾脏负担。做好心理护理。

2. 饮食护理
（1）*限制蛋白质摄入，可给予高热量、高维生素饮食，热量供给一般为135～145kJ/（kg·d）体重，*少尿期严禁含钾食物。
（2）维持水平衡：少尿期应严格计算24小时的出入液量，*按照"量出为入"的原则补充液体，*每日补液量＝显性失水＋不显性失水－内生水。合理补液标准：体重每日减轻0.5kg；血钠应高于130mmol/L；CVP在正常范围；无肺水肿、脑水肿及循环衰竭等。

3. 病情观察
（1）*严格记录患者24小时的液体出入量。
（2）严密观察病情变化，监测重要器官的功能情况。

4. 用药护理 注意观察药物不良反应,发生高血钾时配合医生紧急处理。
- (1)禁钾:*禁用含钾药物,不输库存血。
- (2)按医嘱给药:心律失常者给予*缓慢静脉注射10%葡萄糖酸钙10ml,以拮抗钾离子对心肌及其他组织的毒性作用。

5. 防治感染。

## 八、健康指导

1. 向患者及家属讲述急性肾衰竭的临床过程和透析治疗的重要性,指导患者保持乐观情绪,配合治疗和护理。

2. 告知患者和家属有关的家庭护理知识。
- (1)恢复期患者应加强营养,适当锻炼;注意个人卫生和保暖,防止受凉和感染。
- (2)*不使用对肾功能有损害的药物,尽量避免使用大剂量造影剂的X线检查。
- (3)*避免妊娠、外伤等。

3. 告知患者定期门诊随访,监测肾功能、尿量等。

**要点回顾**

1. 预防多器官系统功能障碍综合征的有效措施有哪些?
2. ARDS的特征性表现、早期体征及治疗ARDS的首选方法是什么?
3. 引起ARF的原因有哪些?
4. ARF少尿或无尿期的特征性表现有哪些?
5. ARF的主要护理措施有哪些?

## ★ 模拟试题栏——识破命题思路,提升应试能力 ★

### 一、专业实务

A₁型题

1. 对MODS的描述,下列正确的是(　　)
   A. 是一个独立疾病
   B. 是一个器官的功能障碍
   C. 是许多器官的功能衰竭
   D. 是一个涉及多个器官的复杂的综合征
   E. 器官功能障碍是不可逆的

2. MODS多数情况下,首先受累的器官是(　　)
   A. 脑　　　　　　B. 肺
   C. 肾　　　　　　D. 胃肠
   E. 肝

3. ARDS的病理生理变化是(　　)
   A. 肺血管通透性增加　B. 肺顺应性增加
   C. 低氧血症　　　　D. 肺泡表面活性物质增多
   E. 肺间质和肺泡水肿

4. 下列符合ARDS时动脉血气分析的结果是(　　)
   A. $PaO_2<60mmHg$　$PaCO_2>35mmHg$
   B. $PaO_2<60mmHg$　$PaCO_2>40mmHg$
   C. $PaO_2<70mmHg$　$PaCO_2>40mmHg$
   D. $PaO_2<80mmHg$　$PaCO_2>45mmHg$
   E. $PaO_2<60mmHg$　$PaCO_2>50mmHg$

A₂型题

5. 患者,男,34岁。在火灾中吸入毒气后出现呼吸困难,鼻导管吸氧未见好转。入院后动脉血气分析显示:$PaO_2 50mmHg$,$PaCO_2 55mmHg$。X线:双肺可见密度增高的大片状阴影。临床诊断为急性呼吸窘迫综合征。对该患者诊断和病情判断最有重要意义的辅助检查是(　　)
   A. 心电图　　　　　B. 血流动力学监测
   C. 呼吸功能检测　　D. X线检查
   E. 血气分析

6. 患者,女,40岁。因双侧输尿管结石致少尿入院。入院后动脉血气分析显示:血尿素氮为13.4mmol/L,肌酐451μmol/L,血清钾5.6mmol/L,尿液检查:尿呈酸性,尿蛋白定性＋～＋＋＋。诊断为急性肾衰竭。该患者的肾衰竭属于(　　)
   A. 肾前性急性肾衰竭　B. 肾性急性肾衰竭
   C. 肾后性急性肾衰竭　D. 肾脏疾病
   E. 输尿管结石

A₃/A₄型题

（7、8题共用题干）

患者,男,40岁。因外伤引起急性脾破裂大出血导致急性肾衰竭。

7. 引起患者早期死亡最主要原因是(　　)
   A. 代谢性酸中毒　　　B. 水中毒
   C. 高钙血症　　　　　D. 高钾血症
   E. 高钠血症

8. 该患者发生肾衰竭的主要原因是( )
   A. 肾脏疾病　　　　B. 肾小管堵塞
   C. 输尿管结石　　　D. 药物中毒
   E. 大出血

（9~12题共用题干）

　　患者，男，25岁。因大腿挤压伤后出现急性肾衰竭，24小时尿量为250ml，尿常规提示尿比重为1.010，尿中含有蛋白质、红细胞等。

9. 该患者发生急性肾衰竭的原因是( )
   A. 肾挫伤　　　　　B. 大腿挤压伤
   C. 腹外伤　　　　　D. 休克
   E. 其他

10. 该患者的肾衰竭属于( )
   A. 肾前性急性肾衰竭
   B. 肾性急性肾衰竭　C. 肾后性急性肾衰竭
   D. 肾脏疾病　　　　E. 肾小管堵塞

11. 该患者处于急性肾衰竭的( )
   A. 少尿期　　　　　B. 多尿期
   C. 无尿期　　　　　D. 末期
   E. 恢复期

12. 该患者的尿液检查中肾衰竭指数( )
   A. 等于0　　　　　B. 小于1
   C. 大于1　　　　　D. 小于2
   E. 大于2

二、实践能力

A₁型题

13. 少尿期补液原则及入水量为( )
   A. 补液不加限制　　B. 高于每日排出量的2倍
   C. 排出量的1/3~1/2 D. 等于每日排出量
   E. 每天补液量＝显性失水＋不显性失水－内生水

14. 急性肾衰竭少尿期补液量是否适当的评价指标不包括( )
   A. CVP在正常水平　B. 体重每天减轻0.5kg
   C. 血钾恢复正常　　D. 无肺水肿
   E. 血清钠维持在130mmol/L以上

15. 在护理急性肾衰竭少尿期的患者时，护士最重要的责任是( )
   A. 检查每日的化验值
   B. 准确记录24小时出入量
   C. 限制每日液体的入量
   D. 每日测量尿比重
   E. 每日测量体重

A₂型题

16. 患者，男，36岁。发热3日，今晨起呼吸困难，鼻导

管吸氧未见好转。查体：T39℃，P108次/分，R26次/分，BP115/75mmHg。双肺闻及细湿啰音及管状呼吸音。动脉血气分析显示：$PaO_2$55mmHg，$PaCO_2$ 45mmHg。X线见双肺密度增高的大片状阴影。临床诊断为急性呼吸窘迫综合征。该患者首选的给氧方法是( )
   A. 单侧鼻导管法　　B. 双侧鼻导管法
   C. 面罩法　　　　　D. 鼻塞法
   E. 人工呼吸机通气

17. 患者，男，48岁。消化道大出血致急性肾衰竭，测得前一日尿量为200ml，呕吐量为250ml。估计今日补液量约为( )
   A. 550ml　　　　　B. 750ml
   C. 1000ml　　　　 D. 1500ml
   E. 2000ml

18. 患者，男，60岁。急性肾衰竭少尿期，正确的护理措施是( )
   A. 大量补液增加尿量
   B. 口服盐液　　　　C. 补充含钾果汁
   D. 高蛋白饮食　　　E. 禁用库存血

19. 患者，男，34岁。诊断为ARDS，护士遵医嘱给氧，评估有效给氧的最佳指标是( )
   A. 呼吸频率　　　　B. 呼吸深度
   C. 呼吸节律　　　　D. 动脉血气分析
   E. 患者皮肤颜色

20. 患者，女，64岁。诊断为肾衰竭。现患者血肌酐、尿素氮迅速升高，出现恶心、呕吐、头痛、烦躁、乏力、昏迷、抽搐等症状。该患者已经出现了( )
   A. 水中毒　　　　　B. 高钾血症
   C. 酸中毒　　　　　D. 尿毒症
   E. 低钙血症

21. 患者，女，35岁。诊断为急性肾衰竭。下列护理措施错误的是( )
   A. 尿量＜400ml/d提示肾衰竭可能
   B. 少尿期饮食应取低蛋白
   C. 避免食用含钾食物
   D. 进入多尿期表示患者脱离危险
   E. 禁用肾毒性药物

22. 患者，男，45岁。下肢被汽车压伤后4天，尿量＜200ml/d，伴有恶心、呕吐、嗜睡、昏迷、抽搐等症状。实验室检查：血肌酐460μmol/L，尿素氮26mmol/L。该患者的护理诊断不包括( )
   A. 体液过多　　　　B. 高钾血症
   C. 高钙血症　　　　D. 尿毒症

E. 代谢性酸中毒

$A_3/A_4$ 型题

（23、24题共用题干）

患者，男，50岁。车祸致双下肢广泛软组织挫伤。入院查体：心率106次/分，血压140/85mmHg，急诊手术清创。

23. 术后第2日患者尿量减少至25ml/h以下，经补液后不见好转，为进一步明确诊断，下列检查最有价值的是（  ）

    A. X线拍片        B. 血尿素氮、肌酐检查

    C. 血生化检查     D. 动脉血气分析

    E. 尿常规及细菌培养

24. 此时最先需要采取的治疗措施是（  ）

    A. 吗啡镇痛       B. 扩容补碱

    C. 使用利尿药     D. 严格控制补液量

    E. 用大剂量抗生素控制感染

（25～27题共用题干）

患者，女，29岁。因产后大出血入院。入院后患者突然尿量减少，少于300ml/d，BP90/60mmHg，双肺湿啰音，查血肌酐402mmol/L，尿素氮每天上升36～71mmol/L，血钾5.7mmol/L，诊断为急性肾衰竭。

25. 该患者液体疗法的原则是（  ）

    A. 量出为入       B. 量入为出

    C. 正常补足       D. 控制电解质量

    E. 注重营养

26. 针对该患者的情况，给予的饮食是（  ）

    A. 低蛋白、高脂、低维生素

    B. 低蛋白、低糖、高维生素

    C. 低蛋白、高糖、高维生素

    D. 高蛋白、高糖、高维生素

    E. 高蛋白、高脂、高糖

27. 对该患者的护理，下列错误的是（  ）

    A. 严密观察病情

    B. 严格控制液体入量

    C. 给予含钾丰富的食物

    D. 防治感染

    E. 留置尿管，记录尿量及尿比重

（唐少兰）

# 第 **6** 章　心肺脑复苏患者的护理

## 第1节　概　　述

一、定义　心搏骤停是指有效心泵功能的突然停止,或指心脏射血功能的突然终止。

复苏,又称为心肺脑复苏(CPCR),是指使心搏、呼吸骤停的患者迅速恢复循环、呼吸和脑功能所采取的抢救措施。

*复苏的对象是心搏、呼吸骤停的患者;复苏的基础是心肺复苏;关键是脑复苏。

二、病因

1. 心源性原因　*冠心病常引发心室纤颤或心室停顿,是成人心搏骤停的主要原因;其他心脏和循环疾病如急性心肌炎、严重心律失常等。

2. 非心源性原因　意外事故,如电击、溺水、严重创伤等;各种中毒(药物/酒精)或药物过敏;水、电解质、酸碱平衡严重紊乱,如严重酸中毒、高血钾、低血钾等;麻醉及手术意外。

三、心搏、呼吸骤停的类型

1. *心室纤颤　最常见类型,心室肌快速、无序、不协调地连续颤动。

2. 心电-机械分离　心脏仅有微弱、缓慢、不规则的室性期前收缩。ECG上有间断出现的、宽而畸形、振幅较低的QRS波群。

3. 心室静止　心脏完全停止跳动,心电图呈直线。

四、病理变化　心脏停搏后各重要脏器缺氧,*脑组织对缺氧的耐受能力最差,大脑缺血缺氧超4~6分钟,即可遭受不可逆的损害,应力争在心搏骤停后4~6分钟内进行复苏。

五、临床表现

1. *意识突然消失　或伴有全身抽搐。

2. *大动脉搏动消失　触摸颈动脉或股动脉。

3. *呼吸停止或叹息样呼吸。

4. 其他　瞳孔散大,对光反射消失;听不到心音;皮肤苍白或发绀等。

## 第2节　心肺脑复苏

一、基础生命支持

1. 人工循环(circulation, C)　建立人工循环的方法是心脏按压,分胸内和胸外两种。胸外心脏按压是心脏复苏基本的方法,是现场急救时最实用而有效的方法。

  (1)人工循环前先判断意识和循环:一判断患者有无意识,二摸大动脉有无搏动(*时间不能超过10秒),一般触摸颈动脉。

  (2)方法与按压部位:患者仰卧在硬质平面上,下肢稍抬高以利血液回流。按压部位为*胸骨中下1/3交界处(定位:两乳头连线中点或剑突上两横指)。按压时两臂伸直,以上身的体重垂直下压。

  (3)按压力度:*成人使胸骨下陷5~6cm,按压放松比1∶1;婴儿和儿童的按压幅度至少为胸部前后径的1/3,即婴儿大约4cm,儿童大约5cm。

  (4)*按压频率:100~120次/分。

  (5)胸外心脏按压有效的标志

   (1)*大动脉出现搏动(摸颈动脉)。

   (2)收缩压在60mmHg以上。

  (6)胸外按压并发症:肋骨骨折(最多见)、胸腹脏器损伤等。

**2. 气道开放(airway, A)**
- (1)*维持气道通畅是复苏成功的关键。
- (2)方法
  - 1)仰头举颏(颌)法:*最常用。用于颈部无损伤时。
  - 2)托下颌法:*用于颈部有损伤时。

**3. 人工呼吸(breathing, B)**
- (1)先判断患者呼吸,无呼吸或仅有叹息样呼吸,即开始人工通气。
- (2)方法
  - 1)口对口人工呼吸:是快捷有效的通气方法。每次吹气至少1秒,确保胸部完全抬起。连续吹气2次。
  - 2)口对鼻人工呼吸:适用于牙关紧闭或者口部严重损伤者。
  - 3)口对口鼻人工呼吸:适用于婴儿。
  - 4)应用呼吸囊:未能行气管插管前,面罩呼吸囊加压通气。
- (3)*吹气量:每次500～700ml,避免吹气过快、过量。
- (4)*吹气频率:10～12次/分,8岁以下儿童为15次/分。
- (5)*人工呼吸的有效标志:每次吹气见胸廓抬起。

**4. 注意事项**
- (1)*按压和通气比:成人为30:2;儿童及婴儿单人操作30:2,双人操作15:2。
- (2)*尽早应用自动体外除颤(AED):是目前对心室纤颤最为有效的治疗手段。除颤能量:单相波360J,双相波150～200J。电极板与皮肤接触处用盐水纱布垫或导电糊,并用力贴紧,以免引起局部烧伤;放电时不得接触患者和病床,防止触电。

 心肺复苏:呼唤CAB,尽快"AED"。即:呼唤患者,判断意识;呼救、呼叫"120";C人工循环;A开放气道;B人工呼吸;"AED"即自动体外除颤。

**二、进一步生命支持**

**1. 保持呼吸道通畅** 可用口咽和鼻咽导气管,解除舌后坠。有条件时宜施行气管内插管(最可靠、最有效的通气方法),必要时行气管切开术。

**2. 复苏药物的应用**
- (1)用药途径
  - 1)*首选静脉给药,其次是气管内给药,心内注射目前不主张使用。
  - 2)气管内给药适用于气管内插管的患者。
  - 3)心内注射。
- (2)复苏药物
  - 1)肾上腺素:①*是心脏复苏的首选药物,能增强心肌收缩力,并能使心室纤颤由细颤转为粗颤,增强除颤效果。②常用剂量为1mg,静脉给药。必要时每5分钟重复用药一次。
  - 2)阿托品:①作用为解除迷走神经对心脏的抑制作用,提高窦房结的兴奋性,促进房室传导;抑制腺体分泌,有助于改善通气。②常用剂量为0.5～1mg,静脉给药。
  - 3)利多卡因:①*是抗室性心律失常的首选药,有治疗心室纤颤的作用。②用量为1～1.5mg/kg体重,静脉给药。
  - 4)碳酸氢钠:*是纠正代谢性酸中毒的首选药。
  - 5)呼吸兴奋剂:洛贝林(山梗菜碱)、尼可刹米、二甲弗林、哌甲酯等,在心跳未恢复前不宜应用。

**三、持续生命支持** 持续生命支持的重点是脑复苏及复苏后疾病的预防。

**1. 脑复苏** *防治脑水肿是脑复苏的关键。
- (1)降温
  - 1)作用:*低温可降低脑代谢,减少耗氧量,使大脑对缺氧的耐受力增强。体温每下降1℃,可使氧耗率下降5%～6%。
  - 2)方法:*降温前先用冬眠合剂,然后戴冰帽重点对头部降温,再在颈部、腋窝、腹股沟等处置冰袋;复温时先撤冰,再停用冬眠药。
  - 3)降温标准:*肛温降至32～34℃,肌张力松弛,呼吸血压平稳为宜。

1. 脑复苏 *防治脑水肿是脑复苏的关键
- （2）脱水疗法
  - 1）作用：*减轻脑水肿。
  - 2）脱水剂：*首选20%甘露醇，200~250ml，在15~30分钟内快速静脉滴入，注意有无低血压、低血钾等征象。
- （3）糖皮质激素：可降低毛细血管通透性，稳定溶酶体膜，减轻脑水肿。常用药物：地塞米松、氢化可的松。
- （4）改善脑细胞代谢：可用脑活素、能量合剂等。
- （5）高压氧治疗：可提高血氧弥散，有利于脑细胞功能恢复。

2. 复苏后护理
- （1）一般护理
  - 1）安置患者：重症监护室专人护理。绝对卧床，限制探视。意识障碍者平卧位，头偏向一侧。
  - 2）增加营养：必要时会胃肠外营养（TPN），胃肠功能恢复后可鼻饲或进食。
  - 3）预防感染和损伤：如肺部感染、泌尿系感染等，做好口腔、皮肤护理。
- （2）病情监测
  - 1）生命体征：持续心电监测、CVP等。
  - 2）组织灌注：神志、尿量、皮肤颜色、肢端温度等。
  - 3）辅助检查：血气分析、肝肾功能、血电解质等。
  - 4）并发症监测：如心力衰竭、气胸、肺部感染、急性肾衰竭、酸中毒等。
- （3）治疗配合
  - 1）维持良好的呼吸功能：保持呼吸道通畅，常规吸氧。
  - 2）维持稳定的循环功能：正确使用血管活性药物，调整输液速度。
  - 3）防治肾衰竭：最有效的措施是维持循环稳定，保证肾血流量。纠正酸中毒、适当使用血管扩张剂、利尿药等。
  - 4）积极处理原发病。
- （4）心理护理。
- （5）健康指导：增强患者安全意识和自身保护，防止意外。积极治疗心脑血管疾病等。

**要点回顾**

1. 如何判断心搏骤停？
2. 如何进行心肺复苏？
3. 如何进行脑复苏？

## 模拟试题栏——识破命题思路，提升应试能力

### 一、专业实务

A型题

1. 引起心搏骤停最常见的原因是（    ）
- A. 先天性心脏病
- B. 风湿性心瓣膜病
- C. 冠心病
- D. 肥厚型心肌病
- E. 三度房室传导阻滞

2. 在心搏骤停的病因中，死亡率最高的是（    ）
- A. 传导阻滞
- B. 急性心肌梗死
- C. 心绞痛
- D. 心瓣膜病
- E. 心肌病

3. 心肺脑复苏（CPR）ABC三个步骤中的"A"是指（    ）
- A. 脑外心脏按压
- B. 人工呼吸
- C. 开放气道
- D. 清理口腔污物
- E. 头部降温

4. 心搏、呼吸骤停后，耐受缺血缺氧能力最差的器官是（    ）
- A. 肾
- B. 脑
- C. 心
- D. 肝
- E. 肺

A型题

5. 患者，男，65岁。突发心搏骤停，抢救的最佳时间应在（    ）
- A. 1~2分钟内
- B. 2~3分钟内
- C. 3~4分钟内
- D. 4~6分钟内
- E. 6~8分钟内

6. 患者,男,45岁。突发心搏骤停。在心肺复苏的抢救过程中,判断呼吸、循环的时间一般不超过
( )
   A. 5秒                    B. 1分钟
   C. 3分钟                  D. 10秒
   E. 4分钟

7. 患者,男,50岁。触电后,怀疑心搏停搏,判断最可靠的依据是( )
   A. 大动脉搏动消失        B. 数呼吸频率
   C. 做心电图              D. 听诊器听心音
   E. 测血压

8. 患者,男,38岁。溺水后,心跳、呼吸停止。一般认为多长时间未处理会出现脑水肿( )
   A. 3分钟                  B. 1分钟
   C. 10分钟                 D. 30秒
   E. 15秒

9. 患者,男,50岁。突发心搏骤停,在心肺复苏抢救过程中,按压有效的标志是( )
   A. 胸廓下陷              B. 肢端温暖
   C. 出现自主呼吸          D. 触摸到颈动脉搏动
   E. 瞳孔缩小

10. 患者,男,80岁。心室肌快速、无序、不协调地连续颤动,心电图呈现高大或细微的室颤波,见于
( )
    A. 心脏停搏              B. 心力衰竭
    C. 心电机械分离          D. 心房颤动
    E. 心室纤颤

11. 患者,男,45岁。打球时突然倒地不起,旁人第一时间判断其心搏骤停的依据是( )
    A. 意识丧失伴大动脉搏动消失
    B. 心电图呈一直线    C. 瞳孔反射消失
    D. 呼吸停止          E. 血压测不出

12. 患者,男,56岁。心肌梗死致心搏骤停,最容易发生的继发性病理变化是( )
    A. 肺水肿              B. 脑缺氧和脑水肿
    C. 急性肾衰竭          D. 心肌缺血
    E. 急性肝衰竭

$A_3/A_4$型题
(13~15题共用题干)

　　患者,男,50岁。晨间锻炼时,突然倒地,呼之无反应,面色青紫,瞳孔散大。

13. 判断患者是否出现心搏骤停,最主要的方法是触摸图中哪个位置的动脉搏动( )
    A. A                    B. B

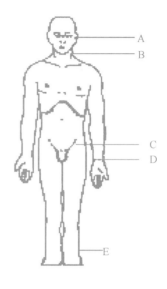

    C. C                    D. D
    E. E

14. 对于该患者采取的体位是( )
    A. 搬动至软质床面上
    B. 平卧于硬质平面上
    C. 平卧位,头下垫薄枕
    D. 取半卧位
    E. 中凹位

15. 经判断,患者为心搏骤停,现场急救的第一步是
( )
    A. 清理呼吸道异物      B. 开放气道
    C. 口对口人工呼吸      D. 胸外心脏按压
    E. 使用心脏复苏药物

## 二、实践能力

$A_1$型题

16. 心搏、呼吸骤停复苏成功后,最重要的处理是( )
    A. 持续心电监护        B. 应用抗生素
    C. 强心利尿            D. 脑复苏
    E. 纠正酸中毒

17. 口对口人工呼吸有效的标志是( )
    A. 腹部起伏            B. 胸廓上抬
    C. 吹气通畅            D. 有气流呼出
    E. 大动脉搏动

18. 成人胸外心脏按压的位置是( )
    A. 胸骨中下1/3交界处
    B. 胸骨中上1/3交界处
    C. 剑突下
    D. 心尖部

E. 心前区

**A₂型题**

19. 患者,女,60岁。突发心搏骤停,抢救中应用复苏药物,首选的给药途径是(　　)
    A. 舌下　　　　　　B. 皮下
    C. 气管内　　　　　D. 静脉
    E. 心内

20. 患者,男,65岁。因心肌梗死在CCU治疗,突发心搏骤停,医生立即给予胸外除颤,两个电极位置应该放在(　　)
    A. 心尖部、胸骨右缘第2肋间
    B. 心尖部、胸骨左缘第2肋间
    C. 心尖部、胸骨角
    D. 剑突、胸骨右缘第1肋间
    E. 剑突、胸骨左缘第1肋间

21. 患者,男,45岁。劳动时突发心搏骤停,现场进行心肺复苏,首要步骤是(　　)
    A. 叩击心前区　　　B. 心脏按压
    C. 口对口人工呼吸　D. 气道开放
    E. 心内注射

22. 患者,男,55岁。因频发室性期前收缩入院。如厕时突然倒地,不省人事,颈动脉扪不到搏动,未闻及呼吸音,双侧瞳孔散大。此时应立即采取的措施是(　　)
    A. 平卧保暖　　　　B. 氧气吸入
    C. 心肺复苏　　　　D. 心电监护
    E. 建立静脉通路

23. 患者,男,60岁。突发心搏、呼吸骤停,护士对其进行初期复苏,下列哪项不正确(　　)
    A. 心脏按压　　　　B. 开放气道
    C. 人工呼吸　　　　D. 按压与吹气比例为30∶2
    E. 按压胸骨下陷3～4cm

24. 患者,男,56岁。因心搏、呼吸骤停进行心肺复苏。胸外心脏按压操作中错误的是(　　)
    A. 患者仰卧在硬板上
    B. 按压部位为胸骨中下1/3处
    C. 按压力度使胸骨下限5cm以上
    D. 按压频率至少100次/分
    E. 按压和放松比例为1∶2

25. 患者,男,45岁。因车祸致呼吸、心搏骤停,经抢救成功复苏,以下后期处理不包括(　　)
    A. 维持有效循环和呼吸功能
    B. 维持水、电解质和酸碱平衡
    C. 防治脑缺氧和脑水肿

D. 维持循环防止肾衰竭
E. 由家属代为陪护,满足患者的情感需求

26. 患者,男,56岁。有冠心病史多年,因肺癌在全麻下行左肺切除术。术中患者突然出现心室纤颤,以下正确的处理方法是(　　)
    A. 胸外心脏按压　　B. 胸内心脏挤压
    C. 胸外电除颤　　　D. 静脉注射利多卡因
    E. 胸内电除颤

27. 王先生,车祸致胸部肋骨多根多处骨折,出现反常呼吸,送入院时呼吸、心跳停止,医生应采取的急救措施是(　　)
    A. 开胸心内按压　　B. 立即胸外按压
    C. 开放气道　　　　D. 清除口腔异物
    E. 立即口对口人工呼吸

28. 患者,男,20岁。车祸后,呼吸、心跳停止,现场人员对其进行心肺复苏,最简单而有效地建立人工呼吸的方法是(　　)
    A. 气管插管　　　　B. 简易气囊
    C. 呼吸机　　　　　D. 口对口人工呼吸
    E. 麻醉机

**A₃/A₄型题**

(29、30题共用题干)

患儿,男,6岁。溺水后被救起。检查:意识丧失,面部青紫,自主呼吸停止,颈动脉搏动消失。

29. 抢救时,首先采取的措施是(　　)
    A. 准备好给氧装置
    B. 准备好开口器撑开口腔
    C. 清除口鼻分泌物和污物
    D. 放清洁纱布于男童口部
    E. 将男童双手放于躯干两侧

30. 两名护士实施抢救时,心脏按压与人工呼吸的比例是(　　)
    A. 15∶1　　　　　　B. 15∶2
    C. 30∶2　　　　　　D. 5∶1
    E. 5∶2

(31～34题共用题干)

患者,男,40岁。心肌梗死,住院治疗期间发生了心搏骤停。

31. 抢救时,首选的心脏复苏药物是(　　)
    A. 肾上腺素　　　　B. 碳酸氢钠
    C. 利多卡因　　　　D. 洛贝林
    E. 阿托品

32. 为防治脑水肿,使用20%甘露醇250ml静脉输入,要求多长时间内滴完(　　)

A. 5～10分钟　　　　B. 10～15分钟

C. 15～20分钟　　　　D. 15～30分钟

E. 30～60分钟

33. 经抢救患者心跳恢复,但呼吸缓慢而不规则,宜用( )

A. 肾上腺素　　　　B. 碳酸氢钠

C. 利多卡因　　　　D. 洛贝林

E. 阿托品

34. 复苏后,行低温疗法,护理中错误的是( )

A. 尽早采取降温措施

B. 头部降温是重点　　C. 先须控制寒战

D. 体温应低于32℃　　E. 控制每日输液量

(35～38题共用题干)

　　患者,男,20岁。溺水被救起后,神志不清,呼吸停止,口唇发绀,救护人员现场进行心肺复苏。

35. 口对口人工呼吸的先决条件是( )

A. 气道开放而通畅

B. 听诊确定呼吸停止

C. 每次吹入800ml气体

D. 患者置于仰卧位

E. 征得家属同意

36. 两人协同对该患者进行救护时,心脏按压与人工呼吸的比例是( )

A. 5∶1　　　　　　B. 10∶1

C. 15∶1　　　　　　D. 15∶2

E. 30∶2

37. 下列哪项不属于胸外心脏按压的并发症( )

A. 肋骨骨折　　　　B. 胸骨骨折

C. 血胸　　　　　　D. 气胸

E. 胃扩张

38. 经抢救,复苏成功,下列哪项不属于心肺复苏成功的标志( )

A. 大动脉出现搏动

B. 收缩压在60mmHg以上

C. 瞳孔缩小,发绀减退

D. 体温正常

E. 自主呼吸恢复

(39～45题共用题干)

　　患者,男,40岁。因触电导致心搏骤停,"120"医生及时赶到现场行CPR,初期复苏成功后送来医院,转入ICU进一步救治。

39. 患者心肺复苏后,脑复苏的主要措施是( )

A. 维持有效循环　　　　B. 确保呼吸通畅

C. 降温和脱水疗法　　　D. 加强基础护理

E. 治疗原发疾病

40. 脑复苏时,防治脑水肿的措施错误的是( )

A. 20%甘露醇250ml,15～30分钟快速滴入

B. 降温

C. 应用糖皮质激素

D. 血浆清蛋白的应用

E. 尽早使用呼吸兴奋剂

41. 该患者防止肾衰竭的主要措施是( )

A. 维持循环稳定　　　　B. 防止脑水肿

C. 吸氧　　　　　　　　D. 降温

E. 脱水

42. 若患者又出现心室纤颤,首选的药物是( )

A. 碳酸氢钠　　　　B. 阿托品

C. 利多卡因　　　　D. 异丙肾上腺素

E. 肾上腺素

43. 血气分析显示患者酸中毒,宜用( )

A. 肾上腺素　　　　B. 利多卡因

C. 阿托品　　　　　D. 碳酸氢钠

E. 山梗菜碱

(代明真)

# 第7章 外科围手术期患者的护理

**一、围手术期的概念** 从确定手术治疗时起，至与本次手术有关的治疗基本结束的一段时间。

**二、手术分类**

1. 择期手术 手术日期的迟早不影响治疗效果，如一般的良性肿瘤切除术等。
2. 限期手术 手术时间虽然可以选择，但不易延迟过久，如恶性肿瘤根治术等。
3. 急症手术 在最短时限内完成必要的准备，然后迅速实施手术，以挽救患者的生命，如肝脾破裂等。

手术分类举例："择良限恶，破裂需急"。

## 第1节 手术前患者的护理

**一、护理评估**

辅助检查
- （1）三大常规检查：血常规检查、尿常规检查、大便常规检查，手术前血红蛋白<90g/L应输血。
- （2）血液生化检查：肝功能、肾功能、电解质、血糖检查，血清白蛋白<30g/L，术前须予以纠正。
- （3）凝血功能检查：出凝血时间、血小板计数、凝血酶原时间等。凝血机制障碍者，术前予纠正。

**二、护理诊断/问题**

1. 焦虑/恐惧 与缺乏手术和麻醉的相关知识及担忧疾病预后等有关。
2. 知识缺乏 与缺乏手术、麻醉及术前准备等相关知识有关。
3. 睡眠型态紊乱 与疾病导致的不适和担忧疾病预后等有关。
4. 体液不足 与疾病所致体液丢失、液体摄入量不足等有关。
5. 营养失调：低于机体需要量 与患病后摄入不足或丢失过多等有关。

**三、护理措施**

身体准备
- （1）排尿训练：术后患者因麻醉和手术的影响，加之不习惯在床上排便，易发生尿潴留，术前应进行练习。
- （2）呼吸道准备
  - 1）*吸烟者，术前2周戒烟。
  - 2）胸部手术者训练腹式呼吸；腹部手术者训练胸式呼吸。
  - 3）指导深呼吸及有效咳嗽排痰练习。
- （3）*胃肠道准备
  - 1）择期手术患者术前12小时禁食，4小时禁水。
  - 2）腹部手术患者术前一日用肥皂水灌肠，排空肠腔内粪便。
  - 3）消化道手术患者术前放置胃管，幽门梗阻患者术前3天每晚以温生理盐水洗胃。
  - 4）结肠或直肠手术患者术前3天口服肠道不吸收抗生素，行清洁灌肠。
- （4）手术区皮肤准备：*备皮范围以切口为中心周围15~20cm。
- （5）其他准备
  - 1）手术日晨测量生命体征，*若患者发热、血压升高或女性患者月经来潮，应延迟手术。
  - 2）排尽尿液，估计手术时间长或盆腔、下腹部手术者，应留置导尿。

## 第2节 手术室护理工作

一、手术室环境和人员职责

(一)手术室环境

1. 位置　靠近手术科室,方便接送患者。

2. 布局　手术室按照洁净程度分为3个区。
   - (1)非洁净区(非限制区、污染区):设在外围。
   - (2)准洁净区(半限制区、清洁区):设在中间。
   - (3)洁净区(限制区、无菌区):设在内侧,非手术人员或非在岗人员禁止入内。

3. 建筑要求　一般手术间面积在30~40m²,手术间高度3m左右,走廊宽度不少于2.5m,手术间的门净宽不少于1.4m,最好采用感应自动门。

4. 手术间的设施
   - (1)手术间数目与外科床位数之比为1:(20~25)。
   - (2)*手术间应保持室温在22~25℃,相对湿度在40%~60%。

5. 洁净手术室　根据净化标准,可将洁净手术室分为:Ⅰ级(特别洁净手术间)、Ⅱ级(标准洁净手术间)、Ⅲ级(一般洁净手术间)、Ⅳ级(准洁净手术间)。

(二)手术人员职责

1. 手术医师
   - (1)手术者:负责并主持手术操作的全过程。
   - (2)助手:协助手术者进行止血、结扎、拭血、暴露手术野、拉钩、剪线等操作。

2. 麻醉医师　负责手术患者的麻醉、给药、监测及处理。术毕协同手术人员将患者送回病房或复苏间。

3. 器械护士(又称洗手护士)　负责术前准备和术中向手术医生直接传递器械等。
   - (1)术前准备:术前15~20分钟洗手、穿无菌手术衣、戴无菌手套,做好器械台的整理工作。
   - (2)*清点、核对物品:手术开始前、术中关闭体腔或深部组织前及缝合至皮下组织时,分别与巡回护士共同清点、复核手术台上的器械、敷料及缝针等物品,做好记录。

4. 巡回护士　其主要职责有以下两点。
   - (1)安置体位:根据手术要求安置手术体位。
   - (2)*清点、核对物品:分别与洗手护士共同清点、复核手术台上的器械、敷料及缝针等物品,保证物品与手术前数目相符。

二、手术室物品管理及无菌处理

(一)布类用品
1. 手术衣　用于遮盖手术人员未经消毒的衣着和手臂。
2. 手术单　*铺在器械台上的布单应下垂至少30cm。

(二)敷料类
1. 纱布　干纱布垫用于遮盖伤口两侧的皮肤,盐水纱布垫用于保护显露的内脏,碘仿纱布多用于感染伤口的引流和止血。
2. 棉花类　棉垫用于胸、腹部及其他大手术后的外层敷料,棉球用于消毒皮肤、洗涤伤口、涂拭药物;棉签用作采集标本或涂擦药物。

(三)器械类
1. 分基本器械、专科器械、特殊器械。
2. 器械类一般采用*高压蒸汽灭菌,但刀剪类锐利手术器械,不可高压蒸汽灭菌,一般采用化学消毒灭菌。
　　*手术室物品经高压灭菌后有效期为7天,超过7天需重新灭菌。

三、患者的准备

(一)手术体位
1. *仰卧位　最常用的体位。适用于腹部、颌面部、颈部、骨盆及下肢手术等。
2. 侧卧位　适用于胸部、腰部及肾手术。
3. 俯卧位　用于脊柱及其他背部手术。
4. 膀胱截石位　适用于会阴部、尿道和肛门部手术。

（二）手术区皮肤消毒
1. 消毒剂 0.5%安尔碘可直接用于皮肤切口消毒,婴幼儿皮肤消毒、面部皮肤、口鼻腔黏膜、会阴部手术消毒一般采用0.25%安尔碘。
2. 消毒方法 用安尔碘涂擦手术区域2遍即可。
3. *消毒范围 包括手术切口周围15～20cm的区域。
4. 消毒原则
（1）以手术切口为中心向四周消毒。
（2）*感染伤口或肛门会阴部皮肤消毒,应从外周向感染伤口或会阴肛门处消毒。
（3）已接触污染部位的消毒棉球不能回擦。

四、手术人员的准备

（一）更衣 手术人员进入手术室,必须在换鞋处更换手术室专用鞋,然后进入更衣室更换洗手衣、裤,戴好手术帽和口罩。

（二）外科手消毒
1. 洗手 将双手至肘上10cm处用洁肤柔皂液洗净并用清水冲净。
2. *刷手 范围是从指尖到肘上10cm。
3. 消毒手臂 取消毒液涂擦双手至肘部,再取消毒液涂擦双手。

（三）穿脱无菌手术衣、戴无菌手套
1. 注意未戴手套的手,不可触及手套的外面。
2. 无菌手术完毕后,需连台手术时,先脱手术衣,再脱手套。
3. 如果手套未破损,可不用重新刷手;若前一台为污染手术,则需重新刷手。

五、手术室无菌操作技术

（一）手术中的无菌操作原则
1. 明确无菌区域 *手术人员穿无菌手术衣及戴好无菌手套后,肩部以下、腰部以上、腋中线以前及双手臂为无菌区,其他视为有菌区域。
*2. 遵守无菌原则
（1）手术中前臂或肘部若受污染,应立即更换手术衣或加套无菌袖套。
（2）手术时不可在手术人员背后或头顶方向传递器械及手术用品。
（3）同侧手术人员如需调换位置时,应先退后一步,转过身背对背地转至另一位置,避免触及对方背部不洁区。
（4）保持手术室内洁净效果、减少空气污染。若参观手术,每个手术间人数不宜超过2人。

无菌区域范围:"双手双臂,肩下腰上,腋中以前"。

（二）无菌器械桌的准备
1. 巡回护士
（1）首先检查无菌包的有效使用期及包布有无破损,手术物品准备情况。
（2）打开无菌包要先对侧后近侧。
2. 器械护士 穿好无菌手术衣,戴无菌手套后再次用手打开覆盖的包布,将手术器械按使用先后顺序分类排放整齐。

**要点回顾**
1. 手术分为哪几类?并分别举例说明。
2. 择期手术患者术前禁食禁饮多久?手术区皮肤备皮范围是多少?手术室的温湿度分别是多少?
3. 洗手护士和巡回护士共同的职责是什么?铺在器械台上的布类单应至少下垂多少?手术室物品经高压灭菌后有效期为多少?
4. 手术区皮肤消毒的范围是多少?哪些部位消毒一般采用0.25%安尔碘?感染伤口或肛门会阴部皮肤消毒应遵循什么原则?
5. 外科手消毒刷手范围为多少?穿好无菌手术衣及戴好无菌手套后哪些部位视为无菌区?

## 第3节 手术后患者的护理

### 一、护理评估

1. 身体状况 了解有无切口疼痛、恶心、呕吐、腹胀、呃逆、尿潴留等不适。

2. 辅助检查
   - （1）实验室检查：了解血常规、尿常规、生化检查、血气分析。
   - （2）影像学检查：了解B超、X线、CT、MRI等变化。

### 二、护理诊断/问题

1. 疼痛 与手术创伤、安置引流管等有关。
2. 清理呼吸道无效 与痰液黏稠、切口疼痛不能有效咳嗽等有关。
3. 体液不足 与术中出血、失液或术后禁食、呕吐、引流等有关。
4. 舒适的改变 与术后疼痛、恶心、呕吐、腹胀、尿潴留等有关。
5. 潜在并发症：术后出血、切口感染、切口裂开、肺部感染、泌尿系感染等。

### 三、护理措施

1. 病情观察
   - （1）生命体征
     - 1）大手术后：每15～30分钟测生命体征一次，病情稳定后改为每1～2小时测一次。中、小手术者：1～2小时测量一次，直至平稳。
     - 2）*吸收热（手术热）：术后患者体温会略有升高，一般38℃左右，2～3天后恢复正常。
   - （2）体液平衡：观察记录液体入量、失血量、尿量、引流量等。
   - （3）切口及引流情况：切口有无出血、渗血、渗液、感染及切口愈合情况。敷料有无被浸湿、脱落等。引流液的性状、量、色，引流是否通畅。

2. 体位
   - （1）*麻醉未消除前，根据麻醉方法安置体位
     - 1）全麻尚未清醒者，取平卧位，头偏一侧。
     - 2）腰麻后去枕平卧6小时，硬膜外麻醉后平卧4～6小时。
   - （2）*麻醉解除后，可根据手术部位调整体位。
     - 1）颅脑手术后，无休克或昏迷，取15°～30°头高足低斜坡卧位。
     - 2）颈、胸部手术后，多取高半坐卧位。
     - 3）腹部手术后，多取低半坐卧位。腹腔内有感染者，若病情许可，取半坐位或头高足低位，以利引流。
     - 4）脊柱或臀部手术后，可取俯卧位或仰卧位。

 麻醉解除后一般体位的安排："手术部位及以上应抬高，或术侧在上"。

3. 引流管护理
   - （1）单腔或双腔橡皮引流管放置的时间主要由引流的目的而定。
   - （2）*胃肠减压管一般在胃肠道功能恢复、肛门排气后，即可拔除。

4. 饮食
   - （1）局麻下小手术，全身反应较轻者，术后即可进食。
   - （2）蛛网膜下腔阻滞和硬脊膜外腔阻滞者，术后3～6小时可进食。
   - （3）*胃肠道手术：一般术后禁食24～48小时，待肠蠕动恢复、肛门排气后开始进水，少量流质，逐步过渡到半流质、普食。早期避免牛奶、豆类等胀气食物。

5. 早期活动
   - （1）有利于增加肺活量，减少肺部并发症。
   - （2）有利于促进肠蠕动，防止腹胀、肠粘连。
   - （3）有利于恢复膀胱功能，防止尿潴留。
   - （4）有利于改善全身血液循环，促进切口愈合，预防压疮、下肢静脉血栓形成。

| | | | |
|---|---|---|---|
| 6. 常见不适的护理 | （1）*恶心呕吐：多为麻醉后的反应。 | | |
| | （2）腹胀：若腹胀伴阵发性绞痛，肠鸣音亢进，甚至有金属音，警惕机械性肠梗阻。 | | |
| | （3）尿潴留：较为多见。 | 1）*若术后6～8小时尚未排尿，或虽有排尿，但尿量甚少，耻骨上叩诊浊音，应考虑尿潴留。 | |
| | | 2）处理措施：①听流水声、下腹部热敷、轻柔按摩；②用镇静止痛药解除切口疼痛，促进患者自行排尿；③上述措施无效时，在无菌操作下导尿。 | |

切口感染的判断依据："切口感染，术后三五，红肿热痛，或触波动"。

| | | | |
|---|---|---|---|
| 7. 手术后并发症的预防及护理 | （1）发热：一般不超过38℃，临床称为外科手术热，但若术后3～6天仍持续发热，则提示存在感染或其他不良反应。 | | |
| | （2）术后出血：*多发生在术后1～2天。 | 1）严密观察生命体征、切口敷料、引流情况等。 | |
| | | 2）术后患者出现休克的表现，*中心静脉压低于5cmH₂O，尿量少于25ml/h，考虑有术后出血。 | |
| | （3）*切口感染：常发生于术后3～5天，切口有红、肿、热、痛、脓性渗出，甚至波动感等典型表现。 | | |
| | （4）切口裂开：常发生在术后1周左右，多见于腹部及肢体邻近关节处。 | 1）原因：营养不良、切口缝合技术有缺陷及突然增加腹压（如起床、用力排便、咳嗽、呕吐时）。 | |
| | | 2）*处理：全层裂开者嘱其平卧休息，立即用无菌生理盐水纱布覆盖切口处，送手术室处理；若有内脏脱出，切勿在床旁还纳内脏；部分裂开者暂不手术，待病情好转后择期行切口疝修补术。 | |
| | （5）肺不张、肺炎：常发生在胸、腹部大手术后，临床表现如下所述。 | 1）早期发热，呼吸和心率加快。 | |
| | | 2）肺部叩诊呈浊音或实音。 | |
| | | 3）听诊有局限性湿啰音，呼吸音减弱或消失。 | |
| | | 4）血气分析：$PaO_2$下降和$PaCO_2$升高。 | |
| | （6）尿路感染：常继发于尿潴留。 | | |
| | （7）深静脉血栓形成：常发生于术后长期卧床、活动减少的老年人或肥胖者，以下肢深静脉血栓形成为多见。故术后鼓励患者早期下床活动，卧床期间进行主被动活动可预防；*发生深静脉血栓时，应抬高、制动患肢，禁止局部按摩及经患肢输液，以防血栓脱落引起栓塞。 | | |

深静脉血栓形成的预防及护理："预防多动，血栓制动，抬高禁按，禁止操作"。

四、健康指导
1. 休息和活动。
2. 康复指导。
3. 复诊时间
　　（1）一般患者手术后1～3个月到门诊随访1次。
　　（2）肿瘤患者应于术后2～4周到门诊复诊。
　　（3）患者出院后若出现体温>38℃、切口红肿或有异常腹痛、腹胀、肛门停止排便排气等，应及时就诊。

**要点回顾**

1. 什么是吸收热?
2. 术后如何安排患者的体位?
3. 胃肠减压管拔管的指征是什么?胃肠道术后如何安排患者的饮食?
4. 术后早期活动的优点有哪些?
5. 说出切口感染发生的时间及典型表现;如何处理切口裂开?深静脉血栓形成后应注意什么?

## 模拟试题栏——识破命题思路,提升应试能力

### 一、专业实务

A₁型题

1. 下列属于急症手术的是( )
   A. 直肠癌根治术　　　　B. 慢性胆囊炎、胆石症
   C. 肝破裂　　　　　　　D. 腹股沟疝修补术
   E. 痔疮切除术

2. 下列属于限期手术的是( )
   A. 直肠癌根治术
   B. 急性阑尾炎
   C. 大隐静脉高位结扎术
   D. 腹股沟疝修补术
   E. 胃溃疡穿孔修补术

3. 手术区皮肤准备,应以切口为中心,周围需至少达到( )
   A. 5cm　　　　　　　　B. 10cm
   C. 15cm　　　　　　　 D. 25cm
   E. 30cm

4. 为防止患者在术中呕吐而引起窒息,术前应( )
   A. 8小时禁食,4小时禁饮
   B. 12小时禁食,4小时禁饮
   C. 10小时禁食,4小时禁饮
   D. 12小时禁食,3小时禁饮
   E. 16小时禁食,4小时禁饮

5. 手术包经高压灭菌后保存的时间为( )
   A. 3日　　　　　　　　B. 5日
   C. 7日　　　　　　　　D. 10日
   E. 14日

6. 手术间的室温应保持在( )
   A. 18~20℃　　　　　 B. 18~25℃
   C. 20~25℃　　　　　 D. 22~25℃
   E. 25~28℃

7. 铺在器械台的布类单应下垂至少( )
   A. 5cm　　　　　　　　B. 10cm
   C. 15cm　　　　　　　 D. 25cm

E. 30cm

A₂型题

8. 患者,男,38岁。装卸工。右侧腹股沟肿块突出2年,站立及行走时肿块突出,平卧及手推肿块可回纳。查体:立位右侧腹股沟有一梨形肿块,约5cm×3cm×2cm大小,肿块达阴囊,按压肿块可消失,压迫内环未见肿块突出。诊断为右侧腹股沟斜疝。该患者最恰当的治疗方法是( )
   A. 暂不手术　　　　　　B. 择期手术
   C. 禁忌手术　　　　　　D. 急症手术
   E. 限期手术

9. 患者,女,40岁。9月8日因乳腺癌收入院,在院期间饮食、作息、排泄均正常,手术拟于9月15日进行,9月14日值班护士巡视时发现其晚上入睡困难,夜间常醒来,且多次询问护士做手术会不会痛,手术有无危险,对于该患者目前的情况,正确的护理问题是( )
   A. 睡眠型态紊乱　与入睡困难,夜间常醒有关
   B. 睡眠型态紊乱　与环境的改变有关
   C. 睡眠型态紊乱　与护士夜间巡视有关
   D. 睡眠型态紊乱　与即将手术,心理负担过重有关
   E. 睡眠型态紊乱　与生理功能改变有关

10. 患者,男,29岁。行局部麻醉下肛周脓肿手术,术前患者双手颤抖,与其沟通时患者表示深恐手术发生意外,请问该患者出现的主要护理问题是( )
   A. 知识缺乏　　　　　　B. 体液不足
   C. 营养失调　　　　　　D. 焦虑/恐惧
   E. 忧郁

11. 患者,女,56岁。行肠切除术。在肠道切开前,用纱布垫进行保护的目的是( )
   A. 防止手术野水分蒸发
   B. 防止周围组织器官误伤
   C. 防止肠管干燥

D. 防止肠内容物污染腹腔

E. 压迫止血

12. 患者，男，43岁。突发上腹部刀割样疼痛6小时，诊断为胃穿孔，需急诊行胃大部切除术。护士长安排你担当巡回护士，在整个手术过程中你应与洗手护士共同完成的工作是（　　）

    A. 术中观察病情　　B. 传递器械

    C. 安置手术体位　　D. 清点敷料器械

    E. 术后清洗器械

13. 患儿，男，5岁。自幼发现心脏杂音，诊断为房间隔缺损，需手术治疗。你作为巡回护士应为该患者选择何种类型的手术间（　　）

    A. 特别洁净手术间　　B. 标准洁净手术间

    C. 非洁净手术间　　D. 一般洁净手术间

    E. 准洁净手术间

14. 患者，男，43岁。突发上腹部刀割样疼痛6小时，诊断为胃穿孔，需急诊行胃大部切除术。如果你作为洗手护士，在穿无菌手术衣和戴无菌手套后，应保持无菌的区域是（　　）

    A. 双肩以上及胸部

    B. 双手及肩以下，腰以上，腋中线以前

    C. 腰以上的胸背部

    D. 双手及双臂

    E. 双肩及胸部

15. 患者，男，45岁。突发上腹部刀割样疼痛6小时，诊断为胃穿孔，需急诊行胃大部切除术。作为巡回护士，下列哪项不是其职责（　　）

    A. 观察病情　　B. 安置手术体位

    C. 传递手术器械　　D. 作好术前环境准备

    E. 监督手术人员遵守无菌操作

16. 患者，男，25岁。因"头部创伤"急诊入院。现浅昏迷，CT提示颅内血肿，脑挫裂伤，在全麻下行颅内血肿清除术。术后第2天，患者应采取的体位是（　　）

    A. 头高足低位　　B. 半卧位

    C. 头低足高位　　D. 中凹卧位

    E. 俯卧位

17. 患者，女，57岁。饱餐后突发右上腹部刀割样绞痛，诊断为急性胆囊炎。在硬膜外麻醉下急诊行胆囊切除、胆总管探查、T管引流术，术后第2天，患者体温38℃，可能的原因是（　　）

    A. 手术切口感染　　B. T管阻塞

    C. 肺部感染　　D. 腹腔感染

    E. 外科手术热

18. 患者，女，30岁。腹部创伤后行剖腹探查，术后出现伤口感染，下列描述哪项是错误的（　　）

    A. 切口红、肿、热、痛

    B. 术后48小时体温为38℃

    C. 术后3日后体温在38℃以上

    D. 切口有脓性分泌物

    E. 白细胞计数增高

19. 患者，女，38岁。胆囊切除术后。患者精神萎靡，眼窝凹陷，唇干舌燥，尿少且比重高，此患者的主要护理问题是（　　）

    A. 营养失调　　B. 体液不足

    C. 排尿异常　　D. 失血

    E. 感染

20. 患者，男，56岁。行腹部手术后第6天出现顽固性呃逆，应警惕（　　）

    A. 切口感染　　B. 肺不张

    C. 急性胃扩张　　D. 膈下感染

    E. 肠梗阻

**$A_3/A_4$型题**

（21～23题共用题干）

    患者，女，43岁。进食油腻食物后突发右上腹部疼痛4小时，B超提示为胆囊炎、胆石症，需急诊行胆囊切除术，护士长安排你担当巡回护士。

21. 你应将患者安排在哪种类型的手术间（　　）

    A. 特别洁净手术间　　B. 一般洁净手术间

    C. 非洁净手术间　　D. 标准洁净手术间

    E. 准洁净手术间

22. 该患者清点器械、敷料、缝针等应在（　　）

    A. 深部手术关闭前　　B. 手术开始前

    C. 手术进行中　　D. 手术结束后

    E. 手术开始前和腹腔关闭前后

23. 【假设信息】如果你作为洗手护士，下述职责除哪项外都需要履行（　　）

    A. 手术结束后整理器械台

    B. 手术结束后，做手术室清洁和消毒工作

    C. 手术中密切配合

    D. 提前20～30分钟洗手

    E. 手术结束后，清洗器械

（24、25题共用题干）

    患者，女，36岁。突发右下腹部疼痛，诊断为急性阑尾炎，行急诊阑尾切除术后早期出现了恶心、呕吐。

24. 该患者术后早期出现恶心、呕吐的主要原因是（　　）

    A. 麻醉反应　　B. 体位不适

    C. 肠梗阻　　D. 切口疼痛

E. 膈下脓肿

25. 若患者术后第5天切口出现了红肿、疼痛，T 39℃，可能的原因是（　　）

　　A. 外科手术热

　　B. 腹部切口感染

　　C. 下肢静脉血栓形成

　　D. 泌尿系感染

　　E. 肺部感染

## 二、实践能力

### A₁型题

26. 术前患者最常见的护理问题是（　　）

　　A. 体液不足　　　　　B. 知识缺乏

　　C. 营养失调　　　　　D. 焦虑/恐惧

　　E. 睡眠型态紊乱

27. 以下关于术前准备的描述中，不正确的一项是（　　）

　　A. 术前2周停止吸烟　B. 大中型手术前需配血

　　C. 手术区备皮　　　　D. 处理已发现的感染灶

　　E. 手术前禁用镇静剂

28. 下列体位中，哪种是最常用的手术体位（　　）

　　A. 仰卧位　　　　　　B. 俯卧位

　　C. 侧卧位　　　　　　D. 颈仰卧位

　　E. 头低足高位

29. 脊柱手术时，患者应采用的体位是（　　）

　　A. 平卧位　　　　　　B. 侧卧位

　　C. 俯卧位　　　　　　D. 胸膝卧位

　　E. 半坐卧位

30. 外科刷手的范围是（　　）

　　A. 从指尖到肘关节　　B. 从指尖到肘上3cm

　　C. 从指尖到肘上5cm　D. 从指尖到肘上6cm

　　E. 从指尖到肘上10cm

### A₂型题

31. 患者，男，55岁。因急性阑尾炎准备急症手术，患者担心"手术意外"，但又因病情重不敢不行手术。护士采取的措施不妥的是（　　）

　　A. 向患者介绍手术成功的病例

　　B. 告诉患者手术没有任何风险

　　C. 向患者说明手术目的

　　D. 教会患者使用放松技术

　　E. 鼓励患者家属探视时给予心里支持

32. 患者，女，48岁。近4个月来排便次数增多、大便呈黏液脓血样且有里急后重感而入院，入院后诊断为结肠癌，拟行结肠癌根治术，关于此患者术前准备描述正确的是（　　）

　　A. 2日内禁食

　　B. 3日前做肠道准备并口服肠道不吸收抗生素

　　C. 3日前做肠道准备并口服肠道吸收抗生素

　　D. 3日前做肠道准备工作并服泻剂

　　E. 3日前做清洁灌肠

33. 患者，女，23岁。突发右下腹疼痛3小时入院，诊断为急性阑尾炎，需行阑尾切除急症手术，下列关于该患者术前准备描述错误的是（　　）

　　A. 手术区备皮　　　　B. 禁食禁饮

　　C. 药物皮肤过敏试验

　　D. 术前用药　　　　　E. 灌肠

34. 患者，女，30岁。Ⅲ期内痔，行手术治疗。作为巡回护士的你，应给该患者采何种手术体位（　　）

　　A. 仰卧位　　　　　　B. 俯卧位

　　C. 侧卧位　　　　　　D. 膀胱截石位

　　E. 头低足高位

35. 患者，男，60岁。吸烟40余年，近1个月来出现刺激性干咳，痰中带血丝，诊断为右肺中心型肺癌，行右肺癌根治术。你作为巡回护士应给该患者采取何种手术体位（　　）

　　A. 仰卧位　　　　　　B. 俯卧位

　　C. 左侧卧位　　　　　D. 颈仰卧位

　　E. 头低足高位

36. 患者，女，30岁。肠梗阻术后第1天尚未排气，但患者述说饥饿要求进食，此时护士首先应采取的措施是（　　）

　　A. 直接将此情况报告医生

　　B. 询问患者想进食的食物

　　C. 告知其不能进食的原因

　　D. 告知可进食的食物种类

　　E. 直接拒绝患者请求

37. 患者，女，40岁。胃大部切除术后第3天，患者要求将胃管拔出。请问拔除胃肠减压管最可靠的指征是（　　）

　　A. 体温正常　　　　　B. 腹胀消失

　　C. 肛门排气　　　　　D. 24～72小时后

　　E. 引流液体量少

38. 患者，女，71岁。胃癌根治术后第7天，咳嗽时突感腹部有崩裂声。检查发现切口全部裂开，见有小肠脱出。首先应该采取的措施是（　　）

　　A. 戴手套后将脱出肠管送回腹腔

　　B. 协助医生消毒肠管后送回腹腔

　　C. 戴手套就地消毒并还纳肠管，缝合切口

　　D. 用无菌盐水纱布覆盖，再用胶布固定

E. 用无菌盐水纱布覆盖加腹带包扎,送去手术室处理

39. 患者,女,35岁。发现右侧乳房肿物1月余,诊断为乳腺癌,需行乳腺癌根治术。护士在给患者进行健康指导时哪一项不正确(　　)

A. 如发热应延期手术

B. 将贵重物品取下,交家人保管

C. 术前用药

D. 嘱患者排尿

E. 来月经不影响手术

40. 患者,女,62岁。胃癌根治术,术后一般情况良好,护士要求患者早下地活动。下列哪项不是术后早期活动的优点(　　)

A. 减少血栓性静脉炎的发生

B. 减少伤口感染的机会

C. 减少肺部并发症

D. 防止腹胀、便秘

E. 促进排尿功能的恢复

41. 患者,男,64岁。肠梗阻手术后第7天,因多次右下肢静脉输液,并发血栓性静脉炎,其护理方法应禁忌的措施是(　　)

A. 局部硫酸镁湿热敷

B. 患肢抬高　　　　C. 局部按摩

D. 患肢制动　　　　E. 应用抗生素

42. 患者,男,55岁。因咳嗽、咳痰2个月,痰中带血丝,X线片提示中心型肺癌,在全麻下行肺癌根治术,手术过程顺利。麻醉未清醒时,该患者应安置(　　)

A. 平卧位,头偏向一侧

B. 侧卧位,头偏向一侧

C. 半卧位

D. 端坐位

E. 头高脚低位

A₃/A₄型题

(43、44题共用题干)

患者,男,55岁。半年来排便次数增多,时有便意,便形变细,粪便表面附有暗红色血液,体重明显减轻,食欲差,拟诊断直肠癌,准备手术治疗。

43. 该患者术前准备中,不恰当的一项是(　　)

A. 术前练习并掌握深呼吸运动

B. 术前训练胸式呼吸

C. 术前指导患者床上活动的方法

D. 术前3天口服肠道不吸收抗生素

E. 术前1天做好肠道准备

44. 该患者术日晨的护理内容不包括(　　)

A. 留置导尿管　　　　B. 放置胃管

C. 用温盐水洗胃　　　D. 遵医嘱术前给药

E. 取下活动的义齿

(45~47题共用题干)

患者,女,50岁。2年前开始出现腰部隐痛,1年前出现行走时右下肢疼痛难以忍受,在弯腰、咳嗽、排便等用力时疼痛加剧。诊断为腰椎间盘突出症,拟行腰椎间盘突出物摘除术。

45. 该患者应采取何种手术体位(　　)

A. 仰卧位　　　　B. 俯卧位

C. 侧卧位　　　　D. 颈仰卧位

E. 头低足高位

46. 该患者手术区切口消毒的范围是(　　)

A. 5~10cm　　　B. 5~15cm

C. 10~15cm　　　D. 15~20cm

E. 20~30cm

47. 该患者实施皮肤消毒过程中哪一项正确(　　)

A. 用0.25%安尔碘消毒皮肤2遍

B. 用0.5%安尔碘消毒皮肤2遍

C. 用0.5%安尔碘消毒皮肤1遍

D. 消毒方法是从四周向手术切口涂擦

E. 消毒棉球可以来回涂擦

(48~50题共用题干)

患者,男,32岁。突发上腹部刀割样疼痛10小时,腹肌强直,反跳痛,作好术前准备,剖腹探查,行十二指肠球部溃疡穿孔修补术,术后6小时内虽已排尿3次,但每次尿量少,约数毫升。

48. 该患者可能出现了(　　)

A. 尿频　　　　B. 尿潴留

C. 尿失禁　　　D. 尿路感染

E. 肾积水

49. 引起该患者现有问题的可能原因不包括(　　)

A. 麻醉的影响　　　B. 排尿反射抑制

C. 切口疼痛　　　　D. 不适应卧床体位

E. 补液量过多

50. 首选的护理措施是(　　)

A. 诱导排尿　　　　B. 减慢输液滴速

C. 控制液体入量　　D. 导尿

E. 肌内注射卡巴胆碱

(刘冬兰)

# 第8章 外科患者营养支持的护理

## 第1节 概　述

　　临床营养支持是指经口、肠道或肠外途径为患者提供较为全面营养的技术,包括肠内营养(EN)和肠外营养(PN),是外科应激患者的有效治疗手段之一。

### 一、营养不良的病因

1. 进食障碍　食管癌、幽门梗阻、肠梗阻等。
2. 营养消化吸收不良　如短肠综合征、消化吸收不良综合征等。
3. 高分解代谢状态　严重创伤、大面积烧伤、严重感染、大手术等。
4. 慢性消耗性疾病　消化道瘘、慢性失血、恶性肿瘤、长期腹泻等。

### 二、营养不良的临床表现

1. 消瘦　*比标准体重低15%以上,或短期内体重下降过快。
2. 贫血表现。
3. 低蛋白血症性水肿。
4. 其他　如皮肤干燥、毛发脱落、肌肉萎缩、乏力等。

### 三、营养评定

1. 健康史　重点了解:
   - (1)有无慢性消耗性疾病、手术创伤、感染病史。
   - (2)体重、食量的变化。
   - (3)有否呕吐、腹泻等症状。
   - (4)了解患者的饮食偏好。

2. 人体测量
   - (1)体重:应根据患者3~6个月体重变化加以判断,短期内体重下降过快应视为消瘦。
   - (2)体质指数(BMI):BMI=体重(kg)/身高(m)$^2$,正常参考值为18.5~24kg/m$^2$,大于24kg/m$^2$为超重,低于18.5kg/m$^2$为消瘦。
   - (3)三头肌皮褶厚度可作参考。

3. 其他状况　贫血、水肿等表现。

4. 实验室检查
   - (1)血清清蛋白:*低于35g/L。
   - (2)血清转铁蛋白:低于2g/L。
   - (3)血清淋巴细胞总数:低于1.5×10$^9$/L。
   - (4)24小时氮平衡测试:持续呈负氮平衡。
   - (5)免疫皮肤试验:显示皮肤反应低下。

### 四、营养不良的分类

1. 消瘦型营养不良　为蛋白质和能量摄入不足,肌肉组织和皮下脂肪减少,体重下降,但血清清蛋白指标基本正常。
2. 低蛋白型营养不良　主要表现为血清清蛋白、转铁蛋白指标下降,但体重基本正常。
3. 混合型营养不良　具有上述两种类型的临床特征。

## 第2节 外科患者营养支持的护理

**一、肠内营养**

**（一）概述** 肠内营养（EN）是指经消化道给予较全面的营养素,临床上常指经管饲提供肠内营养素。*凡胃肠有吸收功能,能耐受肠内营养制剂者,应首选肠内营养。

1. 适应证 { （1）胃肠吸收功能正常,但进食障碍、高分解代谢状态、慢性消耗性疾病、肝肾功能不全及糖不耐受的患者。
（2）肠外营养支持的患者在病情稳定后,可逐渐过渡到肠内营养。

2. 禁忌证 肠梗阻、消化道活动性出血、腹腔或肠道感染、严重腹泻或吸收不良、休克等。

3. 肠内营养制剂 { （1）非要素型制剂（整蛋白为主的制剂）,溶液渗透压为接近等渗,适用于胃肠消化吸收功能基本正常的患者。
（2）要素型制剂（氨基酸为主的制剂）,溶液渗透压为高渗（470～850mmmol/L）,不用消化可直接吸收,适用于消化吸收不良的患者。
（3）组件型制剂:以某种或某类型的营养素为主的肠内营养制剂,如蛋白质组件、脂肪组件、糖类组件等。
（4）疾病专用型制剂:针对不同疾病特征而设计的专用制剂。主要有糖尿病、肝病、肾病、肿瘤等专用制剂。高支链氨基酸配方适用于肝病患者,必需氨基酸配方适用于肾衰竭患者。

4. 肠内营养给予途径 { （1）鼻胃管或鼻肠管:适用于时间小于2周的患者。
（2）胃及空肠造瘘:适用于时间超过2周的患者。

5. 肠内营养的输注方式 { （1）一次性投给:每次200ml,每日6～8次。适应于长期家庭营养支持的患者。
（2）间隙性重力输注:每次250～400ml,每日4～6次。
（3）连续经泵输注:经12～24小时均匀输注。胃肠反应较轻,营养吸收较好,为临床上推荐的方式。

6. 主要并发症 { （1）鼻、口咽或食管的损伤。
（2）恶心、呕吐、腹泻等消化道症状。
（3）水、电解质、糖代谢等的异常。
（4）感染并发症与营养液误吸及污染有关,*营养液误吸引起的吸入性肺炎是最严重的并发症。

（二）护理评估 { 1. 健康史 近期或既往有否进食困难、高代谢疾病或胃肠手术病史。
2. 身体状况 有无腹痛、腹泻、腹膜炎体征;有无休克、脱水、水肿。
3. 辅助检查 了解各项血清蛋白指标、肝肾功能、免疫反应的状况。
4. 心理-社会状况 了解患者及家属对肠内营养支持的接受程度。

（三）常见护理诊断/问题 { 1. 有误吸的危险 与喂养管位置、管饲时体位、胃排空速度有关。
2. 有口咽、食管黏膜损伤的可能 与长时间留置喂养管有关。
3. 腹胀、腹泻 与肠内营养液的浓度、温度、输注速度、喂养管放置的位置及患者耐受性等有关。
4. 发生与肠内营养支持相关的感染。

（四）护理目标 { 1. 患者不发生误吸或降低其危险性。
2. 患者未发生黏膜、皮肤的损伤。
3. 在肠内营养支持期间,患者保持正常排便状态,不出现腹胀腹泻。
4. 未发生与肠内营养支持相关的感染。

（五）护理措施 { 1. 预防误吸 { （1）管道护理:①妥善固定,做好标记;②避免喂养管扭曲、压迫或拉脱;③输注前确定喂养管的位置是否恰当;④保持喂养管通畅,喂养前后、或连续输注4小时以上时,需用温开水或生理盐水20～30ml进行冲管,以保证通畅。

（五）护理措施

1. 预防误吸
   - （2）选择合适的体位：采用坐位或30°～45°的半卧位，持续30～60分钟，有助于防止营养液反流误吸。经鼻肠管或空肠造瘘者，可采用随意卧位。
   - （3）及时评估胃内残留量：若胃残留量超过100～150ml，应减慢或停止输注。
   - （4）输注过程中加强观察：*如患者出现呛咳、呼吸困难或咳出类似营养液的痰液时，可能为误吸，应及时处理。

2. 提高胃肠道耐受性
   - （1）加强观察，如患者出现腹胀腹泻、恶心呕吐时，应及时查明原因。如为乳糖不耐受，改为无乳糖配方的营养制剂。
   - （2）控制营养液总量，注意浓度、速度的调控，*温度保持在38～40℃。
   - （3）严格遵守无菌原则，防止配制及输注时营养液受污染，现配现用，暂时不用的置于4℃的专用冰箱保存，24小时用完，每日更换输注管。
   - （4）伴有低蛋白血症的患者，应及时补充血清蛋白或血浆。

3. 避免黏膜、皮肤损伤　选用材质细软的喂养管，每天用油膏涂擦与喂养管接触的鼻咽部黏膜；加强对造瘘口皮肤的保护。

4. 感染并发症的护理　发生吸入性肺炎或急性腹膜炎时应及时处理。

5. 定时监测血糖及水电解质变化，了解肝肾功能及评价营养支持的效果。

6. 指导患者及家属掌握居家喂养及喂养管的自我护理方法。

肠内营养输注时护理措施可以归纳为"一控二防三注意"。
一控是控制总量。二防是防污染、防误吸。三注意是输注时注意浓度由低到高，注意速度由慢到快，注意温度保持38～40℃。

二、肠外营养　肠外营养（PN）指通过静脉途径供给人体所需营养素的方法。当患者所需营养素全部由静脉途径提供时，称为全胃肠外营养（TPN）。

（一）适应证
1. 高分解代谢状态：如严重感染、大面积烧伤、创伤或大手术。
2. 胃肠道吸收功能障碍或胃肠道需要休息者。
3. 因疾病或治疗限制，不能经胃肠道摄食或摄入不足。
4. 需要改善营养状况的患者：如营养不良、手术前后的营养支持、放疗与化疗期间。

（二）禁忌证　严重水、电解质平衡失调；凝血功能异常；休克。

（三）营养素及制剂　目前PN强调糖与脂肪双能量来源。
1. 葡萄糖　*为主要供能物质，占全部能量的55%以上。成人对葡萄糖的日需量为100～150g。
2. 脂肪乳剂　提供的能量占总能量的20～30%，成人用量为1～2g/（kg·d）。
3. 复方氨基酸　每日氨基酸基础需要量为0.8～1.0g/（kg·d），应激状态下蛋白质分解增强，可以增加至1.2～1.5g/（kg·d）。可分为平衡型与特殊型两种，多数患者采用平衡氨基酸；有相关疾病者可采用特殊氨基酸配方，如肝病患者，采用含支链氨基酸较多而芳香氨基酸较少的配方；肾病患者，采用8种必需氨基酸较多，而非必需氨基酸较少的配方。
4. 电解质　需补充钾、钠、氯、钙、镁、磷等电解质。
5. 维生素　水溶性维生素体内无储备，禁食后即应补充；脂溶性维生素体内有一定的储备，短期禁食不致缺乏。
6. 微量元素　TPN超过2周时，应静脉补充微量元素。

（四）肠外营养液的输注途径及方法
1. 输注途径
   - （1）周围静脉：*适用于静脉营养时间在2周以内者，补充部分营养的患者。
   - （2）中心静脉：*时间大于2周的全肠外营养支持选用中心静脉途径。中心静脉插管常经锁骨下静脉或颈内静脉途径。

（四）肠外营养液
的输注途径
及方法
2. 方法
- （1）全营养混合液（TNA）：是将PN的各种营养素配剂于3L的塑料袋中形成的混合液，具有降低营养液的渗透压、减少污染、各种营养素能均匀输入等优点。
- （2）单瓶输注：不具备有TNA条件的情况下采用单瓶输注。

**营养支持"2周"的意义：**

肠内营养支持时间少于2周，使用鼻胃肠管或鼻肠管途径，而超过2周则用胃或肠造瘘。
肠外营养支持时间少于2周，使用周围血管途径输注，而大于2周则用中心静脉途径。
全肠外营养支持输注时间超过2周，必须补充脂溶性维生素及微量元素。

（五）常见护理
诊断/问题
1. 与静脉穿刺置管有关的主要并发症 *气胸、血管损伤、胸导管损伤、导管移位、空气栓塞、血栓性静脉炎。
2. 感染性并发症 穿刺部位感染、*导管脓毒症、*肠源性感染。
3. 代谢性并发症 体液失衡、电解质紊乱、*非酮性高渗性高血糖性昏迷、高脂血症、低血糖性休克等。

（六）护理措施
1. 合理输注 合理安排输液顺序及输注的速度，TNA输注不超过200ml/h。根据患者24小时液体出入量，合理补液，维持水、电解质与酸碱平衡。
2. 定期监测与评价 肠外营养最初3天需每天监测血清电解质、血糖水平，3天后如果血糖稳定，改为1～2次/周。每隔1～2周测血清清蛋白、转铁蛋白、前清蛋白、淋巴细胞计数等及肝肾功能测定（图8-1）。

中心静脉途径

周围静脉途径

静脉导管的护理：①严格无菌操作；②每天消毒更换敷料；③严密观察皮肤情况；④安善固定，防止导管移位；⑤专管专用，不能用于注药、抽血等；⑥防止导管堵塞。

3. 并发症的观察与护理
- （1）置管相关的并发症·与中心静脉插管或留置有关，包括*气胸、血管损伤、胸导管损伤、导管移位、空气栓塞。置管的并发症重在预防。
- （2）感染：①导管性脓毒症，与输入污染、插管外皮肤感染等有关，护理措施有加强导管的护理，严密观察患者局部与全身有否感染征，如怀疑有导管性脓毒症，应及时做细菌培养并进行抗菌治疗。②肠源性感染，与长期TPN时肠黏膜萎缩，屏障功能减退有关，所以，当患者胃肠功能恢复后，应尽早开始肠内营养。

图8-1 肠外营养支持的途径及导管的护理措施

- （3）糖代谢紊乱：①高血糖和高渗性非酮性昏迷，出现血糖升高、脱水、神志改变等，所以葡萄糖输入的浓度控制在5mg/（kg·min），必要时加用适量胰岛素降低血糖；②低血糖时出现面色苍白、四肢湿冷等症状，应及时补充葡萄糖。
- （4）肝功能异常：主要与葡萄糖超负荷引起的肝脂肪变有关。
- （5）血栓性静脉炎：多发生于周围静脉外营养支持，可采用热敷理疗、更换穿刺部位等处理。

4. 健康教育
- （1）告知患者及家属有关PN的知识。
- （2）尽早经口进食或肠内营养。
- （3）为出院患者提供饮食营养指导及制订饮食计划。

要点回顾

1. 营养不良的主要病因有哪些?
2. 如何选择不同类型的肠内营养制剂?
3. 肠外营养素包括哪几类?
4. 肠外营养输注途径有哪些?
5. 肠外营养有何常见并发症?

## 模拟试题栏——识破命题思路,提升应试能力

### 一、专业实务

**A₁型题**

1. 下列关于外科营养支持的叙述,正确的是(　　)
   A. 高支链氨基酸配方适用于肾衰竭患者
   B. 首选肠内营养支持
   C. 经鼻肠管进行肠内营养支持时较易发生误吸
   D. 要素饮食是有渣饮食
   E. 葡萄糖、氨基酸和脂肪乳最好分别单独输注

2. 成人每天蛋白质的需要量是(　　)
   A. 0.5～1.0g/kg　　　　B. 1.0～1.5g/kg
   C. 1.5～2.0g/kg　　　　D. 2.0～2.5g/kg
   E. 2.5～3.0g/kg

3. 下列哪种疾病的患者可考虑进行肠内营养(　　)
   A. 消化道活动性出血　　B. 急性肠梗阻
   C. 休克　　　　　　　　D. 食管癌晚期
   E. 严重腹泻

4. 判断机体肥胖最常用、最简便的指标是(　　)
   A. 体重　　　　　　　　B. 血脂
   C. 三头肌皮褶厚度　　　D. BMI
   E. 实际体重与理想体重之比

**A₂型题**

5. 患者,男,54岁。因疾病需肠内营养支持,灌注时,喂养液适宜的温度是(　　)
   A. 18℃　　　　　　　　B. 28℃
   C. 38℃　　　　　　　　D. 48℃
   E. 58℃

6. 患者,男,50岁。行肠外营养支持,其中葡萄糖输注速度最多不超过每分钟(　　)
   A. 2mg/kg　　　　　　　B. 3mg/kg
   C. 4mg/kg　　　　　　　D. 5mg/kg
   E. 6mg/kg

7. 患者,男,35岁。身高1.70m,体重75kg,根据体质指数判断其为(　　)
   A. 正常　　　　　　　　B. 轻度营养不良
   C. 中度营养不良　　　　D. 重度营养不良

E. 超重

8. 患者,女,45岁。体检显示体重60kg,身高161cm,由此可判断他的营养状况属于(　　)
   A. 肥胖　　　　　　　　B. 消瘦
   C. 超重　　　　　　　　D. 正常
   E. 严重肥胖

9. 患者,女,67岁。因食管癌收入院,可以帮助护士判断是否营养不良的依据是(　　)
   A. 三个月内体重下降超过5%
   B. 一年内体重下降超过5kg
   C. 一年内体重下降5%
   D. 血清白蛋白40g/L
   E. 体质指数高于正常值范围

10. 患者,男,65岁。食管癌晚期,行空肠造瘘后行肠内营养,其喂养液配制后必须在多长时间内用完(　　)
    A. 8小时　　　　　　　B. 12小时
    C. 16小时　　　　　　D. 24小时
    E. 36小时

**A₃/A₄型题**

(11～13题共用题干)

患者,女,46岁。消化性溃疡伴幽门梗阻,近1年来上腹部饱胀,呕隔宿酸臭食物,消瘦,近日症状加重,不能饮食、全身营养状况差而住院。

11. 该患者的最佳营养支持方式为(　　)
    A. 单瓶营养液化经鼻胃管滴注
    B. 经鼻饲管分次推注营养液
    C. 经中心静脉输注营养液
    D. 经鼻肠管分次灌注营养液
    E. 经肠内营养泵连续滴注营养液

12. 该患者可能发生的并发症不包括(　　)
    A. 气胸　　　　　　　　B. 低血糖
    C. 导管性脓毒症　　　　D. 高血糖昏迷
    E. 吸入性肺炎

13. 为预防上述并发症,下列不妥的是(　　)

A. 每日消毒静脉穿刺部位

B. 观察穿刺部位有无感染迹象

C. 用透明胶布贴封导管穿刺处

D. 尽量避免经导管抽血或输血

E. 经静脉营养导管输入血制品

## 二、实践能力

A₁型题

14. 不属于全胃肠外营养的并发症是(　　)

　　A. 气胸　　　　　　B. 血胸

　　C. 胸腔积液　　　　D. 高血糖症

　　E. 肠道感染

15. 不属于肠内营养的并发症是(　　)

　　A. 吸入性肺炎　　　B. 高血糖

　　C. 导管性脓毒症　　D. 肠道功能紊乱

　　E. 高渗性非酮性昏迷

16. 肠外营养支持不适用于(　　)

　　A. 胃肠道瘘　　　　B. 重大手术后

　　C. 大面积烧伤　　　D. 急性重症胰腺炎

　　E. 凝血功能障碍

17. 肠内营养时,如采取分次输注,两次间至少应间隔
(　　)

　　A. 1小时　　　　　B. 2小时

　　C. 3小时　　　　　D. 4小时

　　E. 5小时

18. 肠内营养时,胃内残留量超过多少,应暂停输入
(　　)

　　A. 50ml　　　　　B. 80ml

　　C. 100ml　　　　　D. 200ml

　　E. 300ml

A₂型题

19. 患者,女,65岁。采用鼻胃管肠内营养支持,鼻饲
过程中突然出现呛咳,呼吸急促,咳出类似营养液
的痰液,应首先考虑为(　　)

　　A. 心梗发作　　　　B. 鼻饲液误吸

　　C. 急性肺水肿　　　D. 心力衰竭

　　E. 精神过度紧张

20. 患者,男,43岁。体重50kg,胃癌根治术后行肠外
营养支持,某日在快速输入10%葡萄糖后主诉口
渴,随之意识模糊,该患者可能出现的并发症为
(　　)

　　A. 吸入性肺炎　　　B. 高血糖

　　C. 气胸　　　　　　D. 并发脑血管意外

　　E. 脂肪超载综合征

21. 患者,男,47岁。行胃次全切除术后发生了十二指
残端瘘,需肠外营养支持,应选择周围静脉还是中
心静脉,主要取决于(　　)

　　A. 患者的营养状况　B. 病房的护理条件

　　C. 患者的意愿　　　D. 患者的经济条件

　　E. 肠外营养的需要量和时间

A₃/A₄型题

(22~24题共用题干)

　　患者,男,36岁。暴饮暴食后突发腹痛,疼痛呈持
续性并阵发加重,伴呕吐,体温升高,被诊为急性坏死
性胰腺炎,急诊行手术治疗。

22. 该患者术后第2天营养供给应采取(　　)

　　A. 普食　　　　　　B. 管饲流食

　　C. 要素饮食　　　　D. 部分胃肠外营养

　　E. 完全胃肠外营养

23. 术后第5天患者体温降至正常后又升高至39.5℃,
精神不振,寒战,无腹痛腹胀,伤口引流液少,应警
惕其可能发生了(　　)

　　A. 空气栓塞　　　　B. 低血糖症

　　C. 高血糖症　　　　D. 导管脓毒症

　　E. 急性胰腺炎加重

24. 给此患者静脉输注20%脂肪乳剂250ml需要
(　　)

　　A. 1~1.5小时　　　B. 2~2.5小时

　　C. 3~3.5小时　　　D. 4~5小时

　　E. 6小时以上

(蔡　烯)

# 第9章 外科感染患者的护理

## 第1节 概 述

外科感染是指需要外科手术处理的感染,以及与手术、损伤、介入性诊疗操作等有关的感染。

### 一、常见致病菌

1. **葡萄球菌** 以金黄色葡萄球菌致病力最强。
2. **链球菌** 以溶血性链球菌最多见。
3. **大肠杆菌** 存在于肠道内,对维生素K的合成有重大作用。
4. **铜绿假单胞菌** 多见于大面积烧伤时创面感染。

### 二、分类

1. 按致病菌种类和病变性质分类
   - (1)非特异性感染:又称化脓性感染或一般性感染,占外科感染的大多数,常见致病菌有金黄色葡萄球菌。
   - (2)特异性感染:是指由一些特异性病原体引起的感染,如结核杆菌引起的结核、*破伤风梭菌引起的破伤风。

2. 按病变进程分类
   - (1)急性感染:*病程多在3周以内。
   - (2)慢性感染:*病程持续超过2个月的感染。
   - (3)亚急性感染:病程介于3周和2个月之间的感染。

小3急、大2慢:即小于3周为急性感染,大于2个月为慢性感染。

### 三、病理生理 感染的转归有3种。

1. **炎症局限** 当人体抵抗力占优势、治疗及时或有效,炎症即被局限、吸收消散或在局部形成脓肿。
2. **炎症扩散** 致病菌毒力强、数量多、机体抵抗力弱时,感染扩散,导致全身感染。
3. **转为慢性感染。**

### 四、临床表现

1. **局部表现** 红、肿、热、痛、功能障碍是非特异性感染的典型症状。
2. **全身表现** 若感染扩散,可出现寒战、发热、头痛、食欲减退等全身表现,严重者导致脓毒血症。
3. **特异性表现** 如破伤风患者可表现为肌肉强直性收缩、阵发性痉挛。

### 五、辅助检查

1. **实验室检查** 有全身症状者,白细胞计数、中性粒细胞计数增高。当白细胞计数低于$4\times10^9$/L,提示感染严重。
2. **细菌培养** 必要时可重复培养。

### 六、治疗要点

1. 局部治疗
   - (1)非手术治疗
     - 1)*感染部位限制活动;肢体感染者,抬高患肢。
     - 2)物理治疗:炎症早期可以采用局部热敷或采用超短波、红外线照射等物理疗法。
   - (2)手术治疗:*脓肿形成后应及时切开引流,使脓液排出(图9-1)。

疖:脓肿形成切开引流

危险三角区严禁挤压

颈部蜂窝织炎尽早切开减压

脓性指头炎出现搏动性跳痛切开减压

小而深的刺伤注意防止破伤风感染

●● 图9-1 各部位外科感染的处理要点 ●●

2. 全身治疗 {(1)抗生素治疗:合理、正确使用抗生素,严格掌握适应证。
(2)对症治疗:加强支持和对症处理。

## 第 2 节　浅表软组织化脓性感染患者的护理

一、疖

1. 定义　*单个毛囊及其所属皮脂腺的急性化脓性感染。

2. 病因　*多由金黄色葡萄球菌引起,常发生在毛囊和皮脂腺丰富的部位。

3. 临床表现 {(1)初起局部出现红、肿、热、痛的小结节,渐增大,出现黄白色小脓点,脓点破溃,脓液流出,炎症逐渐愈合。
(2)*面部"危险三角区"部位的疖,如挤压可引起化脓性海绵状静脉窦炎,严重者可危及生命。

4. 治疗要点 {(1)局部用碘酊,也可用热敷或物理疗法,或外敷鱼石脂软膏或中草药。
(2)*面部"危险三角区"部位的疖严禁挤压。
(3)脓肿形成者切开引流。

二、痈

1. 定义　*多个相邻毛囊及其所属皮脂腺或汗腺的急性化脓性感染。

2. 病因　*多由金黄色葡萄球菌引起,常发生在颈背部。

3. 临床表现 {(1)局部红肿浸润,略隆起,质地坚韧,边界不清,中央部有多个脓点,破溃后呈蜂窝状,患者可有全身症状。
(2)★唇痈易引起全身性感染。

4. 治疗要点　加强营养,应用抗生素;局部治疗,脓肿形成者切开排脓;唇痈禁忌切开。

三、急性蜂窝织炎

1. 定义　*皮下、筋膜下或深部疏松结缔组织的急性弥漫性化脓性感染。

2. 病因　致病菌主要为溶血性链球菌。

3. 临床表现 {(1)表浅的急性蜂窝织炎局部症状明显,深部的急性蜂窝织炎全身症状明显。
(2)*口底、颌下及颈部的急性蜂窝织炎,可发生喉头水肿和压迫气管,引起呼吸困难,甚至窒息。

4. 治疗要点 {(1)休息,局部理疗,肢体抬高制动,全身应用抗生素。
(2)脓肿形成后切开引流。
(3)*对厌氧菌感染者,用3%过氧化氢溶液冲洗伤口和湿敷。
(4)*口底、颌下的急性蜂窝织炎应尽早切开减压,以防喉头水肿、窒息死亡。

四、急性淋巴管炎和急性淋巴结炎

1. 定义　多继发于其他急性感染病灶,细菌从原发病灶进入淋巴管,引起淋巴管炎,再扩散到淋巴结,引起淋巴结炎。

2. 病因 {(1)浅部急性淋巴管炎在皮下结缔组织层内沿集合淋巴管蔓延。
(2)浅部急性淋巴结炎发生部位为颈部、腋窝和腹股沟,亦可在肘内侧或腘窝部。
(3)致病菌常为乙型溶血性链球菌、金黄色葡萄球菌等。

3. 临床表现 {(1)*网状淋巴管炎:即为丹毒,好发于面部、小腿,局部皮肤颜色鲜红,边界清楚并略隆起,体温可达39～40℃。
(2)管状淋巴管炎:分浅、深两种。{1)浅层急性淋巴管炎:*病灶表面出现一条或多条"红线",硬而有压痛。
2)深层急性淋巴管炎:不出现红线,但患肢肿胀、压痛。
(3)急性淋巴结炎:可有淋巴结肿大、压痛,严重者有全身症状。

4. 治疗要点 {(1)丹毒 {1)*具有传染性,应予以接触隔离。
2)患者应休息,局部硫酸镁湿敷,全身应用足量抗生素。
(2)急性淋巴管炎和淋巴结炎 {1)应用抗生素,抬高患肢,热敷、理疗。
2)急性淋巴结炎脓肿形成应切开引流。

# 第3节 手部急性化脓性感染患者的护理

## 一、概述

1. 临床常见的手部急性化脓性感染包括甲沟炎、指头炎、腱鞘炎、滑囊炎和掌深间隙感染。
2. 多由于手部轻微外伤,如擦伤、刺伤、切割伤、剪指甲过深或逆剥皮刺等引起。
3. 主要致病菌为皮肤表面的金黄色葡萄球菌。

## 二、甲沟炎和指头炎

1. 定义　甲沟炎是指甲沟或其周围组织的感染。指头炎是末节手指掌面皮下组织的化脓性感染。

2. 病因 { (1)甲沟炎多因手指的轻微外伤,如刺伤、剪指甲过深或逆剥皮刺等引起。
(2)指头炎可由甲沟炎扩展、蔓延所致,也可发生于指尖或手指末节皮肤受伤后。

3. 临床表现 { (1)甲沟炎:初期局部红、肿、痛,无全身症状,有的可自行或经过治疗后消退,有的迅速化脓形成脓肿。*若不及时切开引流可形成甲下脓肿或指头炎,严重者可发展为慢性甲沟炎或指骨骨髓炎。
(2)指头炎:早期指头轻度肿胀、发红、刺痛。继之指头肿胀加重、剧烈跳痛,肢体下垂时更明显,多伴有全身症状。*若不及时切开,常可引起指骨缺血性坏死,形成慢性骨髓炎,伤口经久不愈。

4. 辅助检查 { (1)实验室检查:血常规检查示白细胞计数及中性粒细胞增加。
(2)X线检查:可明确感染手指有无指骨坏死。

5. 治疗要点 { (1)甲沟炎:局部热敷、理疗、脓肿形成者切开引流,必要时拔除指甲。
(2)指头炎:　*一旦出现指头明显肿胀和跳痛应及时切开引流。
(3)根据病情酌情使用抗生素。

6. 护理诊断/问题 { (1)疼痛:与炎症刺激、局部组织肿胀,压迫神经有关。
(2)体温过高:与细菌感染有关。
(3)潜在并发症:指骨坏死。

7. 护理措施 { (1)疼痛缓解:*患肢制动并抬高,以促进静脉和淋巴回流。
(2)控制感染 { 1)严密观察体温变化,必要时行物理降温。
2)行脓肿切开引流者,保持脓腔引流通畅,观察引流液性状、颜色、量的变化。
3)遵医嘱合理应用抗生素。
(3)观察和预防指骨坏死:密切观察患肢的局部症状,注意有无指头剧烈疼痛突然减轻,皮肤由红转白等指骨坏死征象。

8. 健康指导 { (1)保持手部清洁,剪指甲不宜过短。
(2)加强劳动保护,预防手损伤。
(3)重视手部的任何微小损伤,以防发生感染。
(4)手部轻度感染时应尽早就诊。

## 三、急性化脓性腱鞘炎、滑囊炎和掌深间隙感染

1. 概述　化脓性腱鞘炎、滑囊炎和手掌深部间隙感染均为手掌深部的化脓性感染。
2. 病因　多因手指掌面的刺伤或邻近组织的感染蔓延所致。

3. 临床表现 { (1)局部表现 { 1)化脓性腱鞘炎:患肢肿胀、疼痛,尤以中、近指为甚。
2)化脓性滑囊炎:拇指肿胀、微屈、不能外展和伸直。
3)掌深间隙感染:包括掌中间隙感染和大小鱼际感染。
(2)全身症状:如寒战、发热、脉搏加快和全身不适等。

4. 辅助检查 { (1)血常规检查:白细胞计数及中性粒细胞比例增加。
(2)超声波检查:手掌的超声波显示肿胀腱鞘和积存的液体。

5. 治疗要点 {
（1）早期局部外敷、理疗,患肢抬高。
（2）感染严重者,尽早切开引流。
（3）应用有效抗生素。
}

6. 护理诊断/问题 {
（1）疼痛:与炎症刺激、局部肿胀致神经纤维受压有关。
（2）体温过高:与细菌感染有关。
（3）潜在并发症:肌腱坏死、手功能障碍。
}

7. 护理措施 {
（1）密切观察患手的局部症状:观察患手的局部肿胀、疼痛和肤色有无改变。
（2）局部功能锻炼:根据情况指导患者进行按摩、理疗和手功能锻炼,防止肌肉萎缩、肌腱粘连、关节僵硬等。
}

8. 健康指导 {
（1）保持手部清洁,重视手部的任何微小损伤。
（2）如有损伤,局部应用碘酊消毒,无菌纱布包扎,以防感染。
（3）手部轻度感染时应及早就诊。
}

# 第 4 节　全身化脓性感染患者的护理

全身性感染包括脓毒症和菌血症。脓毒症是指有全身炎症反应表现的外科感染的总称。如果细菌侵入血液循环,血培养检出病原菌,称为菌血症。

1. 病因　常继发于严重创伤后感染或各种化脓性感染;感染的发生与致病菌的数量、毒力和机体抵抗力下降有关。

2. 临床表现 {
（1）突然寒战、高热,体温高达40～41℃,老年人或体弱者可体温不升。
（2）头痛、头晕、恶心、呕吐、腹胀、腹泻、面色苍白、神志淡漠、谵妄甚至昏迷。
（3）心率加快、脉搏细速、呼吸急促或困难。
（4）肝脾可肿大,严重者出现黄疸或瘀斑。
}

3. 辅助检查 {
（1）实验室检查:白细胞计数及中性粒细胞比例增加。寒战、发热时采血进行细菌或真菌培养,可发现致病菌,并进行药物敏感试验。
（2）X线、B超、CT检查有助于原发病灶判断。
}

4. 治疗要点　采取综合治疗措施,重点处理原发感染病灶。 {
（1）及时彻底处理原发病灶。
（2）应用抗菌药物。
（3）支持疗法。
}

5. 护理诊断/问题 {
（1）体温过高:与致病菌、坏死组织和炎症介质作用有关。
（2）营养失调:低于机体需要量,与机体分解代谢升高有关。
（3）潜在并发症:感染性休克、水电解质代谢紊乱。
}

6. 护理措施 {
（1）控制感染,维持正常体温 {
1）观察体温、脉搏的变化及原发病灶的处理效果。
2）遵医嘱及时、准确应用抗菌药物,观察药物疗效及不良反应。
3）高热患者给予物理降温,及时补充体液。
4）加强静脉留置导管的护理。
}
（2）营养支持:给予高热量、高蛋白、富含维生素、易消化的饮食,鼓励患者多饮水。
（3）并发症的观察与防治 {
1）感染性休克:密切观察病情,有无休克早期征象,及时报告医生。
2）水电解质代谢紊乱:注意观察患者有无缺水表现,定期监测患者血电解质变化。
}
}

7. 健康指导 {
（1）注意劳动保护,避免损伤。注意卫生,防止感染发生。
（2）有感染病灶时及时处理,防止感染进一步发展。
（3）加强营养、体育锻炼,增强机体抵抗力。
}

## 第5节 特异性感染患者的护理

一、破伤风

1. 概述 破伤风是由破伤风梭菌侵入人体伤口，生长繁殖，产生毒素而引起的急性特异性感染。

2. 病因 {
(1)病原菌:破伤风梭菌,是一种革兰染色阳性厌氧芽胞菌。
(2)*致病条件:病原菌侵入伤口、无氧环境、患者抵抗力低下。
}

3. 病理生理 *痉挛毒素与溶血毒素,是导致破伤风病理生理改变的因素。其中痉挛毒素是引起临床症状的主要毒素。

4. 临床表现 {
(1)潜伏期:*平均为6~12天,最短24小时,潜伏期越短,预后越差。
(2)前驱期:常持续12~24小时。
(3)*发作期 {
1)典型表现:全身肌肉强直性收缩,阵发性痉挛。
2)最早受累肌群:咀嚼肌。
3)早期表现为咀嚼不便、张口困难;之后相继出现牙关紧闭、"苦笑面容"、颈项强直、角弓反张、握拳屈肘屈膝,甚至呼吸困难。
4)患者神志清醒,一般无高热。
5)病程一般为3~4周。
}
}

5. 辅助检查 {
(1)血常规检查:合并肺部感染时,白细胞计数升高,中性粒细胞比例升高。
(2)生化检查:破伤风发作期可发生水电解质和酸碱平衡紊乱。
(3)渗出物检查:伤口渗出物涂片检查可发现破伤风梭菌。
}

6. 预防与治疗 {
(1)预防:关键是创伤后早期彻底清创。伤后注射破伤风抗毒素(TAT)是有效方法,成人与儿童剂量相同。
(2)治疗 {
1)*清除毒素来源:彻底清创,敞开伤口,用3%过氧化氢溶液或1:5000高锰酸钾溶液冲洗伤口。
2)*中和游离毒素:使用破伤风抗毒素(TAT)。
3)*控制和解除痉挛:是治疗的关键环节,用镇静、解痉药物,如冬眠Ⅰ号。
}
}

7. 护理诊断/问题 {
(1)恐惧:与病情危急、反复发作,担心预后有关。
(2)有受伤的危险:与肌肉强直痉挛有关。
(3)营养失调:低于机体需要量,与摄入不足,能量消耗增加有关。
(4)潜在并发症:*窒息、肺部感染、心力衰竭。
}

8. 护理措施 {
(1)一般护理 {
1)*隔离护理:住单人隔离病房,专人护理。接触患者穿隔离衣、戴口罩、帽子、手套,身体有伤口者不能进入病室工作。
2)*减少一切刺激:谢绝探视,保持安静,避光。
3)*治疗、护理操作尽量集中:可在使用镇静药后30分钟内进行。
4)安全保护:防止痉挛时坠床、舌咬伤、骨折等。
5)饮食与营养:高维生素、高热量、高蛋白、易消化饮食。必要时鼻饲或肠外营养。
}
(2)保持呼吸道通畅:对病情较重者,应早做气管切开,及时排除呼吸道分泌物。
(3)应用抗生素:遵医嘱使用青霉素,可抑制破伤风梭菌,又能控制其他需氧菌感染。
}

9. 健康指导 {
(1)宣传破伤风的发病原因和预防知识,注意劳动保护,预防开放性损伤。
(2)受伤后须及时就诊、正确处理伤口。
}

二、气性坏疽 气性坏疽是由梭状芽胞杆菌引起的一种以肌坏死或肌炎为特征的急性特异性感染。

1. 病因 致病菌为革兰染色阳性的厌氧梭状芽胞杆菌,主要是产气荚膜梭菌、水肿杆菌、腐败杆菌等。常为多种致病菌的混合感染。致病条件:细菌侵入伤口、厌氧环境、机体抵抗力低下。

2. 病理生理 致病因素主要是外毒素和酶,使组织细胞坏死、渗出,产生严重水肿和恶臭的硫化氢气体等。

3. 临床表现　病情发展迅速,潜伏期1～4日,最短6～8小时。
 (1)局部表现
  1)患处呈胀裂样剧痛,常为最早出现的症状。
  2)患处明显肿胀,且进行性加剧,压痛剧烈。
  3)伤口周围皮肤水肿、苍白、紧张、发亮,随后转为紫红、紫黑。
  4)按压伤口周围可有捻发感,伤口内可流出浆液性或血性液体,伴有恶臭。
  5)伤口内肌肉坏死,呈暗红色或土灰色,失去弹性,切割时不收缩也不出血。
 (2)全身表现:高热、脉速、呼吸急促、烦躁不安或表情淡漠、出冷汗、贫血等中毒症状,不及时控制可发展为休克。

4. 辅助检查
 (1)实验室检查
  1)血常规检查:多有血红蛋白迅速下降、白细胞计数升高。
  2)血生化检查:严重患者可出现电解质及酸碱平衡失调改变。
  3)细菌学检查:伤口内渗出物涂片可检出粗大的革兰染色阳性梭菌,应同时行渗出物细菌培养。
 (2)X线检查:常显示伤口肌群间有气体。

5. 治疗要点　立即采取措施挽救患者生命,减少组织坏死,降低截肢率。
 (1)彻底清创:在积极抗休克和防治严重并发症的同时行清创术。
 (2)应用抗菌药物:首选大剂量青霉素,用量应≥1000万单位/日;大环内酯类和硝咪唑类也有一定疗效。
 (3)高压氧治疗:可提高组织和血液含氧量,破坏致病菌生长繁殖的环境,提高治愈率,降低伤残率。
 (4)全身支持疗法:包括输液、少量多次输注新鲜全血、输注血浆和人体白蛋白、肠内或肠外营养支持等。

6. 护理诊断/问题
 (1)疼痛:与组织肿胀有关。
 (2)体温过高:与感染、组织坏死、毒素吸收有关。
 (3)组织完整性受损:与感染和坏死有关。
 (4)焦虑/恐惧:与失去部分组织或肢体有关。
 (5)潜在并发症:感染性休克。

7. 护理措施
 (1)心理护理:做好有关的说服和安慰工作,给予必要的感情支持和精神鼓励,使其能以积极的心态配合治疗和护理。
 (2)消毒隔离:同破伤风。
 (3)观察病情:密切观察生命体征、意识、尿量、记录液体出入量,注意有无感染性休克征象;观察患处疼痛、伤口渗出及周围皮肤颜色、伤处肿胀等情况。
 (4)配合治疗:在抗休克的同时做好清创术前准备;3%过氧化氢溶液或1:5 000高锰酸钾溶液冲洗和湿敷伤口;遵医嘱使用抗菌药物,并观察药物的不良反应;指导患者到高压氧舱接受高压氧治疗,并观察疗效。

8. 健康指导　指导人们加强劳动保护,避免受伤;受伤后应及时正确处理伤口。对康复期患者,应协助拟定功能锻炼计划、假肢使用等,使其尽快适应身体状况的改变。

**要点回顾**

 1. 非特异性感染和特异性感染常见的致病菌有哪些? 急、慢性感染的时间介定点和感染患者的处理要点有哪些?

 2. 疖、痈、蜂窝织炎的定义是什么? 影响生命的特殊部位感染有哪些? 处理原则是什么?

 3. 甲沟炎和指头炎的临床特点和处理原则是什么?

 4. 破伤风的致病条件是什么? 病理生理改变是什么? 破伤风的潜伏期及发作期的临床表现是什么?

 5. 破伤风的治疗原则及护理要点是什么?

## 模拟试题栏——识破命题思路,提升应试能力

**一、专业务实**

A₁型题

1. 下列情况叙述正确的是( )
   A. 金黄色葡萄球菌感染炎症易于扩散
   B. 溶血性链球菌感染炎症易于局限
   C. 大肠杆菌常与其他厌氧菌一起混合感染
   D. 铜绿假单胞菌对大多数抗菌药物敏感
   E. 脆弱拟杆菌是革兰染色阳性厌氧性芽胞菌

2. 口底、颌下及颈部蜂窝织炎的最严重后果是( )
   A. 全身性感染　　B. 发热
   C. 呼吸困难、窒息　D. 吞咽困难
   E. 化脓性海绵状静脉窦炎

3. 关于甲沟炎的叙述,不正确的是( )
   A. 发病初期患者都有体温升高
   B. 可发展为慢性甲沟炎
   C. 可形成甲下脓肿
   D. 可发展成指头炎
   E. 多因局部皮肤破损所致

4. 破伤风患者最早的临床表现常是( )
   A. 张口不便　　B. 牙关紧闭
   C. 角弓反张　　D. 苦笑面容
   E. 手足抽搐

5. 导致破伤风患者死亡的主要原因是( )
   A. 脓毒症　　B. 脱水
   C. 代谢性酸中毒　D. 窒息
   E. 肺水肿

A₂型题

6. 患者,女,38岁。因患急性蜂窝织炎,应用抗生素治疗,选择抗生素最理想的依据是( )
   A. 感染发生部位　B. 感染的严重程度
   C. 药物敏感试验结果　D. 患者的抵抗力
   E. 病菌的类型

7. 患者,男,30岁。因农田劳作被泥土中的碎玻璃刺伤足底,未经处理,两天后出现张口困难等症状,初步诊断为破伤风。医护人员对患者处理伤口后,换下的敷料应( )
   A. 统一填埋　　B. 高压灭菌
   C. 集中焚烧　　D. 日光曝晒
   E. 浸泡消毒

8. 患者,男,62岁。因颈部蜂窝织炎入院。患者颈部肿胀明显,观察中应特别注意( )

A. 体温　　B. 呼吸
C. 血压　　D. 吞咽
E. 神志

9. 患者,女,26岁。产后1周出现体温升高、右侧乳房疼痛、局部红肿、有波动感,最主要的处理措施是( )
   A. 托起患侧乳房　B. 33%硫酸镁湿敷
   C. 局部物理疗法　D. 及时切开引流
   E. 全身应用抗生素

10. 患者,男,26岁。因切割伤急诊入院治疗。应采取下列哪项措施预防破伤风的发生( )
    A. 注射破伤风类毒素0.5ml
    B. 注射破伤风毒素0.5ml
    C. 注射破伤风抗毒素1500U
    D. 注射人体破伤风免疫球蛋白1500U
    E. 注射破伤风类毒素0.5ml+抗毒素1500U

11. 患儿,男,9岁。右臀部肌内注射后疼痛、肿胀6天,伴有高热、头痛、乏力、纳差,疑有深部脓肿,其诊断依据最可靠的是( )
    A. 局部红肿　　B. 波动感
    C. 穿刺抽得脓液　D. 患肢功能障碍
    E. 血白细胞计数升高

12. 患儿,女,8岁。手指刀割伤2小时,预防性注射破伤风抗毒素其剂量为( )
    A. 成人剂量1/4　B. 成人剂量的1/2
    C. 与成人剂量相同　D. 根据年龄计算
    E. 根据体重计算

13. 患者,男,19岁。因鼻旁小疖肿挤压后,出现头痛、寒战、高热、昏迷、眼部红肿,首先应考虑( )
    A. 败血症　　B. 脓血症
    C. 颅内海绵状静脉窦炎
    D. 毒血症　　E. 脓毒败血症

14. 患者,男,58岁。患有唇痈,起病5天,今晨起出现寒战、发热、头痛、食欲减退,血白细胞14×10⁹/L,中性粒细胞85%,护理评估中应特别注意的是( )
    A. 面部蜂窝织炎　B. 颅内海绵状静脉窦炎
    C. 脑脓肿　　D. 化脓性脑膜炎
    E. 脓毒症

15. 患者,女,36岁。左下肢开水烫伤后5日,发现包扎敷料上有绿色脓液,应考虑( )
    A. 铜绿假单胞菌感染

B. 厌氧菌感染　　　C. 真菌感染

D. 大肠杆菌感染　　E. 金黄色葡萄球菌感染

16. 患者,男,20岁。诊断为左手拇指脓性指头炎,切开引流的方法正确的是(　　)

A. 沿着拇指环形切开

B. 沿着拇指两侧横行切开

C. 沿着拇指两侧纵行切开

D. 在拇指腹侧纵行切开

E. 在拇指背侧纵行切开

17. 患者,男,68岁。因慢性支气管炎,长期使用青霉素或阿莫西林治疗,一直出现发热现象。血常规检查:白细胞升高,中性粒细胞比例增高。患者可能是(　　)

A. 条件感染

B. 多种致病微生物引起的感染

C. 特殊厌氧菌引起的感染

D. 二重感染

E. 院内感染

18. 患者,男,62岁。颈部蜂窝织炎,颈部肿胀明显,观察中应特别注意(　　)

A. 体温　　　　　B. 呼吸

C. 血压　　　　　D. 吞咽

E. 神志

19. 患儿,男,8岁。右臀部注射后疼痛,肿胀5天,伴畏寒、发热,全身不适,考虑为右臀部脓肿。下列哪项可帮助诊断(　　)

A. 局部肿胀严重　　B. 局部压痛明显

C. 穿刺抽出脓液　　D. 白细胞明显升高

E. 血培养阳性

20. 患者,男,46岁。因足底刺伤后出现全身肌肉强直性收缩,阵发性痉挛,诊断为破伤风。请问导致破伤风的常见致病菌是(　　)

A. 革兰染色阳性厌氧芽胞梭菌

B. 铜绿假单胞菌

C. 革兰染色阴性厌氧芽胞杆菌

D. 溶血性链球菌

E. 真菌感染

$A_3/A_4$型题

(21～23题共用题干)

患者,男,38岁。8天前在劳动时,左足底被玻璃刺伤,在当地卫生院给予简单清创处理,伤口一直有脓液流出,伴发热,昨起感全身无力,今日出现张口困难,四肢抽搐,诊断为破伤风。

21. 破伤风的潜伏期一般为(　　)

A. 24小时　　　　B. 3～5天

C. 6～12天　　　　D. 1～24小时

E. 6～12月

22. 破伤风属于(　　)

A. 败血症　　　　　B. 毒血症

C. 菌血症　　　　　D. 脓血症

E. 脓毒血症

23. 破伤风最早发生强直性痉挛的肌群是(　　)

A. 面肌　　　　　　B. 咀嚼肌

C. 颈项肌　　　　　D. 背腹肌

E. 膈肌

(24～27题共用题干)

患者,女,35岁。4天前不慎刺伤中指末节指腹,当时仅有少量出血,未予特殊处理。前一日发现手指明显肿胀、皮肤苍白,自感有搏动性跳痛,尤以夜间为甚,全身不适。考虑该患者为化脓性指头炎。

24. 对患者的首要处理措施是(　　)

A. 鱼石脂软膏敷贴指头

B. 拔除指甲　　　C. 脓肿切开引流

D. 应用抗生素　　E. 局部热敷和理疗

25. 若不及时处理,患者则容易发生(　　)

A. 指骨坏死　　　　B. 肌腱坏死

C. 慢性甲沟炎　　　D. 掌中间隙感染

E. 鱼际间隙感染

26. 以下对患者的护理措施中哪项不正确(　　)

A. 抬高患肢

B. 局部制动

C. 无菌生理盐水浸湿敷料后换药

D. 换药前应用镇痛剂

E. 适当按摩手指促进炎症消散

27. 对患者的健康指导不包括(　　)

A. 保持手清洁

B. 预防手损伤

C. 伤后自行清洗,包扎

D. 伤后及时消毒、清创

E. 手部感染后及时就诊

(28、29题共用题干)

患者,男,28岁。面部疖肿不慎碰撞。2日后突然寒战、高热、局部疼痛,肿胀明显,全身皮肤散在瘀血点。血白细胞$18×10^9$/L,中性粒细胞90%。

28. 目前该患者最主要的护理诊断是(　　)

A. 体温过高　　　B. 潜在并发症:脓毒症

C. 疼痛　　　　　D. 营养失调

E. 恐惧

29. 对该患者的处理，下列哪项错误( )
   A. 等待血培养结果进一步处理
   B. 联合应用抗生素静脉滴注
   C. 纠正水与电解质失调、酸中毒
   D. 物理降温
   E. 应用糖皮质激素

## 二、实践能力

A₁型题

30. 将破伤风抗毒素1500U用等渗盐水稀释成10ml后，应分几次做脱敏注射( )
   A. 2次　　　　　　　B. 3次
   C. 4次　　　　　　　D. 5次
   E. 6次

31. 需要尽早切开引流的急性软组织感染是( )
   A. 痈　　　　　　　　B. 疖
   C. 脓性指头炎　　　　D. 急性淋巴管炎
   E. 急性淋巴结炎

32. 疖化脓后处理首先选用( )
   A. 挤出脓头　　　　　B. 切开引流
   C. 应用抗生素　　　　D. 热敷或理疗
   E. 疖顶点涂苯酚

33. 脓性指头炎典型的临床表现是( )
   A. 手指发麻　　　　　B. 搏动性跳痛
   C. 寒战、发热　　　　D. 晚期疼痛加剧
   E. 晚期指头明显发红、肿胀

34. 控制破伤风患者痉挛的最主要措施是( )
   A. 保持病室安静
   B. 限制探视
   C. 使用镇静及解痉剂
   D. 治疗与护理操作要集中
   E. 静脉滴注破伤风抗毒素

35. 护理破伤风抽搐的患者，下述措施中错误的是( )
   A. 床边常规放置抢救用品
   B. 放置牙垫防止舌咬伤
   C. 加床栏防止坠床
   D. 各种护理操作要轻柔
   E. 保持室内光线明亮

A₂型题

36. 患者，女，30岁。下肢急性蜂窝织炎伴全身感染症状，需采血做抗生素敏感试验。最佳的采血时间应是在患者( )
   A. 寒战时　　　　　　B. 高热时
   C. 发热间歇期　　　　D. 静脉滴注抗生素时

E. 抗生素使用后

37. 患者，女，20岁。寒战、发热，右小腿内侧皮肤出现鲜红色片状疹，烧灼样疼痛，附近淋巴结肿大疼痛。错误的护理措施是( )
   A. 遵医嘱使用抗生素
   B. 嘱患者勿抬高患肢
   C. 局部温热敷
   D. 给予物理降温
   E. 嘱患者卧床休息

38. 患者，女，17岁。面部"危险三角区"长了一个疖，因怕影响形象而想自行挤破清除。护士告诉患者这样做的主要危险是可能导致( )
   A. 面部蜂窝织炎　　　B. 眼球内感染
   C. 上颌骨骨髓炎　　　D. 海绵状静脉窦炎
   E. 脑脓肿

39. 患者，男，26岁。小腿处被利器划伤，自行包扎。4天后伤口上方出现一条索状硬而有压痛的红线，可能是( )
   A. 网状淋巴管炎　　　B. 浅部静脉炎
   C. 深部淋巴管炎　　　D. 浅部淋巴管炎
   E. 急性蜂窝织炎

40. 患者，男，28岁。因"破伤风"入院治疗，抽搐频繁，呼吸道分泌物多，有窒息的可能，应首先采取的措施是( )
   A. 肌内注射苯巴比妥钠
   B. 水合氯醛保留灌肠
   C. 静脉滴注TAT
   D. 气管切开
   E. 应用大剂量青霉素

41. 患者，男，68岁。因颈部蜂窝织炎入院，医嘱予气管切开。操作前，护士向其解析该措施的目的是预防( )
   A. 窒息　　　　　　　B. 肺不张
   C. 全身感染　　　　　D. 吞咽困难
   E. 化脓性海绵状静脉窦炎

42. 患者，男，20岁。铁钉扎伤1周后，出现张口受限、苦笑面容、角弓反张，抽搐频繁，护理措施不正确的是( )
   A. 注射破伤风抗毒素
   B. 保持病室安静避光
   C. 病情严重时少食多餐
   D. 密切观察病情
   E. 做好消毒隔离

43. 患者，女，20岁。鼻部疖，带有白色脓点。护士对其

进行健康教育时下列哪项是错误的( )

A. 局部涂碘伏 　　B. 热敷

C. 理疗 　　D. 外敷中草药

E. 及时挤压排脓

44. 患者,男,37岁。劳动时足底被锈钉刺伤,8天后,出现全身肌肉强直性收缩和阵发性痉挛1天,诊断为破伤风。下列护理措施中与控制痉挛无关的是( )

A. 保持病室安静 　　B. 护理操作集中进行

C. 按时使用镇静剂 　　D. 住避光单人房间

E. 定时吸痰

45. 患者,男,20岁。足底刺伤后发生破伤风,频繁抽搐,控制痉挛的主要措施是( )

A. 住单人隔离病室 　　B. 限制探视

C. 避免声、光刺激 　　D. 按时用镇静剂

E. 静脉滴注破伤风抗毒素

46. 患者,女,26岁。产后4周出现体温升高、右侧乳房胀痛、局部红肿、有波动感,最主要的处理措施是( )

A. 托起患侧乳房 　　B. 33%硫酸镁湿敷

C. 局部物理疗法 　　D. 及时切开引流

E. 全身应用抗生素

47. 患者,男,27岁。左手拇指脓性指头炎。晚上因左手拇指疼痛而难眠。缓解疼痛最简单的措施是( )

A. 垫高患肢 　　B. 患肢冷敷

C. 分散患者注意力 　　D. 肌内注射止痛药

E. 使用镇静剂

A₃/A₄型题

(48~50题共用题干)

患者,男,30岁。农民。劳动时不慎被竹签刺伤,到医院进行了简单清创,7天后出现全身肌肉强直性收缩,诊断为破伤风。

48. 破伤风最早出现的症状是( )

A. 角弓反张 　　B. 张口困难

C. 苦笑面容 　　D. 牙关紧闭

E. 四肢抽搐

49. 受伤后,预防破伤风的有效环节是( )

A. 注射TAT 　　B. 包扎伤口

C. 使用大量抗生素 　　D. 全身支持疗法

E. 注射破伤风类毒素

50. 破伤风患者治疗最重要的环节是( )

A. 注射破伤风抗毒素

B. 镇静、解痉 　　C. 局部伤口处理

D. 全身支持疗法 　　E. 病室安静,减少刺激

(51~55题共用题干)

患者,女,70岁。因"颌下急性蜂窝织炎"入院。患者颈部明显红肿、疼痛,伴严重全身感染症状,自感心慌、气紧、胸闷、口唇发绀,既往有冠心病及慢性支气管炎历史。入院后予以补液、抗感染治疗。

51. 目前患者最可能发生的并发症是( )

A. 急性肺水肿 　　B. 急性心肌梗死

C. 急性呼吸衰竭 　　D. 窒息

E. 慢性支气管炎急性发作

52. 导致患者发生该并发症的原因是( )

A. 输液过多过快 　　B. 支气管痉挛

C. 喉头水肿 　　D. 心肌缺血缺氧

E. 支气管炎症水肿

53. 预防该并发症的最重要措施是( )

A. 尽早吸氧

B. 应用支气管解痉剂

C. 大剂量应用皮质激素

D. 舌下含化硝酸甘油

E. 尽早行局部脓肿切开减压

54. 对该并发症首要的处理措施是( )

A. 气管插管

B. 气管切开

C. 大剂量应用皮质激素

D. 舌下含化硝酸甘油

E. 应用支气管解痉剂

55. 以下哪项护理措施不正确( )

A. 按医嘱应用镇痛剂

B. 按医嘱应用支气管解痉剂

C. 按医嘱应用青霉素

D. 按医嘱给予退热药

E. 按医嘱足量补液

(56~60题共用题干)

患者,男,48岁。"急性出血坏死性胰腺炎"术后23天,已经深静脉导管行TPN治疗20天。今日突发寒战、高热,T39.8℃、头痛、头晕、面色潮红。患者极度烦躁,P 132次/分,R 36次/分。血常规检查:白细胞计数25×10⁹/L,中性核左移。此时考虑患者出现了静脉导管感染引起脓毒症。

56. 考虑为导管感染,以下处理措施哪项不妥( )

A. 拔除TPN导管、更换TPN液体

B. 剪下导管尖端送细菌培养

C. 寒战、高热时采血送细菌培养

D. 保留液体送细菌培养

E. 原位置更换TPN导管

57. 对静脉导管感染的首要处理措施是（    ）
　　A. 大剂量应用抗生素
　　B. 停止输注营养液
　　C. 采血送细菌培养
　　D. 拔除导管并剪下尖端送细菌培养和作药敏试验
　　E. 保留TPN液体送细菌培养

58. 关于抗生素的应用，下列哪项错误（    ）
　　A. 严重感染时应尽量静脉给药
　　B. 尽量联合用药以减少不良反应
　　C. 根据感染特点尽早足量应用
　　D. 尽早应用大剂量广谱抗生素
　　E. 根据细菌培养和药敏试验结果选用

59. 治疗过程中，若患者出现意识模糊、体温不升、面色苍白、四肢冰凉、血压降低、白细胞计数减少，常提示为（    ）
　　A. 革兰阳性菌感染　　B. 革兰阴性菌感染
　　C. 厌氧菌感染　　　　D. 真菌感染
　　E. 严重病毒感染

60. 此时，对患者的护理措施下列哪项正确（    ）
　　A. 采取头低足高位　　B. 快速大量补液
　　C. 室内升温保暖　　　D. 按医嘱应用广谱抗生素
　　E. 按医嘱应用升压药

（邓小华）

# 第10章 损伤患者的护理

## 第1节 创伤患者的护理

**一、概述** 损伤是各种致伤因子作用于人体引起的组织破坏和功能障碍。

**二、病因**

1. 按致伤因子不同分类
   - (1)机械性损伤:机械性致伤因子引起,如锐器、钝器、火器等。又称为创伤,*最常见。
   - (2)物理性损伤:物理致伤因子引起,如高温、低温、电流、放射线等。
   - (3)化学性损伤:化学致伤因子引起,如强酸、强碱、毒气等。
   - (4)生物性损伤:生物性致伤因子引起,如毒蛇、狂犬等。

2. *按伤后皮肤或黏膜是否完整分类
   - (1)开放性损伤:如擦伤、刺伤、切割伤、裂伤、撕脱伤、火器伤等。
   - (2)闭合性损伤:如挫伤、扭伤、挤压伤、爆震伤等。其中*挤压伤严重者可出现肌红蛋白尿、高钾血症、急性肾衰竭,临床称为挤压综合征。

**三、发病机制**

1. 病理反应
   - (1)局部反应:多种细胞因子参与下发生的创伤性炎症反应、组织增生和组织修复过程。
   - (2)全身反应:严重创伤时,大量释出的炎性介质和细胞因子引起的非特异性的应激反应。

2. 创伤修复过程分为3个阶段。
   - (1)炎症反应:3~5日,由血凝块和纤维蛋白充填和封闭创面。
   - (2)组织增生和肉芽形成:需1~2周,肉芽组织生成。
   - (3)组织塑形:约需1年,肉芽组织变成瘢痕组织。

3. 创伤愈合类型
   - (1)一期愈合:组织修复以原来细胞为主,愈合快,功能良好。
   - (2)二期愈合:组织修复以纤维组织为主,愈合慢,瘢痕明显。

4. 影响创伤愈合因素
   - (1)局部因素:感染(最常见)、局部血液循环障碍(最重要)、异物存留等。
   - (2)全身因素:营养不良、年龄、免疫力低下的疾病等。

**四、临床表现**

1. 局部表现
   - (1)疼痛
   - (2)肿胀和瘀斑
   - (3)功能障碍
   - (4)伤口与出血:伤口可分为以下三类。
     - 1)清洁伤口:未受沾染的伤口。
     - 2)污染伤口:*一般伤后6~8小时以内的伤口,尚未化脓。
     - 3)感染伤口:伤口有脓液、渗出液及坏死组织等。

2. 全身表现 病情较重者可出现发热、脉搏加快、休克等。

**五、辅助检查**

1. 实验室检查
   - (1)血常规和血细胞比容可判断失血或感染情况。
   - (2)尿常规可提示泌尿系统损伤。

2. 穿刺和导管检查
   - (1)胸腹腔穿刺可以判断内脏受损情况。
   - (2)放置导尿管可判断膀胱损伤。

3. 影像学检查
   - (1)X线检查有助于骨折、气胸、血胸、气腹等情况的发现。
   - (2)超声检查有助于腹部损伤的诊断。
   - (3)CT检查可用于颅脑损伤、腹部实质性器官损伤、腹膜后损伤等。

**六、治疗要点**

1. 一般软组织闭合性损伤处理　如无内脏合并伤,多不需特殊处理。
2. 一般软组织开放性损伤处理　*污染伤口尽早行清创缝合术;感染伤口加强换药,积极控制感染。

**七、护理诊断/问题**

1. 疼痛　与组织损伤有关。
2. 体液不足　与创伤后失血、失液等有关。
3. 组织完整性受损　与损伤导致皮肤结构破坏有关。
4. 潜在并发症:伤口感染、休克、挤压综合征。

**八、护理措施**

1. 急救护理
  - (1) 急救原则:保存生命第一,恢复功能第二,顾全解剖完整性第三。
  - (2) 急救措施
    - 1) 快抢:脱离致伤现场,将患者放置安全的环境中,为下一步快救创造条件。
    - 2) 快救
      - A. 抢救生命:*优先处理危及生命的紧急情况,如心搏骤停、窒息、活动性大出血、张力性或开放性气胸、休克、腹腔内脏脱出等。
      - B. 呼吸支持和循环支持:立即清理口腔异物,保持呼吸道通畅,抗休克处理等。
      - C. 有效止血:使用止血带止血时,*一般每隔1小时放松止血带2~3分钟,避免引起肢体缺血性坏死。
      - D. 包扎伤口:用无菌敷料或清洁布料包扎,*如有腹腔内脏脱出,禁止回纳腹腔,可用生理盐水纱布覆盖脏器表面后用盆或碗等容器覆盖,包扎固定后送医院。
      - E. 妥善固定:可用夹板,也可用健肢来固定骨折肢体,注意远端血供。
    - 3) 快送:病情稳定应尽早送医院做进一步处理。
      - A. 运送途中,患者头部应朝后(与运行方向相反)。
      - B. 胸部损伤重者,宜取伤侧向下的低斜坡卧位,以利健侧呼吸。
      - C. *疑有脊柱骨折,应3人以平托法或滚动法将患者平卧于硬板床上,防止脊髓损伤。

2. 软组织闭合性损伤的护理
  - (1) 局部制动:*抬高患肢15°~30°以利静脉回流,减轻肿胀和疼痛。
  - (2) 配合局部治疗:*小范围软组织创伤后早期局部冷敷,以减少渗血和肿胀。24小时后可热敷和理疗,促进吸收和炎症消退。
  - (3) 血肿处理:轻度血肿压迫包扎;较大血肿在无菌下抽吸后压迫包扎。
  - (4) 病情观察:观察生命体征变化;挤压伤患者应观察尿量、尿色,注意是否发生急性肾衰竭。
  - (5) 促进功能恢复:病情稳定后,配合应用理疗、按摩和功能锻炼。

3. 软组织开放性损伤的护理
  - (1) 污染伤口尽早行清创缝合术。*清创时间争取在伤后6~8小时以内,头面部伤口可延至12小时甚至更长时间;伤后12小时内使用破伤风抗毒素;使用抗生素预防感染等。
  - (2) 感染伤口加强换药,积极控制感染。
    - 1) 换药顺序:*从先到后依次为清洁伤口、污染伤口、感染伤口、特异性感染伤口。
    - 2) 换药次数:*清洁伤口3日一换;感染伤口每日一换;如脓性分泌物多可一日换药数次,确保敷料干燥。
    - 3) 伤口处理:①新鲜(健康)肉芽组织呈粉红色,较坚实,表面颗粒均匀,触之易出血,可外敷生理盐水纱布或凡士林纱布。②水肿肉芽组织,可用3%~5%盐水湿敷。③肉芽组织过度增生,创面用10%~20%硝酸银烧灼,再用生理盐水纱布外敷。④坏死组织较多时,用硼酸溶液(优琐)等湿敷。

九、健康指导

1. 宣传安全知识，加强劳动保护。
2. 一旦受伤，及时到医院就诊。
3. 根据病情及时指导功能锻炼，防止肌肉萎缩及关节僵硬。

## 第2节　烧伤患者的护理

一、概述　烧伤是各种致热因子引起的损伤。

二、病因

1. *热力烧伤（烫伤）　最常见，如火焰、热水、蒸汽及高温金属等均可引起。
2. 特殊类型烧伤　如电击伤；硫酸、硝酸、盐酸等引起的酸烧伤；苛性碱、氨、石灰等引起的碱烧伤等。

三、病理生理

1. 急性体液渗出期（休克期）
   - （1）*血浆渗出引起失液性休克，*是烧伤后48小时内导致患者死亡的主要原因。
   - （2）体液渗出多自烧伤后2～3小时开始，6～8小时最快，至36～48小时达高峰。

2. 感染期　感染的*细菌主要来自创面，以金黄色葡萄球菌和铜绿假单胞菌最常见，*烧伤脓毒症是患者死亡的主要原因。

3. 修复期
   - *（1）Ⅰ度烧伤：3～7日愈合，无瘢痕。
   - *（2）浅Ⅱ度烧伤：2周左右愈合，无瘢痕，有色素沉着。
   - *（3）深Ⅱ度烧伤：3～4周愈合，有瘢痕。
   - *（4）Ⅲ度烧伤：2～4周焦痂分离，需植皮。

烧伤早期要补液，晚期要预防感染。

四、临床表现

1. 烧伤面积
   - *（1）中国新九分法：人体体表面积具体计算方法（表10-1）。
   - （2）手掌法：患者五指并拢的1个手掌面积约为1%计算，适合于小面积烧伤面积评估。

表10-1　中国新九分法

| 部位 | 成人各部位面积（%） | 小儿各部位面积（%） |
| --- | --- | --- |
| 头颈 | 9×1=9（发部3面部3颈部3） | 9+（12-年龄） |
| 双上肢 | 9×2=18（双手5双前臂6双上臂7） | 9×2 |
| 躯干 | 9×3=27（腹侧13背侧13会阴1） | 9×3 |
| 双下肢 | 9×5+1=46（双臀5双足7双小腿13双大腿21） | 46-（12-年龄） |

**中国新九分法可归纳为口诀：**

三，三，三，

五，六，七，

十三、十三、一，

五、七、十三、二十一。

*2. 烧伤深度　采用三度四分法（表10-2）。其中Ⅰ度烧伤不计入烧伤总面积。

**表10-2 烧伤深度估计**

| 分度 | 烧伤深度 | 主要表现 | 局部表现 |
|------|---------|---------|---------|
| Ⅰ度烧伤 | 表皮层 | 红斑 | 表面红斑、干燥、烧灼感 |
| 浅Ⅱ度烧伤 | 真皮浅层 | 水疱 | 疱大壁薄、疱底红润、潮湿、疼痛剧烈 |
| 深Ⅱ度烧伤 | 真皮深层 | 水疱 | 疱小壁厚、疱底苍白或红白相间、痛觉迟钝 |
| Ⅲ度烧伤 | 皮肤全层或更深 | 焦痂 | 痛觉消失、创面无水疱、呈蜡白或焦黄色甚至炭化成焦痂 |

3. 烧伤严重程度 *取决于烧伤的面积和深度。
- （1）轻度烧伤：Ⅱ度烧伤面积<9%。
- （2）中度烧伤：Ⅱ度烧伤面积10%～29%或Ⅲ度烧伤面积<10%。
- （3）重度烧伤：总烧伤面积30%～49%或Ⅲ度烧伤面积10%～19%。或面积不足但并发休克、呼吸道烧伤等。
- （4）特重烧伤：总面积>50%或Ⅲ度烧伤面积>20%。

4. 吸入性烧伤 常与头面部烧伤同时发生，有呛咳、呼吸困难、发绀、肺部哮鸣音等表现，*易发生窒息或肺部感染。

**五、辅助检查**

1. 实验室检查 较严重的烧伤可出现血红蛋白尿、继发感染时白细胞计数及中性粒细胞比例明显升高。
2. 肾功能检查 烧伤后体内蛋白质分解代谢增强，尿素氮可增高。

**六、治疗要点**

1. 创面处理 及时清创，根据病情选用包扎疗法或暴露疗法，Ⅲ度烧伤去痂和植皮。
2. 防治休克 中度以上烧伤患者早期应积极防治低血容量休克。
3. 防治感染

**七、护理诊断/问题**

1. 有窒息的危险 与头面部、呼吸道或胸部等部位烧伤有关。
2. 体液不足 与烧伤后大量体液自创面渗出、血容量减少有关。
3. 皮肤完整性受损 与烧伤损坏组织有关。
4. 自我形象紊乱 与烧伤后毁容、肢体残障及功能障碍有关。
5. 潜在并发症：低血容量休克、脓毒症、肢体畸形。

**八、护理措施**

1. 现场救护
- （1）迅速脱离热原，用大量清水冲洗。
- （2）抢救生命：是急救的首要原则，要配合医生首先处理*窒息、心搏骤停、大出血、张力性气胸、开放性气胸等危急情况。
- （3）口服淡盐水或烧伤饮料，*不能饮用白开水，积极防治休克。
- （4）*头颈部烧伤或疑有呼吸道烧伤，首先应保持呼吸道通畅，以免窒息。
- （5）稳定患者情绪、镇静和止痛，*合并呼吸道烧伤或颅脑损伤者忌用吗啡。
- （6）创面适当包扎，但*不能涂任何有颜色的药物。

2. 静脉输液的护理
- （1）早期补液方案（成年人）
  - 1）*补多少
    - A. 第一个24小时补液总量＝体重（kg）×Ⅱ、Ⅲ度烧伤面积（%）×1.5ml（小儿1.8ml，婴儿2ml）+生理需要量2000ml。
    - B. 第二个24小时补液总量＝1/2【体重（kg）×Ⅱ、Ⅲ度烧伤面积（%）×1.5ml（小儿1.8ml，婴儿2ml）】+生理需要量2000ml。
  - 2）*补什么
    - A. 烧伤失液补晶体溶液和胶体溶液。
    - B. 晶体溶液首选平衡盐液，胶体溶液首选血浆。
    - C. 晶体溶液和胶体溶液的比例一般为2：1，特重度烧伤为1：1。
    - D. 生理需要量一般用5%～10%葡萄糖液。

2. 静脉输液的护理

  (1) 早期补液方案（成年人）

    3) *怎么补
- A. 补液时间从烧伤时开始计算。
- B. 烧伤补液，前8小时内输入1/2，后16小时输入余下1/2。
- C. 交替补入。

  (2) 观察指标
- *1) 尿量：是判断血容量是否充足简便而又可靠的指标。成人尿量>30ml/h，有血红蛋白尿时，要维持在50ml/h以上。
- 2) 其他指标：患者安静，成人脉搏在100次/分以下，收缩压在90mmHg以上，中心静脉压5～12cmH2O，说明血容量已基本补够。

3. 创面处理

  (1) 创面的早期处理
- 1) 清创顺序一般自头部、四肢、胸腹部、背部和会阴部顺序进行。
- 2) 浅Ⅱ度创面的完整水疱予以保留。
- 3) 浅Ⅱ度疱皮已脱落及深Ⅱ度疱皮予以去除。

  (2) 包扎疗法的护理
- 1) *适用于四肢Ⅰ度、Ⅱ度烧伤。
- 2) *肢体包扎后应注意抬高患肢，四肢固定于功能位。
- 3) 包扎时应露出肢端，注意观察肢端的血液循环。
- 4) 保持敷料干燥。
- 5) 若无感染，7天后换药，深度创面宜3～4天换药。

  (3) 暴露疗法的护理
- 1) *适用于Ⅲ度烧伤，头面部、颈部和会阴部烧伤。
- 2) 暴露疗法的病房*室温控制在30～32℃，湿度40%左右。
- 3) 保持创面的干燥，如外用1%磺胺嘧啶银霜、红外线照射等。
- 4) 定时翻身，1次/4～6小时，有条件需使用翻身床。
- 5) 约束肢体，避免搔抓。

4. 去痂、植皮护理　Ⅲ度烧伤创面应早期采取切痂、削痂和植皮。

5. 防治感染的护理　*正确处理创面是预防感染最有效的方法，注意观察病情变化，遵医嘱合理应用抗生素，加强营养，使好消毒隔离工作等。

**烧伤创面处理速记口诀**

四肢包　躯干露　湿的包　干的露
头面会阴可不包　干不了时用灯烤
脓液多时可浸泡　最可怕是乱糟糟
三度焦痂早切掉　植上皮后最牢靠

九、健康指导

1. 提供防火、灭火和自救等安全教育知识。
2. 制定康复计划，指导患者进行正确的功能锻炼。
3. 鼓励患者参与一定的社会和家庭活动，提高其自理能力。
4. 指导其保护皮肤，防止紫外线、红外线的过多照射，避免对瘢痕的搔抓及摩擦等。

## 第 3 节　毒蛇咬伤患者的护理

一、概述　蛇伤是被毒蛇咬伤后，因毒液中所含毒素吸收引起的生物性损伤。以南方农村和山区较多见，多发生于夏、秋两季。受伤后若不及时救治，患者可中毒死亡。

二、病因　毒蛇头部多呈三角形，多有一对长而尖的毒牙与毒腺导管相通，毒蛇咬伤人时，毒腺排出毒液，经过毒牙灌注进入皮下或肌组织内，被吸收进入血液循环，引起全身中毒症状。

**三、病理生理** 按蛇毒的性质及对机体的作用可分为以下三类。

1. **神经毒素** *引起呼吸麻痹和肌肉瘫痪,如金环蛇、银环蛇。
2. **血液毒素** *导致机体广泛出血和溶血,如竹叶青、五步蛇等。
3. **混合毒素** *兼有神经毒素和血液毒素的病理作用,如眼镜蛇、蝮蛇等。

**四、临床表现**

1. **局部反应** 毒蛇咬伤后留下一对较深齿痕,局部疼痛、肿胀蔓延迅速,皮肤出现血疱,瘀斑,甚至局部坏死。
2. **全身反应** 全身虚弱、口周感觉异常、肌震颤、发热、烦躁不安、言语不清、呼吸抑制,最终导致呼吸循环衰竭。

**五、辅助检查**

1. **凝血功能** 血小板减少,凝血因子Ⅰ减少,凝血酶原时间延长。
2. **肾功能检查** 血肌酐增高,肌酐磷酸激酶增加,肌红蛋白尿等异常改变。

**六、治疗要点** *立即在伤口近心端环形绑扎,延缓毒素吸收扩散;尽快局部清创排毒;全身应用蛇药、抗蛇毒血清等中和蛇毒。

**七、护理诊断/问题**

1. **恐惧** 与毒蛇咬伤、知识缺乏、生命受到威胁及担心预后有关。
2. **皮肤完整性受损** 与毒蛇咬伤、组织结构破坏有关。
3. **潜在并发症:**感染、多器官功能障碍。

**八、护理措施**

1. **现场急救**
   - (1)**镇静:**嘱患者安静休息,*严禁惊慌奔跑,以免加速蛇毒吸收和扩散。
   - (2)**环形绑扎:***在咬伤肢体近侧距创口5～10cm处用止血带加以绑扎,目的是阻止静脉和淋巴回流,减慢蛇毒吸收。
   - (3)**伤口排毒:**用*大量冷水冲洗伤口,缓慢自上向下挤压伤肢,以促使毒液从伤口排出。
   - (4)**转运患者:***转运途中不宜抬高伤肢。

2. **伤口处理** *患肢下垂,伤口周围多处切开,用拔火罐、吸乳器等方法抽吸残余蛇毒,*血液毒素毒蛇咬伤后禁忌切开,以免出血不止。再用3%过氧化氢,1∶5000高锰酸钾反复冲洗伤口。

3. **解毒措施**
   - (1)使用单价抗蛇毒血清,是治疗毒蛇咬伤最有效的方法,能中和毒素,缓解症状。
   - (2)胰蛋白酶封闭伤口外周,可直接降解蛇毒。

**九、健康指导**

1. 宣传、普及毒蛇咬伤防护知识,让群众懂得毒蛇咬伤后的自救方法。
2. 在山村、丘陵尽可能穿高筒靴及戴手套。同时将裤口、袖口扎紧。

**要点回顾**
1. 软组织闭合性损伤如何护理?
2. 烧伤的病理分期是什么?
3. 吸入性烧伤病情观察的重点是什么?
4. 暴露疗法如何护理?
5. 毒蛇咬伤如何急救?

## 模拟试题栏——识破命题思路,提升应试能力

**一、专业实务**

A₁型题

1. 下列哪一项不属于开放性损伤( )
   - A. 切割伤
   - B. 撕脱伤
   - C. 火器伤
   - D. 裂伤
   - E. 爆震伤

2. 下列不属于损伤的是( )
   - A. 肝破裂
   - B. 损伤性气胸
   - C. 消化性溃疡急性穿孔
   - D. 冻伤
   - E. 狂犬病

3. 大面积烧伤后2天内,最主要的全身改变是(　　)

　　A. 急性呼吸衰竭　　　B. 脓毒血症

　　C. 低血容量性休克　　D. 急性肾衰竭

　　E. 应激性溃疡

A₂型题

4. 患者,男,45岁。晨练时不慎将右踝关节扭伤,其早期局部基本病理变化是(　　)

　　A. 充血　　　　　　　B. 温度升高

　　C. 肿胀　　　　　　　D. 炎症反应

　　E. 血细胞及血浆渗出

5. 患者,女,46岁。因地震房屋倒塌,2天后被救出,急诊收入院,诊断为股骨骨折合并急性肾衰竭,其导致肾衰竭的可能原因为(　　)

　　A. 组织坏死　　　　　B. 肌肉坏死

　　C. 失血　　　　　　　D. 挤压伤

　　E. 骨折

6. 患者,男,20岁。消防员,体重80kg,因救火时全身被火焰烧伤,Ⅱ～Ⅲ度烧伤总面积为60%,7天后患者不幸死亡,其主要致死原因可能是(　　)

　　A. 休克　　　　　　　B. 心功能不全

　　C. 脓毒症　　　　　　D. 急性肾衰竭

　　E. 水、电解质紊乱

7. 患儿,男,3岁。在家独自一人玩耍时,右上肢被开水烫伤,检查发现右上肢有大小水疱,疱壁较厚,基底苍白与潮红相间,痛觉迟钝,其深Ⅱ度烧伤局部损伤的深度达(　　)

　　A. 表皮层　　　　　　B. 真皮浅层

　　C. 真皮深层　　　　　D. 皮下组织

　　E. 肌层

8. 患者,女,20岁。因意外被开水烫伤胸部,面积约2%,浅Ⅱ度,该患者非常关心创面的修复时间和后果,询问护士,下面的回复最妥当的是(　　)

　　A. 1周左右愈合,无瘢痕,有色素沉着

　　B. 2周左右愈合,无瘢痕,有色素沉着

　　C. 1周左右愈合,无瘢痕,无色素沉着

　　D. 2周左右愈合,无瘢痕,无色素沉着

　　E. 2周左右愈合,有瘢痕,有色素沉着

9. 患者,男,20岁。爬山时不小心被蛇咬伤小腿,患者主要表现为呼吸麻痹和肌肉瘫痪,局部肿胀、出血、疼痛均不明显,请问最可能是下列哪种蛇咬伤(　　)

　　A. 银环蛇　　　　　　B. 竹叶青

　　C. 五步蛇　　　　　　D. 眼镜蛇

　　E. 蝮蛇

10. 患者,男,20岁。工人,不小心从二楼施工台掉下来,发生损伤,请问判断该患者是否是开放性损伤或闭合性损伤的标准是(　　)

　　A. 伤口是否疼痛　　　B. 伤口是否红肿

　　C. 伤口是否出血　　　D. 皮肤或黏膜是否完整

　　E. 是否有功能障碍

11. 患者,女,16岁。不小心掉进开水大锅中,全身自乳房以下都发生烧伤,送医院救治时患者已处于休克状态,关于该患者休克的描述,下列不对的是(　　)

　　A. 休克的主要原因是低血容量性休克

　　B. 休克是烧伤后48小时内的主要死因

　　C. 体液渗出自烧伤后2～3小时开始

　　D. 体液渗出在烧伤后4～6小时最快

　　E. 体液渗出在烧伤后36～48小时达高峰

12. 患者,男,29岁。被别人用菜刀砍伤,伤口有流血,受伤12小时后才来医院就诊,医生检查伤口无感染化脓,及时行清创缝合术,请问该患者受伤的部位可能是(　　)

　　A. 背部　　　　　　　B. 胸部

　　C. 腹部　　　　　　　D. 上肢

　　E. 头部

13. 患者,女,38岁。大面积烧伤后5小时入院。心率120次/分,血压70/50mmHg,尿少。发生上述状况最可能的原因是(　　)

　　A. 大量红细胞丧失造成肺换气障碍

　　B. 大量水分蒸发造成脱水

　　C. 疼痛导致的生理反应

　　D. 大量体液从血管内渗出引起低血容量性休克

　　E. 创面细菌感染造成感染性休克

14. 患者,男,20岁。因工程塌方被石板压迫4小时,伤肢严重肿胀,组织广泛坏死。该损伤属于(　　)

　　A. 扭伤　　　　　　　B. 挤压伤

　　C. 挫伤　　　　　　　D. 冲击伤

　　E. 撕裂伤

15. 患者,女,27岁。因体表面积40%烧伤入院。护士向患者解释创面局部涂抹磺胺嘧啶银的目的,错误的是(　　)

　　A. 促进创面干燥　　　B. 促进创面结痂

　　C. 促进创面愈合　　　D. 控制感染

　　E. 防止出血

16. 用新九分法评估成人的烧伤面积,错误的是(　　)

　　A. 头、面、颈部各为3%

　　B. 双上臂为6%　　　C. 躯干为27%

D. 双臂为5%        E. 双前臂为6%

施是(        )

（17～22题共用题干）

患者，男，30岁。煤矿事故中胸腹背部Ⅲ度大面积烧伤，伤区痛觉消失，头面部、颈部、双上肢及双下肢均有水疱。伤后3小时，患者诉口渴。查体：脉搏100次/分，血压80/60mmHg，尿量15ml/h。考虑为休克。

17. 该患者Ⅲ度烧伤深度达(        )

　　A. 表皮层        B. 表皮浅层

　　C. 真皮深层        D. 真皮乳头层

　　E. 皮肤全层

18. 该患者休克的类型为(        )

　　A. 感染性休克        B. 低血容量性休克

　　C. 心源性休克        D. 神经性休克

　　E. 过敏性休克

19. 该患者发生休克的原因是(        )

　　A. 细菌感染        B. 血浆自血管大量渗出

　　C. 疼痛        D. 大量红细胞丢失

　　E. 大量血液丢失

20. 成人烧伤患者发生休克多在伤后(        )

　　A. 12小时内        B. 24小时内

　　C. 36小时内        D. 48小时内

　　E. 72小时内

21. 休克的病理生理变化是(        )

　　A. 血压下降        B. 中心静脉压下降

　　C. 脉压减小        D. 尿量减少

　　E. 有效循环血量锐减

22. 有助于判断循环血量不足的辅助检查是(        )

　　A. 动脉血气        B. 生化检查

　　C. 中心静脉压        D. X线检查

　　E. B超

## 二、实践能力

23. 损伤的现场急救哪项有错误(        )

　　A. 对休克患者首要措施是立即送医院抢救

　　B. 迅速将伤员移出现场

　　C. 做简要的全身检查

　　D. 严密观察生命体征

　　E. 注意观察有无神志、瞳孔变化

24. 损伤最常见的并发症是(        )

　　A. 伤口出血        B. 伤口感染

　　C. 发生休克        D. 急性肾衰竭

　　E. 并发肺炎

25. 大面积烧伤患者第一个24小时内最重要的护理措

A. 镇静止痛        B. 心理护理

C. 预防感染        D. 保持呼吸道通畅

E. 保证液体输入

26. 被毒蛇咬伤后绑扎，应在距创口近心端(        )

　　A. 5cm        B. 10cm

　　C. 15cm        D. 20cm

　　E. 任何处都可以

27. 判断烧伤严重程度的主要依据是(        )

　　A. 烧伤部位        B. 致伤因子

　　C. 烧伤面积和深度        D. 年龄

　　E. 以上都正确

28. 患者，女，25岁。右小腿有3cm×5cm的肉芽组织水肿创面。换药时应选用的湿敷药液是(        )

　　A. 等渗盐水

　　B. 0.02%呋喃西林溶液

　　C. 0.1%依沙丫啶溶液

　　D. 含氯石灰硼酸溶液

　　E. 5%氯化钠溶液

29. 患者，女，70岁。今日下楼时不慎致踝关节扭伤1小时来院就诊，目前应进行的处理措施是(        )

　　A. 热敷        B. 冷敷

　　C. 冷、热敷交替        D. 热水足浴

　　E. 按摩推拿

30. 患者，男，19岁。车祸致伤，即来院急诊。神志模糊、咯血、口鼻均有泥沙夹血外溢，呼吸困难、烦躁不安。左胸侧严重擦伤，肿胀，心率98次/分，血压120/90mmHg，左大腿中下段中度肿胀，有瘀斑和严重擦伤。此时最紧迫的抢救措施是(        )

　　A. 请胸外科医师会诊处理

　　B. 清除上呼吸道异物

　　C. 开放静脉通道，输血

　　D. 鼻导管低流量吸氧

　　E. 左下肢夹板固定

31. 患者，女，43岁。烧伤后休克期。护士调整补液速度最有效的观察指标为(        )

　　A. 意识        B. 脉搏

　　C. 血压        D. 末梢循环

　　E. 尿量

32. 患者，男，37岁。被火焰烧伤后送入医院。在评估烧伤面积时，哪种情况不予计入(        )

　　A. 水疱完整处        B. 水疱破溃处

　　C. 焦黄无痛觉处        D. 红斑灼痛处

E. 皮革样变处

33. 患者，男，22岁。因火灾致面部烧伤入院。体检发现，患者声音嘶哑，口鼻处有黑色分泌物，鼻毛烧焦。该患者目前最主要危险是(　　)
   A. 呼吸衰竭　　　　　B. 肺部感染
   C. 肺水肿　　　　　　D. 窒息
   E. 呼吸性碱中毒

34. 患者，女，35岁。双手深Ⅱ度烧伤康复期。护士指导其双手平时正确的放置姿势是(　　)
   A. 握拳位　　　　　　B. 半握拳位
   C. 伸直位　　　　　　D. 半伸直位
   E. 双手互握

35. 患儿，女，3岁。不慎被蜡烛烧伤左手。烫伤部位局部红肿，有一个约2cm×2cm的大水疱，其周边有3～5个小水疱。该患儿的烧伤程度为(　　)
   A. Ⅰ度烧伤　　　　　B. Ⅱ度烧伤
   C. Ⅲ度烧伤　　　　　D. 重度烧伤
   E. 特重度烧伤

36. 患者，女，56岁。在路上行走时不慎绊倒，手掌、手腕部、膝盖部摔伤，局部处理方法错误的是(　　)
   A. 局部制动　　　　　B. 抬高患肢
   C. 血肿加压包扎　　　D. 早期局部热敷
   E. 血肿若进行性增大，需切开止血

37. 患者，男，39岁。大面积Ⅲ度烧伤入院。对其所住的病室进行空气消毒的最佳方法是(　　)
   A. 臭氧灭菌灯消毒　　B. 消毒液喷雾
   C. 开窗通风　　　　　D. 食醋熏蒸
   E. 过滤除菌

38. 患儿，男，5岁。被开水烫伤头面颈及胸腹部，其面积为(　　)
   A. 16%　　　　　　　B. 19%
   C. 22%　　　　　　　D. 29%
   E. 35%

39. 患者，男，46岁。体重60kg。Ⅱ度烧伤面积50%，需大量补液。第一天补液总量应为(　　)
   A. 4500ml　　　　　　B. 5400ml
   C. 6000ml　　　　　　D. 6500ml
   E. 8000ml

40. 患者，男，40岁。头、面、颈及会阴部严重烧伤，创面的处理应采用下列哪种疗法(　　)
   A. 包扎疗法　　　　　B. 热敷
   C. 暴露疗法　　　　　D. 浸泡疗法
   E. 药物湿敷

41. 患者，男，21岁。因交通事故导致大腿中部股动脉破裂大出血，事故现场，紧急采用止血带止血，结扎止血带后，间隔多少时间松开一次，以免肢体缺血性坏死(　　)
   A. 30分钟　　　　　　B. 1小时
   C. 1.5小时　　　　　　D. 2小时
   E. 2.5小时

42. 患者，女，16岁。走路不小心踩到了钉子，6小时后去医院检查发现：伤口污染严重，有肿胀、压痛，出血不多，深约2cm，无脓性分泌物，该患者正确的处理是(　　)
   A. 涂紫药水
   B. 消毒后包扎
   C. 清创后不缝合
   D. 立即行清创术，并注射破伤风抗毒素
   E. 只注射破伤风抗毒素

43. 患者，女，21岁。不小心被开水烫伤小腿，及时来医院就诊，医生初步诊断为浅Ⅱ度烧伤。关于浅Ⅱ度烧伤的描述，下列正确的是(　　)
   A. 痛觉迟钝　　　　　B. 水疱基底潮红、湿润
   C. 皮肤干燥、红斑　　D. 创面焦黄失去弹性
   E. 树枝状栓塞静脉

44. 患者，男，32岁。尺骨开放性骨折伴伤口大出血，加压包扎止血无效。止血带止血时其位置应是(　　)
   A. 上臂下1/3　　　　B. 上臂中1/3
   C. 上臂上1/3　　　　D. 前臂上1/3
   E. 伤口上方

45. 患者，女，34岁。大面积烧伤后发生了创面脓毒症，防治其全身性感染的关键措施是(　　)
   A. 及时补充有效循环血量
   B. 及时、足量使用有效抗生素
   C. 正确处理创面
   D. 维持室内适宜的温度、湿度
   E. 密切观察病情变化

46. 患者，男，43岁。因大面积烧伤收入院，患者诉口渴，应给予口服的是(　　)
   A. 糖开水　　　　　　B. 热开水
   C. 凉开水　　　　　　D. 纯净水
   E. 淡盐水

47. 患者，女，17岁。不小心被开水烫伤颈部，及时来医院就诊，医生初步诊断为Ⅲ度烧伤，清创术后行暴露疗法，关于暴露疗法的护理，下列说法不对的是(　　)
   A. 适用于Ⅲ度烧伤、头面部、颈部、会阴部

B. 病房室温控制在32～34℃,湿度70%左右

C. 保持创面干燥

D. 定时翻身

E. 约束肢体,避免搔抓

48. 患者,男,20岁。大面积烧伤合并有血红蛋白尿,应保持每小时尿量不能少于( )

　　A. 10ml　　　　　　B. 20ml

　　C. 30ml　　　　　　D. 40ml

　　E. 50ml

A₃/A₄型题

（49～51共用题干）

　　患者,男,42岁。在树丛中行走,不慎被蛇咬伤,局部皮肤留下一对大而深的齿痕,伤口出血不止,周围皮肤迅速出现瘀斑、血疱。

49. 应优先采取下列何种急救措施( )

　　A. 抬高患肢　　　　B. 首先呼救

　　C. 就地取材缚扎　　D. 伤口排毒

　　E. 立即奔跑到医院

50. 为减慢毒素吸收,伤肢应( )

　　A. 制动并下垂　　　B. 抬高

　　C. 局部热敷　　　　D. 与心脏置于同一高度

　　E. 局部按摩

51. 对该患者进行护理,下列措施不对的是( )

　　A. 用大量清水冲洗患肢,再用3%过氧化氢反复冲洗伤口

　　B. 保持伤肢下垂

　　C. 如伤处出血不止,应及时作多处切开

　　D. 及早使用单价抗蛇毒血清

　　E. 多饮水,加强输液,以促进毒素排出

（52～54题共用题干）

　　患者,女,20岁。小腿因裂伤去医院治疗,医生行清创缝合术,术后第4天发现伤口内有脓液,拆除缝线行换药处理。

52. 该患者换药次数应为( )

　　A. 一天换一次　　　B. 两天换一次

　　C. 三天换一次　　　D. 四天换一次

　　E. 五天换一次

53. 该患者第7天来医院换药,同时还需要给另外两名患者换药,换药顺序应为( )

　　A. 感染伤口、污染伤口、清洁伤口

　　B. 清洁伤口、感染伤口、污染伤口

　　C. 清洁伤口、污染伤口、感染伤口

　　D. 感染伤口、清洁伤口、污染伤口

　　E. 污染伤口、清洁伤口、感染伤口

54. 该患者第7天换药,发现伤口内仍有很多坏死组织和脓液,应选用的湿敷溶液是( )

　　A. 生理盐水　　　　B. 3%～5%盐水

　　C. 3%过氧化氢溶液　D. 硼酸(优琐)

　　E. 碘伏溶液

（55～60题共用题干）

　　患者,女,25岁,体重50kg。不慎被开水烫伤,剧烈疼痛,头面部、颈部、胸腹部及双上肢均有水疱,疱底潮红,湿润。

55. 此患者的烧伤面积是( )

　　A. 37%　　　　　　B. 25%

　　C. 27%　　　　　　D. 31%

　　E. 40%

56. 若对患者实施补液治疗,伤后第一个8小时应输入液体量为( )

　　A. 9000ml　　　　　B. 1200ml

　　C. 1500ml　　　　　D. 2500ml

　　E. 5000ml

57. 关于该患者的急救措施正确的是( )

　　A. 迅速脱离热源

　　B. 创面涂抹甲紫

　　C. 大量喝白开水

　　D. 合并有呼吸道烧伤,疼痛剧烈时可使用吗啡

　　E. 先送院再抢救

58. 不正确的补液方案是( )

　　A. 尽早开始　　　　B. 液种交替

　　C. 先晶后胶　　　　D. 先糖后盐

　　E. 先快后慢

59. 患者入院第5天出现发热,体温39.2℃,创面有黄绿色分泌物伴有恶臭味,引起感染的细菌考虑为( )

　　A. 溶血性链球菌　　B. 大肠杆菌

　　C. 金黄色葡萄球菌　D. 铜绿假单胞菌

　　E. 梭形芽胞杆菌

60. 患者经1个月的治疗拟于近日出院,由于烧伤部位瘢痕较严重,患者自觉不愿见人,不想离开医院。对其采取护理措施不妥的是( )

　　A. 理解患者病倾听其诉说

　　B. 动员尽快出院

　　C. 介绍后期整形美容治疗方法

　　D. 鼓励自理,增强独立性

　　E. 不回避问题,尽量稳定情绪

（董全斌）

## 第 11 章

# 肿瘤患者的护理

**一、概述**

1. **肿瘤的命名** 肿瘤是机体细胞在体内、外各种有害因素的长期作用下,发生过度增生和异常分化所形成的新生物。根据肿瘤的生长特性和对机体的影响,分为良性肿瘤、恶性肿瘤和交界性肿瘤。

- (1)良性肿瘤:一般称为"瘤"。
- (2)恶性肿瘤:分为癌和肉瘤。
  - 1)癌:来源于上皮组织的恶性肿瘤。
  - 2)肉瘤:来源于间叶组织的恶性肿瘤。
- (3)交界性肿瘤:组织形态和生物学特性介于良性与恶性之间。

2. **病因** 目前,恶性肿瘤的病因尚未完全了解,认为肿瘤是外源性因素和内源性因素共同作用所致。

- (1)外源性因素
  - 1)化学因素:烷化剂、多环芳香烃类化合物、氨基偶氮类、亚硝胺类、黄曲霉素等。
  - 2)物理因素:电离辐射、紫外线长期照射等。
  - 3)生物因素:病毒感染、寄生虫病。
  - 4)其他:不良生活方式、慢性刺激与炎症等。
- (2)内源性因素
  - 1)遗传因素:恶性肿瘤具有遗传倾向,如肝癌、乳腺癌、胃癌等。
  - 2)内分泌因素:某些激素与肿瘤发生有关,如雌激素和催乳素与乳腺癌有关等。
  - 3)免疫因素:先天或后天免疫缺陷者、长期使用免疫抑制剂者,恶性肿瘤发生率较高。
  - 4)心理、社会因素。

3. **发生发展** 包括癌前期、原位癌、浸润癌三个阶段。原位癌指癌细胞局限于上皮层。

4. **肿瘤的分化** 分为高分化、中分化、低分化(未分化)三类。分化程度越高,细胞形态越接近正常,则恶性程度越低,预后较好。

5. **转移途径**
- (1)直接蔓延:为肿瘤细胞向与原发灶相连的组织扩散生长。
- (2)淋巴转移:是癌的主要转移途径。
- (3)血循转移:是肉瘤的主要转移途径。
- (4)种植转移:肿瘤细胞脱落后在体腔或空腔脏器内生长。

**二、临床表现**

1. **局部表现**
- (1)*肿块:常是最早表现。良性肿瘤生长缓慢,呈膨胀性生长,肿块表面光滑,质软或韧,能活动,边界清楚。恶性肿瘤肿块生长迅速,边界不清,表面不光滑,质硬,活动度小或固定。
- (2)疼痛:良性肿瘤一般无疼痛。恶性肿瘤早期不明显,如压迫神经、阻塞、膨胀等会引起较明显的疼痛。晚期肿瘤疼痛常难以忍受。
- (3)溃疡:恶性肿瘤因生长过快,血供不足而继发坏死,形成溃疡。
- (4)出血:由于肿瘤组织发生破溃、侵蚀血管可致出血。
- (5)梗阻:肿瘤可堵塞空腔器官或压迫邻近器官导致梗阻。
- (6)浸润与转移表现:良性肿瘤不发生转移。恶性肿瘤可有区域淋巴结及远处器官的转移,可出现相应的表现。

2. **全身表现** 早期恶性肿瘤多无明显的全身表现。肿瘤晚期,患者出现全身衰竭,呈现恶病质。

3. **肿瘤分期**
- (1)临床分期:早、中、晚三期。
- (2)*TNM分期:T表示原发肿瘤;N表示区域淋巴结;M表示远处转移。

三、辅助检查

1. 实验室检查
- （1）血、尿及粪便常规检查：胃癌患者可伴贫血及大便潜血。大肠癌可有黏液血便或大便潜血试验阳性；泌尿系统肿瘤常见血尿。恶性肿瘤患者常伴血沉加快。
- （2）血清学检查：肿瘤标志物测定可作为辅助诊断，如癌胚抗原（CEA）用于大肠癌预后判断，甲胎蛋白（AFP）对原发性肝癌诊断特异性很高。

2. 影像学检查　应用X线、超声波、放射性核素、计算机断层扫描（CT）、磁共振成像（MRI）等方法所得成像，可定位诊断，检查肿块的数量、位置、形态与大小。

3. 内镜检查　因其可直视观察肿块形态，同时还能进行组织活检等病理学检查，故常为空腔器官等部位病变的首选检查项目。

4. 病理学检查　*是目前确定肿瘤性质最直接、最可靠的方法，包括细胞学检查和组织学检查。

四、治疗要点　治疗原则：以手术治疗为主，结合化疗、放疗等综合治疗。

1. 手术治疗　*手术切除是最有效的治疗方法。
- （1）根治手术：包括原发肿瘤所在器官的部分或全部，连同周围正常组织和区域淋巴结整块切除。
- （2）扩大根治术：在根治术的基础上适当切除附近器官及区域淋巴结。
- （3）对症手术或姑息手术：以手术解除或减轻症状。

2. 化学疗法　简称化疗，常作为中晚期恶性肿瘤综合治疗中的主要方法。
- （1）药物分类：细胞毒素类药、抗代谢类、抗生素类、生物碱类、激素类、分子靶向药等。
- （2）给药方式：①全身用药，静脉滴注、口服、肌内注射等；②局部用药，肿瘤内注射、腔内注射、局部涂抹、局部灌注，有利于增高药物在肿瘤局部的浓度；③介入治疗，动脉插管化疗或动脉插管栓塞加化疗，在肝癌中应用较多。

3. 放射疗法　简称放疗。
- （1）放疗敏感性分类
  - 1）高度敏感：分化程度低、代谢旺盛的癌细胞对放射线高度敏感，如淋巴造血系统肿瘤、性腺肿瘤、多发性骨髓瘤等。
  - 2）中度敏感：如基底细胞癌、鼻咽癌、乳腺癌、食管癌等。
  - 3）低度敏感：如胃肠道腺癌、软组织及骨肉瘤等，放疗效果不佳。
- （2）放疗禁忌证
  - 1）晚期肿瘤，伴严重贫血、恶病质者。
  - 2）外周血白细胞计数低于$3.0 \times 10^9$/L，血小板计数低于$80 \times 10^9$/L。
  - 3）合并各种传染病，如活动性肝炎、活动性结核者。
  - 4）心、肺、肾、肝等功能严重不全者。
  - 5）接受放疗的组织器官已有放射性损伤者。
  - 6）经足量放疗后近期内复发者。

4. 生物治疗　包括免疫治疗与基因治疗两大类。

5. 中医中药治疗　配合化疗、放疗或手术后治疗。

6. 内分泌治疗　某些肿瘤的发生和发展与体内激素水平密切相关，可进行内分泌治疗。

五、护理诊断/问题

1. 焦虑/恐惧　与对恶性肿瘤的恐惧和对疗效的担忧有关。
2. 营养失调：低于机体需要量　与恶性肿瘤消耗营养和放疗、化疗后胃肠功能受影响有关。
3. 疼痛　与肿瘤压迫或侵犯组织和神经有关。
4. 潜在并发症：感染、骨髓抑制、静脉炎等。

六、护理措施

1. 心理护理　*肿瘤患者一般会产生下列5期心理反应。
- （1）震惊、否认期：患者怀疑诊断的可靠性，辗转就医、咨询。应给予情感上的支持和生活上的关心。
- （2）愤怒期：患者愤怒、烦躁、不满，常迁怒于亲属和医务人员。应通过交谈和沟通，尽量诱导患者表达自身感受，介绍治疗成功的经验，引导患者正视现实。
- （3）磋商（协议）期：为"讨价还价"的阶段，有良好的遵医行为，常遍访名医、寻求偏方，祈求延长生命。应维护患者的自尊，兼顾身心需要，提供心理护理。

1. 心理护理 *肿瘤患者一般会产生下列5期心理反应。

    （4）抑郁期：当治疗效果不理想、病情恶化、疼痛难忍、肿瘤复发，患者常会感到绝望无助，对治疗失去信心。表现为悲伤抑郁、沉默寡言、黯然泪下，甚至有自杀的倾向。应给予更多关爱和抚慰，鼓励家人陪伴，满足其需求。

    （5）接受期：患者接受事实，心境变得平和。晚期常处于消极被动、平静、无望的心理状态。应加强与患者的交流，尊重其意愿，满足其需求，尽可能提高其生活质量。

2. 一般护理 加强营养支持，给予高热量、高蛋白、高维生素、清淡、易消化饮食。不能经口进食者，给予静脉补充。

3. 疼痛护理

    （1）放松疗法：保持环境安静舒适，通过音乐、松弛疗法等缓解疼痛。

    （2）有效控制疼痛：根据肿瘤疼痛程度按阶梯给药；口服给药是首选的给药途径；按时给药；用药剂量个体化；评估止痛效果。

    （3）晚期肿瘤疼痛的三级阶梯镇痛方案：①一级止痛，轻度疼痛者选用非麻醉性镇痛药；②二级止痛，中度持续性疼痛者使用弱阿片类麻醉剂；③三级止痛，强烈持续性疼痛者使用强阿片类麻醉剂。

4. 手术治疗的护理

    （1）术前准备

        1）做好术前常规护理。

        2）对手术会造成机体功能、形象改变者，作好必要性和重要性的解释。

        3）护理操作动作轻柔，以防刺激肿瘤导致癌细胞扩散。

    （2）术后护理

        1）一般护理：正确安置术后体位，加强引流管和切口护理，加强皮肤和口腔护理。

        2）观察病情：术后每15～30分钟观察一次生命体征、神志、尿量等，病情稳定后改为1～2小时监测一次。

        3）活动与营养支持：患者生命体征稳定后，鼓励患者翻身等床上运动，病情许可后，及早下床活动。胃肠功能恢复后，指导患者进食高营养易消化的食物。

        4）重视器官残障和身体形象改变的护理，指导功能锻炼，训练自理能力。

5. 化疗的护理 化疗常见不良反应及其护理（护士的化疗防护措施，见《护理学基础》）。

    （1）*组织坏死和静脉炎

        1）保护静脉：药物现配现用，稀释至要求的浓度；长期静脉化疗，应有计划地使用静脉；妥善固定针头，确保针在血管内；注射完抗肿瘤药后，再注入生理盐水5～10ml。

        2）化疗药物外漏：立即停止给药，保留针头，接空注射器回抽溢出的药物，局部注射解毒剂后拔针，冷敷24小时（图11-1）。

        3）静脉炎：局部热敷、理疗、外用可的松软膏。

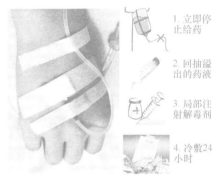

1. 立即停止给药

2. 回抽溢出的药液

3. 局部注射解毒剂

4. 冷敷24小时

◦◦◦ 图11-1 化疗药液外漏护理 ◦◦◦

    （2）胃肠道反应：多饮水；给予清淡、易消化、富含维生素的饮食；使用镇静止吐药物。

    （3）骨髓抑制：*每周检查血常规，当白细胞降至$3.0 \times 10^9/L$、血小板降至$80 \times 10^9/L$时须暂停化疗；加强营养，保护性隔离，预防交叉感染；给予升血细胞药物；观察有无出血倾向和感染表现。

    （4）口腔黏膜反应：化疗期间多饮水，减轻药物对黏膜的刺激。保持口腔清洁，做好口腔护理。

    （5）皮肤反应：出现斑丘疹，可涂聚维酮碘（碘伏），防破溃感染。

    （6）脱发：为可逆反应。化疗前头置冰帽至用药后10分钟，可减轻脱发。

    （7）其他：如肝肾功能损害等。

6.放疗的护理

（1）放疗前护理（照射野护理）：做好照射野器官护理，如头颈部化疗者，治疗牙龈炎，拔除龋齿等；做好照射定位标志。

（2）放疗反应护理

1）局部反应

A.皮肤反应：Ⅰ度反应（干反应），出现红斑、烧灼和刺痒感、脱屑，外用薄荷淀粉或羊毛脂止痒。Ⅱ度反应（湿反应），高度充血、水肿，有渗液、糜烂，可涂2%甲紫或氢化可的松霜剂，采用暴露疗法。Ⅲ度反应，溃疡形成，难以愈合，加强换药。放疗期间应注意：照射野皮肤忌摩擦、搔抓、粗毛巾搓擦；保持清洁，禁用肥皂，禁用乙醇、碘酒等涂擦；穿柔软的棉质衣服；皮肤有脱屑时，禁撕脱；照射野皮肤避免阳光直射。

B.黏膜反应：表现为充血、水肿、黏膜白斑、出血点等。加强局部清洁护理，如口腔含漱、雾化吸入、眼鼻滴药、阴道冲洗等。

C.照射器官反应：如放射性肺纤维变、放射性肠炎、放射性膀胱炎等。密切观察，给予相应护理，必要时暂停放疗。

2）全身反应：①骨髓抑制，护理同化疗；②头晕、乏力、厌食、恶心、呕吐等症状，照射后平卧半小时，多喝水，补充维生素B类药物，对症处理。

## 七、健康指导

1.疾病知识指导　后续检查、治疗、护理、康复等知识。

2.功能锻炼　指导并鼓励患者学会重建器官的功能锻炼，尽早适应社会及身体功能改变。

3.肿瘤的三级预防

（1）*一级预防：病因预防，消除或减少可能致癌的因素，降低发病率。

（2）*二级预防：早发现、早诊断、早治疗，如对高发地区及高危人群定期普查、治疗癌前期变等。

（3）*三级预防：康复预防，提高生存质量，减少痛苦，延长生命。

一级预防除病因，二级预防重"三早"，三级预防对疾病，肿瘤预防强于治。

要点回顾

1.恶性肿瘤的转移方式有哪些？
2.恶性肿瘤患者常见的心理反应可分为哪几期？
3.恶性肿瘤三级阶梯镇痛方案是怎样的？
4.肿瘤化疗的常见不良反应有哪些？化疗药液外漏、静脉炎如何护理？
5.肿瘤三级预防有哪些内容？

---

★　☆　**模拟试题栏——识破命题思路,提升应试能力**　☆　★

---

## 一、专业实务

A₁型题

1.肿瘤是机体组织细胞的（　　）
　A.变性坏死　　　B.功能改变
　C.炎症反应　　　D.异常增生
　E.再生

2.肿瘤的恶性程度取决于（　　）
　A.部位`　　　　B.大小
　C.形态　　　　D.生长方式

　E.分化程度

3.下列哪项是来源于间叶组织的肿瘤（　　）
　A.白血病　　　　B.骨肉瘤
　C.恶性黑色素瘤　D.恶性神经鞘瘤
　E.恶性畸胎瘤

4.良性肿瘤的性质 不包括（　　）
　A.生长速度较慢　B.有完整包膜
　C.呈浸润性生长　D.无转移
　E.一般不危及生命

5. 患者,男,65岁。胃癌晚期,意志消沉,对治疗失去信心。该患者的心理反应属于(　　)
   A. 否认期　　　　　B. 愤怒期
   C. 协议期　　　　　D. 忧郁期
   E. 接受期

6. 患者,男,50岁。原发性肝癌。与该病的发生关系最密切的是(　　)
   A. 胆道感染　　　　B. 肝炎后肝硬化
   C. 酒精性肝硬化　　D. 血吸虫性肝硬化
   E. 肝脏良性肿瘤

7. 患者,男,53岁。疑为肺癌,为明确诊断行纤维支气管镜检查,术中钳取活组织行病理检查。其恶性程度最高的一种组织类型是(　　)
   A. 鳞状上皮细胞癌　B. 小细胞未分化癌
   C. 大细胞未分化癌　D. 腺癌
   E. 肺泡癌

8. 患者,女,46岁。右侧乳房外上象限肿块,直径3cm,与皮肤粘连并有表面溃疡,同侧腋窝可触及淋巴结融合成团。其发生溃疡的主要原因是(　　)
   A. 血管分布少
   B. 无包膜易被破坏
   C. 生长迅速致血供不足
   D. 肿瘤分泌血管破坏性物质
   E. 继发感染

9. 患者,男,54岁。刺激性干咳,痰中带血丝3个月,初步诊断为肺癌。下述有关肺癌的病因中,属于外源性因素的是(　　)
   A. 家族史　　　　　B. 内分泌异常
   C. 长期使用免疫抑制剂
   D. 长期吸烟　　　　E. 精神刺激

10. 患者,男,50岁。无痛性血尿2个月,初步怀疑膀胱癌。以下哪项检查可助确诊(　　)
    A. CT检查　　　　　B. B超检查
    C. X线造影　　　　 D. MRI显像
    E. 活组织病理检查

11. 患者,女,42岁。左侧乳房外上象限无痛性肿块,质硬,活动度小,同侧腋窝扪及黄豆大小淋巴结2枚,能推动。诊断乳腺癌T₂N₁M₀。其中,N表示的是(　　)
    A. 生存率　　　　　B. 淋巴结
    C. 恶性程度　　　　D. 肿瘤大小
    E. 远处转移

12. 患者,男,56岁。食管癌,行放射治疗。治疗期间,最重要的观察项目是(　　)

A. 口腔黏膜　　　　B. 食欲状况
C. 恶心呕吐　　　　D. 皮肤损害
E. 血白细胞和血小板计数

(13～15题共用题干)

患者,男,62岁,退休工人。肛门坠胀、排便不尽、粪便表面带黏液脓血1个月。查体:消瘦,贫血貌。诊断为直肠癌。

13. 患者行直肠癌根治术,术后化疗。化疗前与患者沟通,最重要的内容是(　　)
    A. 健康教育　　　　B. 评估血管
    C. 保护血管　　　　D. 血液检验指标正常
    E. 告知患者,并要求签署化疗同意书

14. 在化疗过程中,经血常规检查,白细胞低于____应遵医嘱停止化疗。(　　)
    A. $1.0 \times 10^9$/L　　B. $2.5 \times 10^9$/L
    C. $3.0 \times 10^9$/L　　D. $3.5 \times 10^9$/L
    E. $4.0 \times 10^9$/L

15. 经周围静脉化疗7天后,沿静脉走向出现条索状发红、触痛,考虑发生了静脉炎。下列处理不正确的是(　　)
    A. 更换穿刺部位　　B. 红外线理疗
    C. 热敷　　　　　　D. 24小时内冷敷
    E. 外涂可的松软膏

## 二、实践能力

16. 肿瘤细胞分化程度越高,说明(　　)
    A. 恶性程度越高　　B. 转移越早
    C. 恶性程度越低　　D. 对放射治疗敏感
    E. 预后越差

17. 有关恶性肿瘤特征的描述,下列不正确的是(　　)
    A. 肿块固定、不活动　B. 表面凹凸不平
    C. 早期出现剧烈疼痛　D. 质地坚硬
    E. 边界不清楚

18. 恶性肿瘤最早出现的常见症状是(　　)
    A. 疼痛　　　　　　B. 肿块
    C. 出血　　　　　　D. 溃疡
    E. 梗阻

19. 属于肿瘤二级预防的措施是(　　)
    A. 指导高危人群定期体检
    B. 控制环境污染　　C. 防止日光暴晒
    D. 戒烟　　　　　　E. 癌症患者镇痛

20. 王护士在为胃癌患者静脉注射化疗药物时,患者

感到局部疼痛、肿胀,回抽无回血。禁忌的处理是
( )
A. 立即停止给药
B. 接空注射器回抽溢出的药液
C. 用解毒剂局部封闭
D. 早期热敷
E. 更换注射部位

21. 患者,男,62岁。因结肠癌入院,情绪比较激动,要求医生尽快为其复查,并反复说"我身体一直很好,一定是搞错了"。患者此时的心理反应处于
( )
A. 否认期
B. 愤怒期
C. 协议期
D. 忧郁期
E. 接受期

22. 患者,男,55岁。原发性肝癌晚期,肝区持续胀痛再次入院。对该患者的护理,下述哪项不正确( )
A. 保持环境安静、卧床休息
B. 清淡易消化饮食
C. 止痛剂用药剂量个体化
D. 限制止痛剂使用,防止成瘾依赖
E. 按医嘱给止痛药,无论给药时患者是否疼痛

23. 患者,女,40岁。甲状腺癌,拟行肿瘤根治术。术前准备中,正确的是( )
A. 向患者告知手术可能的并发症
B. 常规做好颈前部的剃毛备皮
C. 术前禁食禁饮1天
D. 常规留置胃管
E. 指导患者训练颈仰卧位

24. 患者,男,49岁。原发性肝癌晚期。化疗期间,患者顽固性呕吐、厌食。不正确的护理措施是( )
A. 化疗期间多饮水
B. 餐后实施化疗给药
C. 少油腻、易消化饮食
D. 补充B族维生素
E. 使用镇静止吐药物

A$_3$/A$_4$型题
(25、26题共用题干)
患者,女,40岁,公司业务经理。右侧乳腺癌,需要行根治术,表现为抑郁、不思饮食、失眠、独自哭泣。与其交谈时,患者说:孩子还小、需要照顾,担心治疗效果,担心将来工作等。

25. 该患者当前主要的护理诊断是( )
A. 绝望
B. 自我形象紊乱
C. 焦虑
D. 恐惧
E. 睡眠型态紊乱

26. 目前宜采取的护理措施是( )
A. 教育、安慰
B. 调整饮食
C. 同情、体贴
D. 经常巡视
E. 用镇静剂

(27~30题共用题干)
患者,男,67岁。进行性吞咽困难3个月,诊断为颈段食管癌晚期。查体:消瘦,贫血貌,血白细胞4.2×10$^9$/L,红细胞3.5×10$^{12}$/L,血小板120×10$^9$/L。行放射治疗。

27. 在放疗前后,对该患者的护理下列哪项是不正确的( )
A. 先治疗口腔疾患,拔除龋齿
B. 鼓励患者高营养饮食及多饮水
C. 照射后鼓励患者早下床活动
D. 保护照射部位以外的部位
E. 经常观察血常规变化

28. 放疗1个疗程后,患者颈部照射野皮肤出现红斑、刺痒、脱屑。其皮肤反应是( )
A. I度
B. Ⅱ度
C. Ⅲ度
D. 正常反应
E. 慢性皮肤反应

29. 对该患者当前的照射野皮肤反应,正确的护理措施是( )
A. 温水浸浴、热敷、理疗
B. 避免日光直射
C. 保持清洁,适时用中性肥皂清洗
D. 局部用75%乙醇消毒
E. 外涂2%甲紫溶液

30. 放疗后,关于食管的护理不正确的是( )
A. 温凉细软饮食或流汁饮食
B. 餐后饮水冲洗食管
C. 口服片剂需碾成粉后再服用
D. 留置胃管鼻饲,加强营养
E. 观察吞咽、呛咳、出血情况

(杨建芬)

# 第12章 颅脑疾病患者的护理

## 第1节 颅内压增高患者的护理

**一、概述**

1. 颅内压正常值 70～200mmH₂O(0.7～2.0kPa)。

正常值应为 $70\sim200mmH_2O$($0.7\sim2.0kPa$)。

2. *颅内压增高 颅内压持续高于200mmH₂O(2.0kPa),超过颅腔可代偿的范围,出现头痛、呕吐和视神经乳头水肿三大症状。

$$颅内压增高\ 颅内压持续高于200mmH_2O(2.0kPa)$$

**二、病因**

1. 颅内容物体积或量的增加 脑水肿是最常见的原因。
2. 颅内占位性病变 如颅内血肿、脑肿瘤、脑脓肿等使颅腔空间相对变小。
3. 颅腔容积缩小 颅骨凹陷性骨折、狭颅畸形等使颅腔空间缩小。

**三、病理生理** 颅内压增高→脑血流量减少→脑缺血缺氧→脑水肿→加重颅内压增高。当颅内压增高到一定程度时,尤其是占位性病变使颅内各分腔之间的压力不均衡,使一部分脑组织通过生理间隙从高压区向低压区移位,形成脑疝。脑疝是颅内压增高的危急并发症和导致死亡的主要原因。

**四、临床表现**

1. *颅内压增高三主症 头痛、呕吐、视神经乳头水肿。
   - (1)头痛:最常见症状,以晨起和晚间多见,多位于前额和颞部。随颅内压增高而加重,咳嗽、用力、低头时加重。
   - (2)呕吐:呈喷射状,与进食无关。呕吐后头痛可有缓解。
   - (3)视神经乳头水肿:是颅内压增高的重要客观体征。

2. 意识障碍 嗜睡、反应迟钝、昏睡、昏迷。

3. 生命体征变化
   - (1)*颅内高压代偿期:呼吸慢而深,脉搏慢而有力,血压高,脉压大("二慢、一高"),称库欣(Cushing)反应。
   - (2)颅内高压失代偿期:呼吸浅促、不规则,脉搏细速,血压下降("二快、一低")。

Cushing(库欣)反应:"二慢、一高"(呼吸慢、脉搏慢、血压高)。

4. *脑疝
   - (1)小脑幕切迹疝:小脑幕上方颞叶海马旁回、钩回通过小脑幕切迹向幕下移位。
     - 1)颅内压增高表现。
     - 2)进行性意识障碍。
     - 3)*患侧瞳孔先缩小,继之散大,对光反射减弱或消失,对侧肢体瘫痪。
   - (2)枕骨大孔疝:小脑扁桃体及延髓经枕骨大孔向椎管移位。
     - 1)剧烈头痛(枕后部为甚),频繁呕吐,颈项强直。
     - 2)*生命体征紊乱出现较早,早期可突发呼吸骤停而死亡。
     - 3)*意识障碍出现较晚。

**五、辅助检查**

1. 腰椎穿刺 *可引发脑疝(枕骨大孔疝),颅内压增高明显者禁忌腰穿。
2. 影像学检查 包括头颅X线摄片、CT及MRI。*CT是诊断颅内占位性病变的首选辅助检查。

六、治疗要点

1. 病因治疗 是最根本的治疗方法。
- （1）颅内占位性病变：争取手术切除。
- （2）脑积水者：行脑脊液分流术。
- （3）*颅内压增高引起急性脑疝：紧急手术处理。

2. 降低颅内压治疗 限制液体入量,应用脱水剂和糖皮质激素,冬眠低温疗法等。

3. 抗感染治疗。

七、护理诊断/问题

1. 组织灌流量改变 与颅内压增高,脑血流量下降有关。
2. 急性疼痛 与颅内压增高有关。
3. 有体液不足的危险 与频繁呕吐和应用脱水剂有关。
4. 潜在并发症:脑疝。

八、护理措施

1. 一般护理
- （1）体位:*床头抬高15°～30°的斜坡卧位,以利于颅内静脉回流,减轻脑水肿。昏迷患者取侧卧位或头偏向一侧,以便于呼吸道分泌物排出。
- （2）给氧:持续或间断吸氧,以改善脑缺氧。
- （3）生活护理:昏迷躁动者切忌强制约束,以免患者挣扎致颅内压增高。做好皮肤护理、大小便护理等。

2. 病情观察 *观察意识、瞳孔、生命体征、肢体功能（图12-1）。
- （1）意识:格拉斯哥昏迷计分法（GCS）,评定睁眼、语言及运动反应。最高15分,表示清醒,8分以下为昏迷,最低3分。
- （2）瞳孔:大小、形状、对光反应。颅内压增高患者出现患侧瞳孔先小后大,对光反射迟钝或消失,对侧肢体瘫痪,提示发生小脑幕切迹疝。
- （3）生命体征。
- （4）肢体功能。

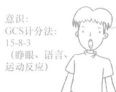

意识:
GCS计分法:
15-8-3
（睁眼、语言、运动反应）

瞳孔:
大小、形状、对光反应

肢体功能:
自主活动、肌力、病理征

生命体征测量:
有无Cushing反应

⊙⊙ 图12-1 颅内压增高患者的观察要点 ⊙⊙

3. 防止颅内压骤然升高
- （1）卧床休息,不能坐起,避免情绪激动。
- （2）避免颅内压增高的诱因:避免剧烈咳嗽、用力排便等使胸内压、腹内压增高的因素。便秘者,可用缓泻剂或低压灌肠,*避免高压大量灌肠。
- （3）保持呼吸道通畅。
- （4）控制癫痫发作。

**人工冬眠低温疗法步骤:实行治疗"先用药后用冷";停止治疗"先停冷后停药"。**

4. 治疗配合
- （1）控制液体摄入量:*每日液体入量不超过2000ml,其中生理盐水不超过500ml。保持每日尿量不少于600ml,控制输液速度。
- （2）脱水疗法的护理:*20%甘露醇250ml,在15～30分钟内静脉滴完。呋塞米20～40mg,静脉注射。可重复使用。
- （3）糖皮质激素治疗的护理:常用地塞米松5～10mg,静脉注射,降低毛细血管通透性,防治脑水肿和颅内压增高。*注意防止感染、应激性溃疡、高血糖。

4. 治疗配合
　　(4) 冬眠低温疗法的护理
　　　　*1) 步骤：先予冬眠药物，后行物理降温。降温速度以每小时降1℃为宜，体温降至肛温32～34℃为理想。冬眠低温疗法一般持续3～5日。停止治疗时，先停物理降温，再逐渐停冬眠药物。
　　　　2) 注意事项
　　　　　　A. 观察和记录体温、脉搏、呼吸、血压。
　　　　　　B. 观察受冷处皮肤和肢体末端血液循环情况，定时按摩，防止冻伤。
　　　　　　C. 调整和控制冬眠药物的静脉滴注速度，防止体温波动过大。
　　　　　　D. 定时翻身、拍背，防止肺部并发症，动作要轻、缓、稳，*防止直立性低血压。

　　(5) 对症护理
　　　　1) 高热：及时有效降温。
　　　　2) 头痛：*禁用吗啡、哌替啶，以免抑制呼吸。躁动者寻找原因，遵医嘱给予镇静剂。
　　　　3) 呕吐：防止误吸。
　　　　4) 尿潴留：诱导排尿无效者，导尿。大小便失禁者做好皮肤护理。

　　(6) 脑疝的急救护理
　　　　1) 快速静脉滴注脱水剂（20%甘露醇），可同时使用地塞米松、呋塞米。
　　　　2) 保持呼吸道通畅，吸氧，必要时气管插管、辅助呼吸。
　　　　3) 紧急做术前准备。
　　　　4) 密切观察意识、瞳孔、生命体征变化。

　　(7) 脑室引流患者的护理
　　　　1) 妥善固定：*引流管开口高于侧脑室平面10～15cm，以维持正常的颅内压。
　　　　2) 控制引流速度和量：*引流量每日不超过500ml。
　　　　3) 保持引流通畅：阻塞要寻找原因。阻塞时可挤压引流管，或在无菌操作下用注射器抽吸，*切不可冲洗。
　　　　4) 观察脑脊液的引流量、颜色、性状。
　　　　5) 严格无菌操作，每日更换引流袋，更换时先夹住引流管，防止空气和脑脊液反流。
　　　　6) 引流时间一般为1～2周，开颅术后脑室引流不超过3～4天。拔管前先试夹管1～2天。

5. 心理护理

九、健康指导
1. 尽量避免颅内压增高的因素。
2. 如有头痛、呕吐、视力变化等，及时就诊。
3. 遗留神经系统功能障碍者，进行康复训练。

**要点回顾**

1. 颅内压增高的"三主征"、生命体征变化有哪些？GCS如何评定？
2. 脑疝如何形成？两类脑疝的临床特点分别有哪些？脑疝的急救护理措施有哪些？
3. 常用脱水剂有哪些？如何正确使用？糖皮质激素的作用与不良反应分别有哪些？
4. 如何防止颅内压骤升？
5. 人工冬眠低温疗法的步骤、常见并发症有哪些？

## 第 2 节　颅脑损伤患者的护理

一、头皮损伤
(一) 概述　头皮损伤是最常见的颅脑损伤，包括头皮血肿、头皮裂伤和头皮撕脱伤。
(二) 临床表现
　　1. 头皮血肿
　　　　(1) 皮下血肿：较小、局限，张力大，疼痛，无波动感。
　　　　(2) 帽状腱膜下血肿：血肿大，易弥散，甚至充满整个帽状腱膜下层，触诊有波动感。
　　　　(3) 骨膜下血肿：血肿局限于某一颅骨，以骨缝为界。

（二）临床表现
 2.头皮裂伤　出血较多,不易自止,可致失血性休克。
 3.头皮撕脱伤　是最严重的头皮损伤,常自帽状腱膜下层或连同颅骨骨膜一并被撕脱。常因疼痛和出血而发生休克。

（三）治疗要点
 1.头皮血肿　*较小血肿加压包扎,早期冷敷,24小时后热敷。较大血肿行穿刺抽出积血,并加压包扎、抗感染。
 2.头皮裂伤　立即加压包扎止血,*24小时内清创缝合(最佳清创缝合时间是伤后6～8小时内)。
 3.头皮撕脱伤　加压包扎、控制出血、止痛、防治休克。完全撕脱的头皮不作任何处理,用无菌敷料包裹,隔水放置于有冰块的容器内随患者一同迅速送至医院。

（四）护理诊断/问题
 1.急性疼痛　与损伤有关。
 2.组织完整性受损　与损伤有关。
 3.潜在并发症:感染、休克。

（五）护理措施
 1.一般护理　注意休息,加强营养支持。
 2.病情观察　观察神志、生命体征、瞳孔、尿量,有无休克及颅脑损伤发生,观察血肿和伤口情况。
 3.配合治疗护理　止血、加压包扎,清创缝合,预防感染,镇静止痛,防治休克。

二、颅骨骨折

（一）分类
 1.根据骨折部位　分颅盖骨折和颅底骨折。
 2.根据骨折形态　分线形骨折、凹陷骨折。
 3.根据骨折与外界是否相通　分开放性骨折、闭合性骨折。

（二）临床表现
 1.颅盖骨折
  （1）线形骨折:多见。伤处压痛、肿胀,常伴骨膜下血肿。
  （2）凹陷骨折:局部可扪及下陷区,可致脑损伤,出现偏瘫、失语、癫痫等神经定位症状。
 2.颅底骨折　*主要表现为皮下和黏膜下淤血、脑脊液漏、脑神经损伤(表12-1)。

**\*表12-1　颅底骨折的临床表现**

| 部位 | 脑脊液漏 | 瘀斑部位 | 脑神经损伤 |
|---|---|---|---|
| 颅前窝 | 鼻漏 | 眶周、球结膜下("熊猫眼"征) | 嗅神经、视神经 |
| 颅中窝 | 鼻漏或耳漏 | 咽黏膜下,乳突区皮下(Battle征) | 面神经、听神经 |
| 颅后窝 | 胸锁乳突肌 | 乳突后、枕下区皮下 | 第9～12对脑神经 |

（三）辅助检查
 1.颅盖骨折　头颅摄片或CT检查有确诊价值。
 2.颅底骨折　颅底骨折的诊断主要依据是临床表现,*诊断颅底骨折最可靠的临床表现是脑脊液漏。

（四）治疗原则
 1.颅盖骨折
  （1）单纯线形骨折:无须特殊处理,但需注意有无继发颅内血肿等并发症的可能。
  （2）凹陷性骨折
   （1）凹陷不深,范围小者,一般不需处理。
   （2）手术指征:*骨折凹陷直径>5cm,深度>1cm,兼有脑受压症状或颅内压增高表现;开放粉碎性凹陷骨折。
 2.颅底骨折
  （1）颅底骨折本身无需特殊处理。
  （2）*合并脑脊液漏:重点预防颅内感染。取头高卧位,不可堵塞或冲洗鼻腔和外耳道,不做腰穿,避免用力排便及打喷嚏,同时使用TAT和抗生素预防感染。
  （3）手术指征:脑脊液漏超过1个月不自行愈合;压迫脑神经。

（五）护理诊断/问题
 1.急性疼痛　与创伤、颅骨骨折有关。
 2.有感染的危险　与脑脊液漏有关。
 3.潜在并发症:颅内出血、颅内压增高。

（六）护理措施　*重点是脑脊液漏的护理,防治颅内感染。

1. *取半卧位,头偏向患侧。

2. 保持外耳道、鼻腔、口腔清洁:每日2次消毒,棉球不可过湿,以免液体逆流至颅内。

3. 观察记录脑脊液漏出量:在鼻、耳道口放置干棉球吸附脑脊液,估计漏出量。

4. *避免颅内压骤升降:避免剧烈咳嗽、打喷嚏、擤鼻涕、屏气、用力排便等。禁忌作腰椎穿刺。

5. *禁止经耳鼻进行护理操作:禁止经鼻腔置胃管、吸痰、鼻导管给氧,禁止耳腔、耳道填塞、冲洗和滴药。告知患者勿挖耳、抠鼻。

6. 遵医嘱给予抗生素、TAT。

 脑脊液漏护理:抬高床头封漏口,清洁耳鼻防逆流;避免颅压骤升降,禁经耳鼻行操作。

三、脑损伤

（一）分类
1. 根据脑组织是否与外界相通　分为开放性损伤、闭合性损伤。
2. 根据病理改变的先后　分为原发性脑损伤(如脑震荡、脑挫裂伤)、继发性脑损伤(如脑水肿、颅内血肿)。

（二）临床表现

1. 脑震荡　一过性脑功能障碍,*无器质性病理改变。
（1）*伤后立即出现短暂的意识障碍:持续一般不超过30分钟。
（2）*逆行性遗忘。
（3）*神经系统检查、脑脊液检查及CT检查无阳性发现。
（4）常伴轻度头痛、头晕、恶心、呕吐等症状。

2. 脑挫裂伤　为脑实质性损伤,分为挫伤和裂伤。
（1）*意识障碍:是脑挫裂伤最突出的表现,常超过30分钟。
（2）局灶症状与体征:如失语、失聪、锥体束征、偏瘫等。
（3）颅内压增高和脑疝表现:生命体征紊乱、颅内高压"三主征"。
（4）脑干损伤:是脑挫裂伤中最严重的特殊类型,双侧瞳孔大小不定。
（5）脑膜刺激征:合并蛛网膜下腔出血时,有剧烈头痛、颈项强直、病理反射阳性、脑脊液检查有红细胞。

3. 颅内血肿　按血肿部位分为硬脑膜外、硬脑膜下和脑内血肿。
（1）硬脑膜外血肿
1）意识障碍:*典型表现为中间清醒期(原发性昏迷—清醒—继发性昏迷)。
2）颅内压增高及脑疝表现,*血肿同侧瞳孔先缩小后进行性散大,对侧肢体瘫痪。
（2）硬脑膜下血肿:*是最常见的颅内血肿,表现为持续昏迷或昏迷进行性加重,较早出现颅内压增高及脑疝症状。
（3）脑内血肿:进行性加重的意识障碍;局灶症状与体征。

（三）辅助检查
1. 脑脊液检查　脑挫裂伤者脑脊液检查常有红细胞。
2. 其他　*CT是目前最常用的检查方法。CT、MRI可显示脑损伤的部位和范围;脑血管造影对颅内血肿有定位意义。

（四）治疗要点
1. 脑震荡　一般无需特殊处理,卧床休息1～2周,对症处理。
2. 脑挫裂伤　主要是预防和处理并发症。
（1）保持呼吸道通畅,给氧。
（2）用药护理:脱水剂、抗生素、支持疗法。
（3）处理高热、癫痫和防治消化道出血等。
（4）继发颅内血肿或脑疝,需紧急手术。
3. 颅内血肿　根据血肿大小、部位等,采取手术或保守治疗。

（五）护理诊断/问题
1. 清理呼吸道无效　与患者意识障碍有关。
2. 有废用综合征的危险　与患者意识障碍、长期卧床有关。
3. 潜在并发症:颅内压增高、脑疝。

|  |  |  |
|---|---|---|

（六）护理措施

1. 现场急救
（1）首先抢救危及生命的伤情，保持呼吸道通畅。
（2）*开放性损伤有脑组织膨出时，在外露的脑组织周围用消毒纱布卷保护，再架空包扎，避免脑组织受压。尽早应用抗生素和TAT。
（3）*禁用吗啡止痛。

2. 一般护理
（1）体位
1）*意识清醒者：斜坡卧位，抬高床头15°～30°，以利于脑静脉回流和减轻脑水肿。
2）昏迷患者或吞咽功能障碍者：取侧卧位或侧俯卧位，防止呕吐物、分泌物误吸。
（2）加强营养支持
1）昏迷者须禁食，早期采用胃肠外营养。
2）*每天输液量为1500～2000ml，其中生理盐水不超过500ml，输液速度不可过快。
3）*每天尿量不少于600ml。
（3）对症护理
1）排尿异常：在无菌操作下导尿或作膀胱造瘘，注意定期训练排尿功能。
2）便秘：应用润滑剂排出大便，保持大便通畅。
3）躁动：*慎用镇静剂，防止坠床等意外伤害，但不可强行约束，以防过分挣扎使颅内压进一步增高。
4）中枢性高热：物理降温，必要时应用冬眠低温疗法。

3. 严密观察病情
（1）*意识：是最重要的观察指标。
1）意识分为清醒、模糊、浅昏迷、昏迷、深昏迷5个阶段。
2）格拉斯哥昏迷计分法（GCS）：*通过睁眼、语言和运动3个方面的反应来判断患者的意识状况。最高为15分，8分以下为昏迷，最低为3分。
（2）瞳孔变化
1）*伤后患侧瞳孔先缩小，继之进行性散大，对光反射减弱或消失，伴对侧肢体偏瘫，提示小脑幕切迹疝。
2）*双侧瞳孔大小多变，对光反射消失，伴眼球运动障碍，常提示脑干损伤。
3）伤后立即出现一侧瞳孔散大，是原发性动眼神经损伤所致。
（3）生命体征：测定顺序为*先呼吸，次脉搏，再血压，出现"二慢一高"，伴进行性意识障碍，是颅内压增高的代偿期表现。
（4）锥体束征：对比检查双侧的肌力、肌张力、感觉和病理反射。

4. *降低颅内压
（1）避免颅内压增高因素：如呼吸道梗阻、高热、咳嗽、癫痫、用力排便等。
（2）应用降低颅内压的药物：高渗脱水剂、利尿剂、肾上腺皮质激素等，是减轻脑水肿、降低颅内压的重要环节。
（3）必要时手术引流减压或清除血肿。

5. 预防并发症　如压疮、关节僵硬、肌肉挛缩、呼吸道和泌尿系感染等。

6. 手术前后护理
（1）紧急手术前的常规准备，手术前2小时内剃净头发，洗净头皮并消毒包扎。
（2）手术后搬动患者前后应观察患者的呼吸、脉搏和血压变化。
（3）小脑幕上开颅手术后，取健侧或仰卧位，避免切口受压。小脑幕下开颅手术后应取侧卧或侧俯卧位。
（4）做好创腔引流管护理。

（七）健康指导
1. 康复训练。
2. 外伤性癫痫等后遗症者，给予用药指导、安全指导。

**要点回顾**

1. 三类颅底骨折的临床表现有哪些？
2. 脑脊液漏患者的护理重点是什么？如何护理？
3. 颅内血肿的分类有哪些？硬脑膜外血肿的典型表现是什么？
4. 脑损伤后如何安置患者体位？
5. 对脑损伤患者的观察要点是什么？

## 第3节　颅内肿瘤患者的护理

**一、概述**　颅内肿瘤约半数为恶性肿瘤。

**二、病因与分类**

1. 原发性肿瘤　*以神经胶质瘤最常见　来源于脑组织、脑膜、脑血管、垂体、脑神经、残余胚胎组织。
2. 继发性肿瘤　颅外其他部位恶性肿瘤转移至颅内。

**三、临床表现**

1. 颅内压增高的症状与体征。
2. 局灶症状与体征：不同部位肿瘤表现各异。脑干等重要部位的肿瘤早期即出现局灶表现，而颅内压增高表现出现较晚。

**四、辅助检查**

1. 影像学检查　*CT和MRI是目前最常用的辅助检查。
2. 血清内分泌激素检查　如垂体腺瘤临床上出现内分泌功能障碍。

**五、治疗要点**　降低颅内压；*手术切除肿瘤是主要的治疗方法，辅以化疗、放疗、中医治疗；晚期患者可采用姑息性手术，以缓解颅内高压。

**六、护理诊断/问题**

1. 头痛　与颅内压增高有关。
2. 潜在并发症：脑疝、颅内出血、癫痫、尿崩症等。

**七、护理措施**

1. 术前护理
   - （1）颅内压增高的护理（参见本章第1节）。
   - （2）预防意外损伤。
   - （3）皮肤准备：术前3天剪短头发，每日洗头，术前2小时剃光头发，肥皂洗头，戴干净帽子。

2. 术后护理
   - （1）一般护理
     - 1）体位：*生命体征平稳后抬高床头15°～30°，利于颅内静脉回流，减轻脑水肿。为患者翻身时，需扶持头部，保持头、颈、躯干呈一直线。
     - 2）饮食护理：术后24小时患者意识清醒，吞咽、咳嗽反射恢复可进流质饮食。昏迷患者可予鼻饲。
   - （2）病情观察
     - 1）生命体征、意识、瞳孔、肢体活动状况。
     - 2）切口敷料、引流情况。
     - 3）有无脑脊液漏。
   - （3）治疗配合
     - 1）保持呼吸道通畅，预防肺部感染。
     - 2）引流管护理：①术后早期，引流袋高度与头部创腔保持一致，以保证创腔内一定的液体压力，可避免脑组织移位；②手术48小时后，引流袋略放低，以引流液体，使脑组织膨出，避免局部积液、颅内压增高；③引流放置3～4日，血性脑脊液转清，即可拔管。
   - （4）术后并发症的观察和护理
     - 1）颅内出血：多发生在术后24～48小时内。
     - 2）癫痫：发作时采取保护性措施，保持呼吸道通畅，防止损伤。
     - 3）尿崩症：垂体腺瘤等手术累及下丘脑影响抗利尿激素分泌所致。尿量每日超过4000ml，尿比重低于1.005。

**八、健康指导**

{
1. 介绍后续治疗的必要性和方法,定期复查。
2. 康复训练。
}

**要点回顾**

1. 颅内肿瘤最常用的辅助检查和治疗方法是什么?
2. 颅内肿瘤手术后如何安置患者体位?
3. 颅内肿瘤手术后常见并发症有哪些?

★ **模拟试题栏——识破命题思路,提升应试能力** ★

**一、专业实务**

$A_1$型题

1. 成人颅内压增高是指颅内压持续高于(　　)
   A. 10mmH$_2$O　　　　B. 100mmH$_2$O
   C. 200mmH$_2$O　　　　D. 100mmHg
   E. 200mmHg

2. 颅内压增高,形成脑疝的主要机制是(　　)
   A. 脑组织水肿
   B. 脑血流量的调节失常
   C. 二氧化碳分压增高
   D. 颅内各分腔之间存在压力差
   E. 脑脊液生理调节作用减退

3. 颅内压增高,继发枕骨大孔疝,是由于(　　)
   A. 小脑扁桃体的移位
   B. 颞叶钩回和海马旁回的移位
   C. 脑桥的移位
   D. 中脑的移位
   E. 脑干的移位

4. 关于GCS计分法,描述错误的是(　　)
   A. 评价依据是睁眼、运动、语言反应
   B. 得分越高意识障碍越重
   C. 最高15分
   D. 最低3分
   E. 可反映大脑皮质和脑干的功能状态

5. 下述情况与开放性颅脑损伤无关的是(　　)
   A. 头皮裂伤　　　　B. 颅底骨折
   C. 脑脊液漏　　　　D. 脑积水
   E. 硬脑膜破裂

6. 头皮血肿蔓延整个头顶,有波动感。考虑血肿部位在(　　)
   A. 皮下血肿　　　　B. 骨膜下血肿
   C. 帽状腱膜下血肿　D. 硬脑膜外血肿
   E. 硬脑膜下血肿

$A_2$型题

7. 患者,男,22岁。从3m高处坠下伤及头部,伤后昏迷40分钟,清醒后诉头痛并呕吐1次。入院后,患者出现颅内压增高,伴随其出现的生命体征应是(　　)
   A. 血压升高,脉搏加快,呼吸急促
   B. 血压升高,脉搏缓慢,呼吸深慢
   C. 血压升高,脉搏加快,呼吸深慢
   D. 血压下降,脉搏缓慢,呼吸深慢
   E. 血压下降,脉搏细速,呼吸急促

8. 患者,男,65岁。颅内占位性病变,头痛逐渐加重,行腰椎穿刺脑脊液检查后,突然呼吸停止,双侧瞳孔直径2mm,逐渐散大,血压下降。该患者可能出现的情况是(　　)
   A. 脑干缺血　　　　B. 脑血管意外
   C. 大脑镰下疝　　　D. 小脑幕切迹疝
   E. 枕骨大孔疝

9. 患者,女,45岁。头部外伤1天,头痛、呕吐,出现颅内压增高。每日补液量控制在(　　)
   A. 总量500～1000ml,其中生理盐水<500ml
   B. 总量1000～1500ml,其中生理盐水<500ml
   C. 总量1500～2000ml,其中生理盐水<500ml
   D. 总量2000～2500ml,其中生理盐水<1000ml
   E. 总量2500～3000ml,其中生理盐水<1000ml

10. 患者,男,43岁。颅脑外伤后第3天,颅内压增高。通过改善毛细血管通透性降低颅内的治疗方法是(　　)
    A. 脱水治疗　　　　B. 过度换气
    C. 激素治疗　　　　D. 冬眠低温治疗
    E. 脑室穿刺外引流术

11. 患者,男,木棍击中头部1小时,头皮血肿4cm×5cm,有波动感。抽出积血后,应给予(　　)
    A. 药物外敷　　　　B. 热敷
    C. 局部按摩　　　　D. 理疗

E. 加压包扎

12. 患者，男，62岁，因"反复头痛，呕吐2个月"入院，诊断为脑星形细胞瘤，为降低颅内压，最佳的治疗方法是（　　）

　A. 化疗　　　　　　B. 脱水治疗

　C. 冬眠低温疗法　　D. 脑脊液引流

　E. 手术切除肿瘤

13. 患者，男，43岁。进行性头痛1个月，晨起加重，伴视物模糊。为明确诊断，首选的辅助检查是（　　）

　A. X线摄片　　　　B. 脑血管造影

　C. B超　　　　　　D. 颅脑CT

　E. 内分泌激素水平测定

14. 患者，男，21岁。头部受拳击后，出现头皮血肿，血肿以骨缝为界，考虑为（　　）

　A. 皮下血肿　　　　B. 帽状腱膜下血肿

　C. 骨膜下血肿　　　D. 硬脑膜外血肿

　E. 硬脑膜下血肿

15. 患者，男，37岁。3m高处坠下伤及头部，出现脑脊液鼻漏，"熊猫眼"征，同时最易损伤的脑神经是（　　）

　A. 嗅神经　　　　　B. 动眼神经

　C. 滑车神经　　　　D. 面神经

　E. 听神经

16. 患者，男，25岁。头部受伤后意识不清约20分钟，醒来后诉头痛，对受伤经过不能回忆，查体无异常发现。患者最可能发生的疾病是（　　）

　A. 脑震荡　　　　　B. 脑挫裂伤

　C. 硬脑膜外血肿　　D. 硬脑膜下血肿

　E. 脑内血肿

17. 患者，女，56岁。车祸伤及头部，深昏迷，两侧瞳孔大小多变，对光反射消失，眼球固定，可能诊断是（　　）

　A. 硬脑膜下血肿　　B. 脑挫裂伤

　C. 脑桥损伤　　　　D. 小脑损伤

　E. 脑干损伤

18. 患者，男，43岁。进行性头痛伴喷射性呕吐，诊断颅内原发性肿瘤，最常见的病理类型是（　　）

　A. 母细胞瘤　　　　B. 星形瘤

　C. 神经胶质瘤　　　D. 脑血管瘤

　E. 腺瘤

$A_3/A_4$ 型题

（19～22题共用题干）

患者，女，50岁。车祸撞及头部后8小时。入院时查体：呼唤能睁眼，对问题答非所问，疼痛定位存在，

双侧瞳孔等大、等圆，直径3mm，对光反射灵敏。

19. 计算该患者的GCS评分是（　　）

　A. 14分　　　　　　B. 12分

　C. 11分　　　　　　D. 10分

　E. 8分

20. 护士巡视发现患者喷射性呕吐，一侧瞳孔先缩小后散大，对光反射减弱，考虑可能发生的情况是（　　）

　A. 小脑损伤　　　　B. 脑干损伤

　C. 小脑幕切迹疝　　D. 枕骨大孔疝

　E. 视神经损伤

21. 患者瞳孔变化是由于移位的脑组织压迫到（　　）

　A. 视神经　　　　　B. 动眼神经

　C. 滑车神经　　　　D. 三叉神经

　E. 展神经

22. 若患者躁动不安，护士为其采取的护理措施应除外（　　）

　A. 保持呼吸道通畅

　B. 不强加约束，以免引起颅内压升高

　C. 发现并消除引起躁动的原因

　D. 配合腰穿、脑脊液检查

　E. 剪指甲，防抓伤

（23、24题共用题干）

患者，女，45岁。从3m高处跌下，头部着地，当即昏迷约15分钟后清醒，右耳流出淡血性液体，被送来急诊。

23. 急诊护士首先应采取的措施是（　　）

　A. 安慰患者　　　　B. 测量生命体征

　C. 建立静脉通道　　D. 清洁消毒耳道

　E. 查看有无合并伤

24. 出现下列哪种症状，提示可能合并了颅内血肿（　　）

　A. 高热　　　　　　B. 呕吐

　C. 失语　　　　　　D. 胸闷

　E. 心悸

（25、26题共用题干）

患者，男，35岁。头部摔伤后昏迷40分钟，后转清醒，4小时后再度昏迷。检查：呼吸12次/分，脉搏60次/分，左侧瞳孔散大，右侧肢体活动障碍。

25. 该患者最可能发生的情况是（　　）

　A. 脑挫伤　　　　　B. 左侧硬脑膜外血肿

　C. 右侧硬脑膜外血肿　D. 左侧硬脑膜下血肿

　E. 右侧硬脑膜下血肿

26. 该疾病典型的表现是（　　）

A.瞳孔大小不定　　B.库欣反应

C.肢体功能障碍　　D.逆行性遗忘

E.中间清醒期

（27～29题共用题干）

患者，男，37岁。从高处坠下，当即左侧鼻唇沟变浅，左外耳道流出淡血性液体，左耳听力下降，CT示颅内少量积气。

27.该患者考虑发生了（　　）

A.脑挫裂伤　　B.颅盖骨折

C.颅前窝骨折　　D.颅中窝骨折

E.颅后窝骨折

28.对诊断有重要意义的表现是（　　）

A.脑脊液漏　　B.X线摄片

C.头痛呕吐　　D.局部皮肤瘀斑

E.听力与视力变化

29.该类损伤属于（　　）

A.凹陷性骨折　　B.粉碎性骨折

C.颅脑闭合性损伤　　D.颅脑开放性损伤

E.脑组织合并伤

二、实践能力

A₁型题

30.枕骨大孔疝区别于小脑幕切迹疝的主要表现是（　　）

A.意识障碍　　B.呼吸骤停出现早

C.去大脑强直发作　　D.剧烈头痛

E.生命体征改变

31.关于颅内压增高患者头痛特点的描述，不正确的是（　　）

A.前额和颞部明显　　B.晨起和晚间较重

C.弯腰、用力时加重　　D.呕吐后头痛无缓解

E.是最常见的症状

32.头部损伤后导致急性硬脑膜外血肿,患者典型的意识改变为（　　）

A.昏迷不超过30分钟

B.长期昏迷

C.早期清醒,而后逐渐昏迷

D.清醒—昏迷—清醒—再次昏迷

E.昏迷—清醒—再次昏迷

33.对颅脑损伤患者,最重要的观察项目是（　　）

A.呼吸　　B.血压

C.脉搏　　D.意识

E.瞳孔

34.颅脑损伤患者,卧位不正确的是（　　）

A.脑脊液漏者取平卧位

B.血压平稳者将床头抬高15°～30°

C.昏迷者去枕平卧,头偏一侧

D.颅骨缺损者尽量不取患侧卧位

E.小脑幕上开颅手术后,取健侧或仰卧位

A₂型题

35.患者,男,52岁。颅内压增高,床头抬高15°～30°,主要目的是为了（　　）

A.有利于改善心脏功能

B.有利于改善呼吸功能

C.有利于颅内静脉回流

D.有利于鼻饲

E.防止呕吐物误入呼吸道

36.患者,男,41岁。头部外伤后1天,躁动,喷射性呕吐,治疗和护理措施中错误的是（　　）

A.保持呼吸道通畅　　B.头痛时注射吗啡

C.呕吐时侧向一边　　D.便秘时低压灌肠

E.慎做腰椎穿刺

37.患者,女,50岁。颅脑损伤,昏迷2天,生命体征极不平稳,右瞳孔散大,对光反射消失,左瞳孔2mm,对光反射迟钝。医嘱予头部使用冰帽,目的是（　　）

A.降低体温　　B.使患者尽快苏醒

C.促进脑部血液循环　　D.减轻脑出血

E.减轻脑水肿

38.患者,男,57岁。头部外伤致颅内血肿。便秘,用力排便后,突然生命体征紊乱,呼吸微弱,考虑发生了枕骨大孔疝,首先应采取的措施是（　　）

A.侧脑室穿刺脑脊液引流

B.快速输入脱水药物

C.腰穿脑脊液引流

D.大剂量应用肾上腺皮质激素

E.加压给氧

39.患者,女,32岁。颅脑损伤后,行人工冬眠疗法,下列护理措施中哪项是错误的（　　）

A.用药前测量生命体征

B.物理降温后applied冬眠药物

C.给患者留置导尿管

D.用冬眠药后半小时内不翻身或搬动患者

E.维持直肠内温度于32～34℃

40.患者,男,39岁。头部外伤后致颅内血肿2天,颅内压增高。下述哪项瞳孔变化提示发生了小脑幕切迹疝（　　）

A.双侧瞳孔散大　　B.双侧瞳孔大小多变

C.双侧瞳孔固定　　D.一侧瞳孔先小后大

E. 一侧瞳孔伤后立即散大

41. 患者,男,56岁。颅内占位性病变,颅内压增高。下述哪项可能导致颅内压骤升( )
    A. 保持呼吸道通畅　B. 保持安静
    C. 避免剧烈咳嗽　　D. 防止便秘
    E. 日常行走

42. 患者,男,44岁。车祸后昏迷20分钟,送入急诊室。初步诊断颅骨骨折,骨盆骨折。需做X线检查,护士护送患者时不妥的做法是( )
    A. 选用平车运送
    B. 护士站在患者头侧
    C. 护送时注意保暖
    D. 摄片时护士暂时离开摄片室
    E. 运送途中暂时停止输液

43. 患者,男,57岁。头部外伤后昏迷2小时,喷射性呕吐数次。呼吸10次/分,脉搏56次/分,血压160/80mmHg。考虑"脑挫裂伤"。为发现小脑幕切迹疝,应重点观察( )
    A. 瞳孔、肢体活动　B. 生命体征
    C. 意识　　　　　　D. 尿量
    E. 头痛、呕吐

44. 患者,女,37岁。头痛半年,进行性加重1个月,伴喷射性呕吐数次。诊断颅内占位性病变。下述处理不正确的是( )
    A. 卧床休息,避免情绪激动
    B. 避免剧烈咳嗽、用力排便
    C. 多吃蔬菜水果
    D. 便秘时可用缓泻剂或低压灌肠
    E. 每日摄入液体2500ml

45. 患者,男,19岁。头皮裂伤,伤口无明显感染,清创缝合可延长至伤后( )
    A. 6~8小时　　　　B. 12小时
    C. 24小时　　　　　D. 48小时
    E. 72小时

46. 患者,女,39岁。头部受伤后立即昏迷,15分钟后清醒,不能回忆受伤当时的情况,主诉头痛、头晕。检查神经系统无阳性体征,CT无异常发现。对该患者的处理最重要的是( )
    A. 使用脱水剂
    B. 卧床休息1~2周,对症处理
    C. 加强营养
    D. 适当镇痛
    E. 加强心理护理

47. 患者,女,29岁。车祸致重症颅脑外伤入院。护士

对处于昏迷状态的患者评估后,确认以下健康问题中应优先解决的是( )
    A. 水电解质紊乱　　B. 沟通障碍
    C. 清理呼吸道无效　D. 意识障碍
    E. 自理缺陷

$A_3/A_4$型题

(48、49题共用题干)

患者,女,78岁。车祸撞击头部后,昏迷2天,体温39.8℃,呼吸10次/分,脉搏50次/分,血压160/78mmHg。

48. 医嘱予人工冬眠低温疗法,下述叙述错误的是( )
    A. 定时翻身,动作轻稳
    B. 维持肛温于32~34℃
    C. 严密观察生命体征
    D. 降温时先用冬眠药,再用物理降温
    E. 复温时先停冬眠药,后撤物理降温

49. 冬眠低温疗法期间,应观察预防的并发症及意外,下列哪项除外( )
    A. 肺部感染　　　　B. 压疮
    C. 直立性低血压　　D. 冻伤
    E. 坠床

(50~52题共用题干)

患者,女,23岁。头部外伤后昏迷6小时,曾呕吐3次。入院时测血压160/90mmHg,脉搏58次/分,呼吸12次/分。

50. 为降低颅内压,预防脑疝,首选的治疗药物是( )
    A. 呋塞米20mg　　　B. 地塞米松10mg
    C. 白蛋白50g　　　　D. 20%甘露醇250ml
    E. 50%葡萄糖注射液100ml

51. 护士在给予20%甘露醇250ml静脉滴注时,正确的用法是( )
    A. 15~30分钟内滴完　B. 30~60分钟内滴完
    C. 60~90分钟内滴完　D. 每分钟不超过60滴
    E. 速度快慢不影响疗效

52. 对该患者,不正确的护理措施是( )
    A. 侧卧位,或头偏向一侧
    B. 便秘时大量不保留灌肠
    C. 密切观察病情变化
    D. 呼吸不畅可行气管切开
    E. 限制液体摄入量

(53、54题共用题干)

患者,男,20岁。不慎从高处跌下,头部着地,神

志清。1小时后有淡血性液体自鼻腔流出,左眼眶周围青紫,结膜下出血。诊断颅前窝骨折。

53. 对该患者,护理的重点内容是(　　)
    A. 预防颅内血肿　　　B. 降低颅内压力
    C. 避免脑疝形成　　　D. 减少脑脊液外漏
    E. 预防颅内感染

54. 对该患者,错误的护理措施是(　　)
    A. 床头抬高15°~30°　　B. 鼻腔冲洗消毒
    C. 保持大便通畅　　　D. 禁擤鼻涕
    E. 禁忌腰穿

(55~58题共用题干)

　　患者,男,38岁。高空作业时不慎坠落,当即昏迷,约20分钟后清醒,主诉头痛、恶心,双侧瞳孔等大等圆,对光反射存在,肢体活动尚可。约2小时后,患者再次意识障碍,呼吸12次/分,脉搏56次/分,血压150/70mmHg,右侧瞳孔散大,对光反射消失,左侧肢体偏瘫,腱反射亢进,Babinski征阳性。

55. 该患者主要的病变是(　　)
    A. 左侧硬脑膜外血肿、颅内压增高、脑疝
    B. 右侧硬脑膜外血肿、颅内压增高、脑疝
    C. 左侧硬脑膜下血肿、颅内压增高、脑疝

D. 右侧硬脑膜下血肿、颅内压增高、脑疝
E. 脑内血肿、颅内压增高、脑疝

56. 对该患者采取的最有效救治措施应是(　　)
    A. 神经营养药物应用　　B. 抗生素应用
    C. 输液　　　　　　　　D. 紧急手术
    E. 非手术治疗无效再手术

57. 对该患者行手术清除血块,手术前后护理中,错误的措施是(　　)
    A. 手术前2小时内剃净头发,洗净头皮并消毒包扎
    B. 搬动患者前后应观察呼吸、脉搏和血压变化
    C. 手术后取患侧卧位
    D. 引流管如阻塞,禁忌冲洗
    E. 更换引流袋时,先夹住引流管,防止空气和脑脊液逆流

58. 护士巡视病房时,发现患者躁动不安,下述措施中不正确的是(　　)
    A. 保持呼吸道通畅　　B. 拉起床栏
    C. 肢体加强约束　　　D. 遵医嘱使用镇静剂
    E. 防止舌咬伤

(杨建芬)

# 第13章 颈部疾病患者的护理

## 第1节 甲状腺功能亢进患者的护理

**一、概述** 甲状腺功能亢进简称甲亢,是由于各种原因导致甲状腺素分泌过多而出现的以全身代谢亢进为主要特征的临床综合征。

**二、病因分类**

1. **病因** 原发性甲亢的病因迄今尚未完全阐明,目前研究认为与自身免疫有关。

2. **分类**
   - (1)*原发性甲亢:最常见,又称"突眼性甲状腺肿"。
   - (2)继发性甲亢:较少见,指在结节性甲状腺肿基础上发生甲亢。
   - (3)高功能腺瘤:少见,腺体内有单个的自主性高功能结节。

**三、临床表现** *典型表现有高代谢症候群、甲状腺肿大及突眼征三大主要症状。

1. **高代谢症候群**
   - (1)多食、消瘦、怕热、多汗。
   - (2)性情急躁、易激动、双手细颤。
   - (3)*脉率快(常在100次/分以上,休息和睡眠时仍快)、脉压大。
   - (4)少数患者可出现停经、阳痿等。

2. **甲状腺肿大** 原发性甲亢甲状腺呈弥散性、对称性肿大;继发性甲亢甲状腺呈不对称性肿大。

3. **突眼表现** 原发性甲亢双侧眼球突出,眼裂增宽;继发性甲亢眼球突出不明显。

**四、辅助检查**

1. **测定基础代谢率**
   - (1)*基础代谢率%=(脉率+脉压)-111。
   - (2)*正常值为±10%,+20%~+30%为轻度甲亢,+30%~+60%为中度甲亢,+60%以上为重度甲亢。
   - (3)测定基础代谢率必须在清晨、清醒、静卧、空腹、室温保持在20~25℃,精神安宁时进行。

2. 甲状腺摄$^{131}$I率测定。

3. **血清$T_3$、$T_4$含量测定** *测定$T_3$对甲亢的诊断有较高的敏感性,甲亢患者血清$T_3$、$T_4$增高。

**五、治疗要点** *手术为目前治疗中度以上甲亢最常用而有效的方法,手术方式为甲状腺大部切除术。

1. **手术适应证**
   - (1)继发性甲亢或高功能腺瘤。
   - (2)中度以上的原发性甲亢。
   - (3)腺体较大,伴有压迫症状,或胸骨后甲状腺肿等类型的甲亢。
   - (4)抗甲状腺药物治疗后复发者或长期坚持用药有困难者。

2. **手术禁忌证**
   - (1)*青少年患者。
   - (2)症状较轻者。
   - (3)老年患者或有严重器质性疾病不能耐受手术治疗者。

3. ***术前准备后可以手术指征** 患者情绪稳定,睡眠良好,体重增加,脉率<90次/分,脉压恢复正常,基础代谢率<+20%。

**六、护理诊断/问题**

1. 营养失调:低于机体需要量 与机体高代谢有关。
2. 自我形象紊乱 与突眼或甲状腺肿大引起的身体外观改变有关。
3. 潜在并发症:甲状腺危象。

七、护理措施

1. 术前药物准备
- (1) 碘剂准备
  - 1) 常用药物: *复方碘化钾溶液。
  - 2) *服用方法: ①滴入水杯内送服,或在用餐时滴在饼干或面包上同服。②每日3次,每次3滴开始,逐日每次增加1滴至每次16滴,维持此剂量至手术。
  - 3) *碘剂的作用: ①抑制甲状腺素的释放。②使腺体缩小变硬。
  - 4) *不准备手术治疗的甲亢患者不宜服用碘剂。原因是碘剂仅仅抑制甲状腺素的释放,一旦停服,甲亢症状重现,甚至更严重。
- (2) 硫脲类药物准备: 先用硫脲类药物,待甲亢症状得到基本控制后停药,改服2周碘剂,再行手术。

2. 术后护理
- (1) *血压平稳后,取高半卧位,减少伤口局部渗血。
- (2) 病情观察: 密切监测患者生命体征的变化,观察伤口渗血、引流液、发音、有无呛咳或误咽等情况。
- (3) 饮食: 先给凉或微温流质,逐步过渡到半流食和软食。
- (4) *术后用药: 患者术后继续服用复方碘化钾溶液,每日3次,每次16滴开始,逐日每次减少1滴至每次3滴停止。
- (4) 主要并发症的预防与护理
  - 1) 术后呼吸困难和窒息
    - A. *多发生于术后48小时内,是最危急的并发症。
    - B. 常见原因: 切口内出血压迫气管、喉头水肿、气管塌陷、双侧喉返神经损伤。
    - C. 护理: 术后患者床旁应常规放置气管切开包和无菌手套;发现上述情况时,如系*切口内出血所致,则立即拆除缝线,迅速清除血肿,结扎出血的血管;若呼吸仍无改善则立即行气管切开;对喉头水肿立即应用大剂量激素。
  - 2) 喉返神经损伤: *①单侧喉返神经损伤,多引起声音嘶哑。*②双侧喉返神经损伤可导致失声、呼吸困难,甚至窒息,多需立即作气管切开。
  - 3) 喉上神经损伤
    - A. 外支损伤,引起声带松弛、*声调降低。
    - B. 内支损伤,因咽喉部黏膜感觉功能丧失而引起*误咽或呛咳。
  - 4) 手足抽搐
    - A. 原因: *由于手术时误伤甲状旁腺所致。
    - B. 护理: 饮食需适当限制肉类、乳品和蛋类等含磷较高的食物,以免影响钙的吸收。
    - *补钙: 抽搐发作时,立即静脉注射10%葡萄糖酸钙或氯化钙10～20ml。
  - 5) 甲状腺危象
    - A. *多发生于术后12～36小时。
    - B. 常见原因: 术前准备不充分,甲亢症状未能很好控制,手术创伤致甲状腺素过量释放;长期甲亢使肾上腺皮质功能减退。
    - C. *主要表现: 高热(>39℃)、脉细速(>120次/分)、大汗、烦躁不安、谵妄,甚至昏迷,常伴有呕吐、腹泻。处理不及时或不当可迅速发展至昏迷、虚脱、休克,甚至死亡。
    - D. 护理: 遵医嘱使用碘剂、β受体阻断剂等药物治疗;采用降温、吸氧、镇静等护理措施。

妙记锦囊
喉返神经损伤的表现: 一侧声嘶,双侧失声、呼吸困难。

## 第2节 甲状腺肿瘤患者的护理

一、概述　甲状腺肿瘤分为良性和恶性两大类。最常见的良性肿瘤是甲状腺腺瘤,最常见的恶性肿瘤是甲状腺癌。

**二、病因病理** 甲状腺肿瘤病因常不明确。甲状腺瘤多见于40岁以下的妇女。甲状腺癌多认为与放射线和地方性甲状腺肿有关,病理上分为乳头状癌、滤泡状癌、未分化癌和髓样癌四种。

**三、临床表现**

1. 甲状腺瘤 颈部出现圆形或椭圆形结节,单发,表面光滑、稍硬,无压痛,边界清楚,随吞咽上下移动,瘤体生长缓慢。
2. 甲状腺癌 早期多无明显症状。后期出现肿块逐渐增大、质硬、表面高低不平、吞咽时肿块移动度小。晚期可压迫喉返神经、气管或食管而出现声音嘶哑、呼吸困难或吞咽困难。压迫颈交感神经节可引起霍纳(Horner)综合征。

**四、辅助检查**

1. B超检查 测定甲状腺大小,探测结节位置、大小、数目及其与邻近组织的关系。
2. 放射性$^{131}$I扫描 甲状腺瘤多呈温结节。甲状腺癌多呈冷结节,边缘一般较模糊。
3. X线检查 观察有无转移病灶和气管受压。
4. 细针穿刺细胞学检查 检查准确率达80%以上。

**五、治疗原则** 早期手术治疗。甲状腺癌患者辅助内分泌和放射治疗。

**六、护理诊断/问题**

1. 恐惧 与肿块性质有关。
2. 疼痛 与手术有关。
3. 清理呼吸道无效 与局部手术损伤、分泌物增多及切口疼痛有关。
4. 潜在并发症:切口出血、甲状腺功能低下等。

**七、护理措施** 见甲状腺功能亢进。

**八、健康指导**

1. 功能锻炼 指导患者坚持颈部功能锻炼,促进颈部功能恢复。
2. 后续治疗 甲状腺全切除者,嘱患者遵医嘱长期服用甲状腺素制剂。
3. 定期复诊。

**要点回顾**

1. 甲状腺功能亢进患者的临床表现有哪些?如何判断甲状腺功能亢进患者的严重程度?
2. 如何做好甲状腺大部分切除术术前药物准备?手术的指征是什么?
3. 甲状腺大部分切除术术后呼吸困难和窒息的常见原因是什么?如何处理?
4. 甲状腺大部分切除术后发生手足抽搐的原因是什么?如何处理?
5. 甲状腺危象的常见原因是什么?有哪些临床表现?护理措施有哪些?

## 模拟试题栏——识破命题思路,提升应试能力

**一、专业实务**

A₁型题

1. 关于原发性甲亢下列正确的是( )
   A. 原发性甲亢较继发性甲亢少见
   B. 又称突眼性甲状腺肿
   C. 原发性甲亢指在甲状腺肿大以后,再出现甲亢症状
   D. 发病年龄多在60岁以上
   E. 容易发生心肌损害
2. 甲状腺功能亢进患者最具特征性的心血管体征是( )
   A. 睡觉时心率仍快　　B. 心律失常

C. 脉压增大　　D. 交替脉
E. 毛细血管搏动征

3. 甲状腺次全切除术后呼吸困难和窒息的常见原因不包括( )
   A. 喉头水肿　　B. 出血
   C. 气管塌陷　　D. 痰液堵塞
   E. 双侧喉上神经损伤
4. 对甲状腺功能亢进症重度浸润性突眼的护理不恰当的是( )
   A. 抬高头部　　B. 鼓励多饮水
   C. 生理盐水纱布湿敷　　D. 外出时用眼罩

E. 抗生素眼膏涂眼

5. 符合甲状腺功能亢进症高代谢综合征的表现是(　　)

　　A. 神经过敏、失眠　　　　B. 心动过速、收缩压增高

　　C. 肠蠕动增快、腹泻　　　D. 甲状腺弥漫性肿大

　　E. 怕热、多汗、食欲亢进

6. 在下列甲状腺癌中,最常见的是(　　)

　　A. 乳头状腺癌　　　　　　B. 髓样癌

　　C. 未分化癌　　　　　　　D. 滤泡性腺癌

　　E. 小细胞癌

7. 甲状腺$^{131}$I扫描显示为冷结节,边界较模糊可能为(　　)

　　A. 甲状腺炎　　　　　　　B. 甲状腺肿

　　C. 甲状腺瘤　　　　　　　D. 甲状腺癌

　　E. 甲状腺高功能腺瘤

$A_2$型题

8. 患者,女,40岁。甲状腺肿大伴有结节,测定甲状腺大小、探测结节位置、大小、数目及其与邻近组织的关系,区别结节是囊肿性或实质性的最简单检查是(　　)

　　A. B超　　　　　　　　　B. $^{131}$I扫描

　　C. X线　　　　　　　　　D. ECT

　　E. CT

9. 患者,男,36岁。甲状腺大部切除术后出现饮水呛咳,发音时音调无明显改变,可能的原因是(　　)

　　A. 气管塌陷　　　　　　　B. 伤口内出血

　　C. 单侧喉返神经损伤　　　D. 喉上神经内侧支损伤

　　E. 喉上神经外侧支损伤

10. 患者,女,30岁。颈部甲状腺弥漫性肿大,出现霍纳综合征,是由于肿大的甲状腺压迫了(　　)

　　A. 食管　　　　　　　　　B. 气管

　　C. 喉返神经　　　　　　　D. 颈交感神经丛

　　E. 颈部大静脉

11. 患者,女,30岁。甲状腺大部切除术后回病房,清醒,护士询问病情,发现患者说话声音嘶哑,最可能的原因是(　　)

　　A. 碘迟缓反应　　　　　　B. 甲状腺危象先兆

　　C. 喉上神经内支损伤　　　D. 喉返神经损伤

　　E. 血钙降低

12. 患者,女,40岁。诊断为原发性甲亢,清晨未起床前测其脉率115次/分,血压137/75mmHg,估计该患者甲亢的程度为(　　)

　　A. 轻度　　　　　　　　　B. 中度

　　C. 重度　　　　　　　　　D. 不能明确

　　E. 特重

13. 患者,女,19岁。1个月前出现食量明显增加,不到就餐时间便出现饥饿,近来经常与同学争吵,检查发现右侧甲状腺部有一直径2cm结节,SPECT检查报告为热结节,另一有诊断意义的检查是(　　)

　　A. 心电图检查　　　　　　B. 血糖测定

　　C. $T_3$、$T_4$测定　　　　　D. 血脂检查

　　E. TGA、MCA测定

14. 患者,女,45岁。诊断为巨大结节性甲状腺肿,在颈丛麻醉下行一侧甲状腺全切,另一侧甲状腺大部切除术,术后第2天突然发生窒息,面肌和手足持续性疼挛。进一步的检查是(　　)

　　A. 抽血查血钙浓度　　　　B. 抽血查$T_3$、$T_4$

　　C. 抽血查血糖　　　　　　D. 抽血进行血气分析

　　E. 抽血查肝功能

15. 患者,女,30岁。因疲乏无力、怕热多汗、体重减轻、爱发脾气,诊断为甲状腺功能亢进。护士为其进行饮食指导时,应告诉患者避免食用(　　)

　　A. 高热量、高蛋白食物　　B. 含碘丰富的食物

　　C. 低纤维素食物　　　　　D. 富含钾、钙的食物

　　E. 豆腐、豆浆等豆制品

$A_3/A_4$型题

(16~18题共用题干)

患者,女,40岁。诊断为结节性甲状腺肿,有压迫症状,拟行一侧甲状腺全切、一侧甲状腺次全切除术,术后第2天突然发生手足持续性抽搐。

16. 发生手足抽搐的可能原因为(　　)

　　A. 切口内出血压迫气管

　　B. 喉头水肿

　　C. 气管塌陷

　　D. 双侧喉返神经损伤

　　E. 甲状旁腺被误切或误伤

17. 此时首要处理原则为(　　)

　　A. 检查引流管通畅与否

　　B. 气管切开

　　C. 立即喉镜检查

　　D. 立即静脉注射10%葡萄糖酸钙10ml

　　E. 拆除颈部伤口缝线,检查有无积血

18. 应指导该患者多摄入的饮食是(　　)

　　A. 肉类　　　　　　　　　B. 含磷丰富的食物

　　C. 含钙丰富的食物　　　　D. 乳品类

　　E. 蛋类

(19~21题共用题干)

患者,女,30岁。颈部增粗,伴食欲亢进、消瘦、

手颤、怕热、多汗半年,以原发性甲亢收入院。查体:眼球突出,眼裂增大,甲状腺弥漫性肿大、质软、可触及震颤,闻及血管杂音。血压140/90mmHg,脉搏120次/分,经使用抗甲亢药物后,病情控制,准备手术治疗。

19. 该患者应用以下哪种药物进行术前准备(　　)
    A. 阿托品　　　　　　B. 普萘洛尔
    C. 复方碘化钾　　　　D. 钙剂
    E. 甲状腺片

20. 该药物的服药方法是(　　)
    A. 每日3次,从3滴开始,逐日增加1滴至16滴维持
    B. 每日2次,从10滴开始,逐日增加1滴至20滴维持
    C. 每日15滴开始,每日2次,逐日减少至5滴维持
    D. 从15滴开始,每日2次,逐日减少至3滴维持
    E. 每日2次,从5滴开始,逐日增加1滴至15滴维持

21. 经过充分的术前准备,患者行甲状腺大部切除术后护理措施中错误的是(　　)
    A. 观察生命体征　　　B. 注意颈部肿胀
    C. 观察发音和进食情况　D. 取半卧位
    E. 遵医嘱服甲状腺素并每日检查血常规

## 二、实践能力

A₁型题

22. 甲状腺腺瘤患者的肿块特点是(　　)
    A. 质地较硬　　　　　B. 表面不平
    C. 边界模糊　　　　　D. 双侧弥漫性肿大
    E. 随吞咽上下移动

23. 能够用于判断甲亢病情严重程度和治疗效果的重要标志是(　　)
    A. 突眼程度　　　　　B. 甲状腺大小
    C. 脉率脉压大小　　　D. 情绪是否稳定
    E. 体重是否增加

24. 不准备手术的甲亢患者不宜服用碘剂,主要是因为(　　)
    A. 一旦停服,甲亢症状重现,甚至更严重
    B. 碘剂对减轻甲亢症状的疗效不显著
    C. 碘剂不能降低甲亢患者的基础代谢率
    D. 碘剂效果不如普萘洛尔
    E. 患者不能耐受碘剂治疗

25. 下列中不宜施行甲状腺大部切除术的是(　　)
    A. 中度原发性甲亢并发心律不齐
    B. 继发性甲亢
    C. 甲亢有气管压迫症状
    D. 青少年甲亢
    E. 妊娠早期甲亢

26. 对甲状腺功能亢进术后护理的叙述不正确的是(　　)
    A. 患者清醒,血压平稳给予半卧位
    B. 床旁备气管切开包
    C. 鼓励患者咳痰
    D. 定时测体温、血压、脉搏、呼吸
    E. 继续服用碘剂,用法同术前

A₂型题

27. 患者,女,30岁。妊娠6周发生甲状腺功能亢进,甲状腺肿大伴有局部压迫症状,下列哪项治疗最恰当(　　)
    A. 终止妊娠后,服用抗甲状腺药
    B. 服用抗甲状腺药物
    C. 终止妊娠后,手术治疗
    D. 终止妊娠后,¹³¹I治疗
    E. 不终止妊娠,手术治疗

28. 患者,女,55岁。甲状腺功能亢进病史7年,经内科治疗效果不佳,入院拟行甲状腺大部分切除术。术前为抑制甲状腺素的释放,并使腺体缩小变硬,常用的药物是(　　)
    A. 复方碘化钾溶液　　B. 普萘洛尔
    C. 甲硫氧嘧啶　　　　D. 丙硫氧嘧啶
    E. 地西泮

29. 患者,女,41岁。甲状腺大部分切除术后30小时出现进行性呼吸困难,口唇发绀,颈部增粗,最先考虑的是(　　)
    A. 喉头水肿　　　　　B. 气管塌陷
    C. 痰液堵塞气道　　　D. 切口内血肿形成
    E. 双侧喉返神经损伤

30. 患者,女,36岁。行甲状腺大部切除手术后如并发甲状腺危象,下面不符合临床表现的是(　　)
    A. 高热(>39℃)　　　B. 脉快而弱(>120次/分)
    C. 嗜睡　　　　　　　D. 烦躁不安、谵妄
    E. 呕吐、腹泻

31. 患者,男,36岁。甲状腺大部分切除术后出现饮水呛咳,发音时音调无明显改变,可能的原因是(　　)
    A. 气管塌陷　　　　　B. 伤口内出血
    C. 单侧喉返神经损伤　D. 喉上神经内侧支损伤
    E. 喉上神经外侧支损伤

32. 患者,女,30岁。偶然发现颈前一圆形肿块,表面光滑,边界清,质地中等,无压痛,随吞咽上下移动。首先应考虑(　　)
    A. 甲状腺功能亢进　　B. 甲状腺腺瘤

C. 甲状腺癌　　　D. 慢性甲状腺炎

E. 结节性甲状腺囊性变

33. 患者,女,31岁。原发性甲状腺功能亢进,术前服碘剂及硫氧嘧啶类药物无效,改用普萘洛尔,效果好。术前用苯巴比妥及阿托品,术中心率增至170次/分,原因可能是(　　)

A. 休克早期　　　B. 手术刺激

C. 甲状腺危象早期　D. 精神紧张

E. 阿托品作用

34. 患者,女,30岁。甲状腺大部切除术后第2天,出现面肌和手足持续性痉挛,伴疼痛,持续时间10~15分钟不等,护士应备好(　　)

A. 苯巴比妥　　　B. 氯化钾

C. 碘化钠　　　　D. 碳酸氢钠

E. 氯化钙

$A_3/A_2$型题

(35、36题共用题干)

患者,女,52岁,因结节性甲状腺肿接受了甲状腺大部切除术。术中顺利,术后安返病房。

35. 在术后48小时内,护士最主要的观察内容是(　　)

A. 呼吸　　　　　B. 脉搏

C. 体温　　　　　D. 血压

E. 伤口愈合情况

36. 护士指导该患者在术后当天进温凉流食的目的是(　　)

A. 促进排便　　　B. 增进食欲

C. 观察有无呛咳　D. 预防甲状腺危象

E. 避免颈部血管扩张出血

(37、38题共用题干)

患者,女,35岁。因甲亢入院,准备行甲状腺大部分切除术。T 36.5℃,P 104次/分,R 18次/分,BP 120/75mmHg。

37. 为了预防并发症,必须在其床边准备的是(　　)

A. 吸氧管　　　　B. 吸痰管

C. 接呕吐物的弯盘　D. 体温计

E. 拆线缝合包和气管切开包

38. 该患者术前药物准备不正确的是(　　)

A. 普萘洛尔应在术前1~2小时服用一次

B. 碘剂可滴到小块面包或馒头上让患者咽下

C. 碘剂的用法是每次3~5滴开始,每日3次,逐日逐次增加1滴,到16滴时维持

D. 若不准备手术不宜服用碘剂

E. 术前给予阿托品,以减少呼吸道分泌物

(39~41题共用题干)

患者,男,32岁。甲状腺大部分切除术后,出现进行性呼吸困难,烦躁不安,发绀。体检发现颈部增粗,切口有血性液渗出。

39. 引起该并发症的原因是(　　)

A. 气管塌陷　　　B. 痰液阻塞

C. 双侧喉返神经损伤　D. 切口内血肿压迫

E. 喉头水肿

40. 该并发症多发生在术后(　　)

A. 48小时内　　　B. 72小时内

C. 96小时内　　　D. 1周以内

E. 24小时内

41. 发生上述并发症后,首选的处理是(　　)

A. 气管插管　　　B. 吸氧

C. 压迫止血　　　D. 气管切开

E. 拆除切口缝线,敞开伤口,去除血块

(42~45题共用题干)

患者,女,28岁。近期食欲亢进,餐后不久又感饥饿,伴消瘦,情绪易激动。体检:颈部增粗,双侧甲状腺均增大,脉搏100次/分,体温37.5℃,BMR+40%,2小时$^{131}$I摄取率40%。

42. 考虑本病为甲亢,下列最有诊断意义的是(　　)

A. 甲状腺肿大程度　B. 眼球突出

C. 心率增快　　　D. 基础代谢率增高

E. 血清$T_3$、$T_4$值增高

43. 对该患者的治疗原则为(　　)

A. 甲状腺全切除　B. 甲状腺大部切除

C. 抗甲状腺药物治疗　D. 皮质激素

E. $^{131}$I治疗

44. 若该患者需行手术治疗,下列哪项术前药物准备必不可少(　　)

A. 普萘洛尔　　　B. 镇静剂

C. 碘剂　　　　　D. 卡比马唑

E. 丙硫氧嘧啶

45. 若该患者行甲状腺大部分切除术,术后宜采取的体位为(　　)

A. 高坡卧位　　　B. 侧卧位

C. 平卧位　　　　D. 俯卧位

E. 自由体位

(邓　颖)

# 第14章 乳房疾病患者的护理

## 第1节 急性乳腺炎患者的护理

一、概述　急性乳腺炎是乳腺的急性化脓性感染,*常发生在产后3～4周哺乳期的初产妇。

二、病因

1. 乳汁淤积　*是最主要的原因。
2. 细菌入侵　细菌主要从乳头破损或皲裂处入侵后,沿淋巴管蔓延至乳腺组织。致病菌主要为*金黄色葡萄球菌。

三、临床表现

1. 局部表现　*早期患侧乳房局部红、肿、热、痛,并有压痛性肿块。脓肿形成可触及波动感。可伴有患侧腋窝淋巴结肿大和触痛。
2. 全身表现　患者可有寒战、高热和脉搏加快、乏力及食欲缺乏等。

四、辅助检查

1. 血常规　白细胞计数及中性粒细胞比例升高。
2. *脓肿形成后,穿刺抽出脓液可确诊。

五、治疗要点　治疗原则:患乳停止哺乳,控制感染,排空乳汁;脓肿形成后切开排脓。

1. 脓肿形成以前　非手术治疗(局部热敷、理疗、抗生素应用等)。
2. 脓肿形成以后 *及时切开引流。
　(1)乳房内脓肿:*放射状切口,以免切断乳管引起乳瘘。
　(2)乳房深部或乳房后脓肿:乳房下缘弧形切口。
　(3)乳晕下脓肿:乳晕下缘做弧形切口(图14-1)。

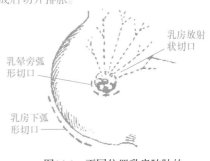

●● 图14-1　不同位置乳房脓肿的切口选择 ●●

六、护理诊断/问题

1. 急性疼痛　与乳房炎症、肿胀、乳汁淤积,以及切开引流的伤口有关。
2. 体温过高　与乳腺炎症反应有关。

七、护理措施

1. *患乳暂停哺乳　定时吸空乳汁,防止乳汁淤积,若感染严重或并发乳瘘可断奶。
2. 促进局部血液循环　局部热敷、理疗等。
3. 控制感染　遵医嘱合理使用抗生素。
4. 切口护理　脓肿切开后,及时换药,保持引流通畅。
5. 对症处理　高热者予以物理降温,必要时应用解热镇痛药物。

八、健康教育

1. 指导产妇正确哺乳　*尽量排空乳汁,避免乳汁淤积,婴儿不含乳头睡觉。
2. 保持乳头清洁　哺乳前后用清水清洁乳头,但不可使用乙醇擦拭。
3. 纠正乳头内陷。
4. 处理乳头破损　有乳头或乳晕破损者,暂停哺乳,待痊愈后再哺乳。

## 第2节 乳腺癌患者的护理

一、概述　乳腺癌是女性最常见恶性肿瘤之一,多见于40～60岁女性,男性亦可患乳腺癌。

二、病因　病因不明,其发病与*雌酮和雌二醇有关。与发病有关的
　　主要因素有以下几种。

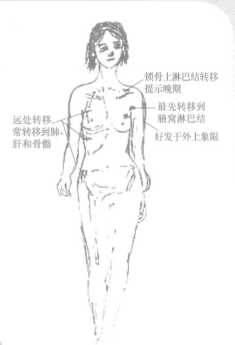

1. 乳腺癌家族史。

2. 月经初潮早于12岁、绝经期迟于52岁、未孕或未哺乳。

3. 部分乳房良性疾病,如乳腺小叶上皮高度增生或不典型增生。

4. 营养过剩、肥胖、高脂饮食可增加发病机会。

5. 环境因素和生活方式。

三、病理生理　乳腺癌最多见的病理类型是浸润性非特殊癌,*转
　　移途径以淋巴转移为主,最先转移到患侧腋窝淋巴结。远处血
　　行转移依次为*肺、骨、肝(图14-2)。

锁骨上淋巴结转移
提示晚期

最先转移到
腋窝淋巴结

远处转移
常转移到肺、
肝和骨骼

好发于外上象限

四、临床表现

1. *乳房肿块　最常见的早期表现,表现为无痛性、单发、质硬、表
　　面不平、边界不清的小肿块,好发于乳房外上象限,常为患者无
　　意中发现。

2. *乳房外
　　形改变
　(1)*酒窝征:癌肿侵及Cooper韧带。
　(2)乳头牵向癌肿方向:癌肿侵及乳管使之收缩。
　(3)乳头内陷:乳头深部癌块侵及乳管使之收缩。
　(4)*皮肤"橘皮样"变:皮内和皮下淋巴管被癌细胞阻塞。
　(5)菜花征:肿瘤侵及皮肤后,引起皮肤溃烂。
　(6)卫星结节:癌细胞侵入大片皮肤,原发肿瘤周围呈卫星结节。

●● 图14-2　乳腺癌的转移途径 ●●

3. 乳头溢液　少数乳腺癌患者可出乳头溢液,可呈血性或浆液性。

4. 转移征象
　(1)*同侧腋窝淋巴结肿大,如腋窝淋巴结完全被癌细胞堵塞可出现患侧上肢水肿。
　(2)有肺、骨、肝转移时可出现相应症状。

5. 特殊类型
　的乳腺癌
　(1)炎性乳腺癌:局部呈乳腺炎样表现,多见于年轻女性,发展快,预后差。
　(2)乳头湿疹样乳腺癌:乳头呈湿疹样变化,恶性低,发展慢。

6. TNM分期
T表示原发癌肿,可分为$T_1$:癌瘤直径≤2cm;$T_2$:癌瘤直径>2cm,≤5cm;$T_3$:癌瘤直径>5cm;$T_4$:大小不计,但侵犯胸壁和皮肤,含炎性乳腺癌。

N表示区域淋巴结,可分为$N_0$:同侧腋窝无肿大淋巴结;$N_1$:同侧腋窝有肿大淋巴结,可推动;$N_2$:同侧腋窝淋巴结彼此融合或与周围组织粘连;$N_3$:有同侧锁骨上淋巴结转移,同侧胸骨旁淋巴结转移。

M表示远处转移,可分为$M_0$:无远处转移;$M_1$:有远处转移。

根据以上组合分为:

0期:$TisN_0M_0$

Ⅰ期:$T_1N_0M_0$

Ⅱ期:$T_{0\sim1}N_1M_0$、$T_2N_{0\sim1}M_0$、$T_3N_0M_0$

Ⅲ期:$T_{0\sim2}N_2M_0$、$T_3N_{1\sim2}M_0$、$T_4$任何$NM_0$、任何$TN_3M_0$

Ⅳ期:包括$M_1$的任何TN

五、辅助检查

1. 钼靶X线检查　*早期诊断首选方法。

2. B超　可判断乳房肿块的层次结构。用于鉴别囊性或实质肿块。

3. 磁共振　可应用于乳腺癌的早期诊断。

4. 活组织病理检查　*有确诊价值。

六、治疗要点　*以根治性手术治疗为首选,辅以化疗、放疗、内分泌治疗等综合治疗。但已有远处转移、全身情
　　况差、不能耐受手术者宜采用保守治疗。

七、护理诊断/问题

1. 躯体活动障碍　与疼痛、手术因素有关。

2. 潜在并发症　*皮瓣下积液、皮瓣坏死、感染、患侧上肢肿胀等。

3. 自我形象紊乱　与乳房外形改变、伤口瘢痕形成、化疗后脱发等有关。

4. 知识缺乏　缺乏有关术后肢体功能锻炼的知识。

八、护理措施

（一）术前护理　术前做好心理护理，*对于妊娠或哺乳期的患者，应及时终止妊娠或断奶；做好术前各项检查及准备。

（二）术后护理

1. 一般护理　术后血压平稳后可取半卧位，有利于呼吸和引流；术后6小时无恶心、呕吐等反应可正常饮食。

2. 病情观察

（1）注意呼吸、血压、伤口渗血及负压吸引的情况。

（2）*观察患肢的血液循环，如有发绀、肿胀、皮温低、麻木、远端动脉搏动减弱等，应协助医生及时调整绷带松紧度。

（3）对行扩大根治术的患者应注意有无呼吸困难、气胸。

（4）观察皮瓣颜色，有无皮下积液。

3. 治疗配合

（1）手术部位用*弹性绷带加压包扎，时间为7～10日，松紧度适宜，防止皮瓣滑动。

（2）负压引流管护理：*妥善固定；保证引流通畅和有效的负压吸引；观察引流液量和性质，并记录，注意有无出血；每天更换引流瓶；*一般术后1～2日每天引流量50～200ml，以后逐日减少。术后4～5天，引流液呈淡黄色，量少于10～15ml，皮下无积液可拔管。

（3）患侧上肢肿胀的护理：*主要由患侧腋窝淋巴结切除后上肢淋巴回流不畅所致。护理措施：①不在患肢量血压、注射及抽血。②平卧时用软枕抬高患侧上肢。③按摩患侧上肢或进行握拳、屈、伸肘运动，以促进淋巴回流。

4. 功能锻炼　乳腺癌根治术后，为避免影响伤口皮瓣的愈合，通常术后先活动手、腕等关节，*1～2周后再行肩关节的功能锻炼。

5. 化疗、放疗的护理　参考肿瘤章节相关内容。

**乳腺癌术后功能锻炼**

一动手（术后24小时），三动肘（术后3天），功能锻炼往上走，直到举手高过头。

九、健康教育

1. 患侧肢体的功能锻炼，避免提过重物品。

2. *术后5年内避免妊娠，避免复发。

3. 术后乳房定期检查及复查，每月做一次乳房自我检查，是早期发现乳腺癌及发现复发最好的方法，*检查宜在月经后的7～10天。

4. 遵医嘱坚持化疗与放疗。

## 第3节　其他常见乳房良性肿块患者的护理

一、乳腺囊性增生病

（一）概述　乳腺囊性增生病是乳腺导管和腺泡上皮增生形成囊肿为特征的乳腺组织性增生。*多发于中年妇女，少数患者可以恶变。

（二）病因　本病与*内分泌失调密切相关，主要为黄体素分泌减少而雌激素分泌增加。

（三）临床表现　*一侧或双侧乳房胀痛和肿块是本病的主要表现。

1. 周期性乳房胀痛　月经前胀痛加重,月经后减轻。

2. 肿块　一侧或两侧乳腺有弥漫性增厚,肿块呈结节状或片状,大小不一,质韧,与周围组织分界不清。

3. 病程长,发展慢,少数可能恶变。

(四)护理措施　本病以对症治疗为主,有恶变征象时需及早手术。

1. 心理护理　消除患者忧虑,保持心情舒畅。

2. 托起乳房　佩戴较宽松的乳罩,避免用过紧的乳罩压迫乳房。

3. 中药调理　遵医嘱使用逍遥散等。

4. 定期检查　定期乳房自查,定期到医院复查。

二、乳腺纤维腺瘤

(一)概述　乳腺纤维腺瘤是女性*最常见的乳房良性肿瘤,高发年龄是20～25岁。

(二)病因　发病原因与小叶内纤维细胞对雌激素的敏感性异常增高有关。

(三)临床表现　*主要表现为乳房肿块,好发于外上象限,多为单发,质韧,表现平滑,生长缓慢。

(四)护理要点　*手术切除是唯一有效的治疗方法。

(1)做好相关术前准备。

(2)术后标本常规做活组织病理检查。

(3)做好切口的护理。

## 要点回顾

1. 引起急性乳腺炎的病因主要有哪些?

2. 急性乳腺炎有哪些主要临床表现?

3. 乳腺囊性增生病的主要临床表现有哪些?

4. 乳腺纤维腺瘤有哪些表现,应如何处理?

5. 乳腺癌有哪些主要的局部临床表现?

6. 乳腺癌根治术后,如何预防皮瓣下积液积血?

## 模拟试题栏——识破命题思路,提升应试能力

### 一、专业实务

A₁型题

1. 最常见乳腺癌早期表现是( )

　A. 乳头凹陷或抬高　　B. 橘皮样改变

　C. 单发无痛性肿块　　D. 乳房弥漫性增生

　E. 两侧乳头位置不对称

2. 乳腺癌最常发生的部位是( )

　A. 乳头及乳晕区　　B. 乳房外上象限

　C. 乳房外下象限　　D. 乳房内上象限

　E. 乳房内下象限

3. 乳腺癌患者局部皮肤出现"酒窝征"的原因是( )

　A. 皮肤与肿瘤粘连　　B. 肿物压迫

　C. 并发炎症　　D. 癌肿侵及Cooper韧带

　E. 癌细胞堵塞表浅淋巴管

4. 当乳房皮内、皮下淋巴管被癌细胞阻塞时,患者乳房可出现( )

　A. 乳头湿疹样变　　B. 炎性表现

　C. 乳头凹陷　　D. 皮肤橘皮样改变

　E. 局部皮肤凹陷

5. 以下提示晚期乳腺癌表现的是( )

　A. 乳头血性溢液

　B. 酒窝征

　C. 锁骨上淋巴结肿大融合

　D. 肿块直径2cm

　E. 腋窝淋巴结肿大

6. 外上象限的乳腺癌,通常最早转移的部位是( )

　A. 肺　　　　　　　　B. 肝

　C. 同侧腋窝淋巴结　　D. 锁骨下淋巴结

　E. 同侧胸骨旁淋巴结

7. 急性乳腺炎最常见于( )

　A. 妊娠期妇女　　　　B. 哺乳期多产妇

　C. 初产妇妊娠期　　　D. 妊娠期多产妇

　E. 哺乳期初产妇

8. 乳腺癌的高发年龄段是( )

　A. 30～45岁　　　　　B. 40～60岁

　C. 50～60岁　　　　　D. 45～50岁

E. 50～60岁

9. 下列乳腺疾病中,其发病因素与激素无关的疾病是
（　　）
A. 乳腺癌　　　　　　B. 急性乳腺炎
C. 乳房囊性增生病　　D. 乳房纤维腺瘤
E. 炎性乳腺癌

$A_2$型题

10. 患者,女,56岁。右乳外上象限有直径4cm的乳腺癌肿块,与皮肤有粘连,但尚可推动,同侧腋窝有3个散在淋巴结肿大,尚可推动,无远处转移,其TNM分期为（　　）
A. 0期　　　　　　　B. Ⅰ期
C. Ⅱ期　　　　　　　D. Ⅲ期
E. Ⅳ期

11. 患者,女,38岁。右侧乳房外上象限有一肿块,大小3cm×4cm,固定,质硬,诊断乳腺癌入院治疗。在病史询问中,与乳腺癌发病不相关的因素是
（　　）
A. 乳腺癌家族史
B. 乳腺炎患病史
C. 长期使用口服避孕药史
D. 环境因素和生活方式
E. 月经初潮早于12岁

12. 患者,女,50岁。发现左乳外上象限约3cm×2cm的质硬肿块,无疼痛,检查见肿块表面皮肤呈"橘皮样"改变,经检查初步诊断乳腺癌,其发生"橘皮样"改变的原因是（　　）
A. 乳房皮下淋巴管被癌细胞堵塞
B. 癌肿侵及乳管使其堵塞
C. 乳腺癌合并周围组织炎性水肿
D. 癌肿浸润及皮肤
E. 乳腺癌侵及皮下Cooper韧带,使其收缩

$A_3$/$A_4$型题

（13～15题共用题干）

患者,女,28岁。第一胎产后4周,右侧乳房红肿疼痛4天,平时乳汁多,小孩吃不完,经常涨奶,查体:外上象限有直径约4cm肿块,触痛明显,皮肤红肿,伴有寒战、发热。

13. 该患者发病的主要原因是（　　）
A. 乳汁淤积　　　　B. 初产妇
C. 乳头破损　　　　D. 哺乳习惯不良
E. 乳头不清洁

14. 该病最常见的致病菌是（　　）
A. 链球菌　　　　　B. 大肠杆菌

C. 沙门菌　　　　　D. 金黄色葡萄球菌
E. 厌氧菌

15. 如果该患者乳房脓肿形成,下列最有诊断意义的检查是（　　）
A. 红肿范围增大　　B. 高热
C. 腋窝淋巴结肿痛　D. 诊断性穿刺抽出脓液
E. 乳房疼痛加重

（16～20题共用题干）

患者,女,55岁。发现左乳房内上方约2.8cm×3.5cm的质硬肿块,无疼痛,肿块表面有"橘皮样"改变和"酒窝征";体格检查又发现左腋窝和锁骨上淋巴结均肿大,质地硬,初步诊断为乳腺癌。

16. 乳腺癌淋巴转移的最早和最常见部位是（　　）
A. 腋窝淋巴结　　　B. 颈部淋巴结
C. 锁骨下淋巴结　　D. 胸骨旁淋巴结
E. 锁骨上淋巴结

17. 患者出现乳房"酒窝征",其引起的原因是（　　）
A. 乳房皮下的网状淋巴管堵塞
B. 乳腺小静脉堵塞
C. 乳管堵塞
D. 肿瘤侵及Cooper韧带
E. 乳腺小动脉堵塞

18. 患者需要进一步诊断,最佳选择的检查方法是
（　　）
A. B超检查　　　　B. 磁共振检查
C. CT检查　　　　D. 癌胚抗原（CEA）检查
E. 钼靶X线检查

19. 该患者确诊的检查方法是（　　）
A. B超检查　　　　B. 钼靶X线检查
C. CT检查　　　　D. 癌胚抗原（CEA）检查
E. 肿块活组织病理检查

20. 下列提示患者是晚期乳腺癌的表现是（　　）
A. 肿瘤较大　　　　B. 出现"橘皮样"变
C. 出现"酒窝征"　　D. 锁骨上淋巴结肿大
E. 腋窝淋巴结肿大

二、实践能力

$A_1$型题

21. 诊断乳房深部脓肿的主要依据是（　　）
A. 乳房红、肿、热　　B. 全身发热,乳房压痛
C. 超声检查提示液体　D. 穿刺抽到脓液
E. 局部有波动感

22. 乳腺癌根治术后内分泌治疗的常用药物是（　　）
A. 促肾上腺皮质激素　B. 绒毛膜促性腺激素
C. 他莫昔芬　　　　　D. 己烯雌酚

E. 黄体酮

23. 关于预防急性乳腺炎,下列 不正确的选项是(　　)
A. 避免乳汁淤积　　　B. 防止乳头破损
C. 保持乳头清洁　　　D. 校正乳头内陷
E. 预防性使用抗生素

24. 急性乳腺炎,如肿块穿刺抽出脓液时,其治疗的最主要措施是(　　)
A. 外敷药物　　　　B. 患乳停止哺乳
C. 热敷理疗　　　　D. 使用抗生素
E. 切开引流

25. 急性乳腺炎患者,最初的症状是(　　)
A. 哺乳时剧烈疼痛
B. 局部肿胀区有波动感
C. 双侧淋巴结肿大、压痛
D. 乳房肿胀、疼痛
E. 高热、寒战

26. 早期乳腺癌的治疗原则是(　　)
A. 以化疗为主,辅以其他疗法
B. 以放疗为主,辅以其他疗法
C. 以手术治疗为主,辅以其他疗法
D. 以免疫治疗为主,辅以其他疗法
E. 以内分泌治疗为主,辅以化学治疗

27. 乳房纤维腺瘤的治疗原则是(　　)
A. 手术完整切除肿瘤,标本送病理检查
B. 中药逍遥散治疗,定期检查
C. 手术切除,术后辅以化疗
D. 手术切除,术后服用中药逍遥散调理
E. 定期自查,肿块明显增大才考虑手术

28. 以乳头溢液为主,而乳房内不易触及肿块的疾病是(　　)
A. 急性乳腺炎　　　B. 乳房囊性增生病
C. 乳房脂肪瘤　　　D. 乳房纤维腺瘤
E. 乳管内乳头状瘤

29. 乳腺癌的临床特点是(　　)
A. 周期性疼痛,乳房内有大小不等结节、质韧、边界不清
B. 病程缓慢,乳房有单个包块,边界清楚、活动
C. 病程短,乳房内有单个包块、边界不清、活动不大、肿块固定且腋窝淋巴结肿大
D. 肿块较小,位于乳头下方,常见乳头血性溢液
E. 早期患侧乳房肿痛伴发热

A₂型题

30. 患者,女,25岁。初产妇,产后5周,出现畏寒、发热、右侧乳房胀痛2天而就诊。查体:右侧乳房皮肤红肿明显,可触及一痛性硬块,直径约3cm,同侧腋窝淋巴结肿大。下列处理措施中,不正确的是(　　)
A. 患乳停止哺乳　　　B. 局部用硫酸镁湿敷
C. 按医嘱应用抗生素　D. 局部理疗
E. 局部行切开引流

31. 患者,女,50岁。行乳腺癌根治,术后早期有利于伤口愈合的护理是(　　)
A. 鼓励患者咳嗽　　　B. 保持皮瓣负压吸引通畅
C. 半卧位　　　　　　D. 活动患肢
E. 早期下床活动

32. 患者,女,30岁,乳腺癌根治术,并化疗后出院,对预防复发最重要的是(　　)
A. 加强营养　　　　　B. 参加体育活动增强体质
C. 5年内避免妊娠　　D. 经常自查乳房
E. 定期来院复查

33. 患者,女,24岁。因右侧乳房内有单个结节状肿块来院求治,医生诊断为右侧乳腺纤维腺瘤,关于本病的描述,下列说法 不对的是(　　)
A. 是青年女性最常见的乳房良性肿瘤
B. 好发于20～25岁
C. 发病与雌激素有关
D. 多为单发肿块,生长慢
E. 一般无疼痛,不用治疗

34. 患者,女,45岁。乳头无痛性血性溢液,检查外上象限可触及2cm×3cm肿块,质地硬,表面不平,腋下淋巴结未触及肿大,首先考虑的是(　　)
A. 乳腺癌　　　　　　B. 乳房纤维腺瘤
C. 乳房囊性增生病　　D. 乳管内乳头状瘤
E. 乳房脂肪瘤

35. 某医院乳腺专科开展义诊行动,当有群众问到乳腺自我检查的最佳时机是什么时间,最确切的回答应是(　　)
A. 月经后1～3天　　　B. 月经前7～10天
C. 月经期间　　　　　D. 月经后10～15天
E. 月经后7～10天

36. 患者,女,35岁。因乳腺癌行根治术,术后应该何时开始在护士协助下进行手指和腕部的屈伸锻炼(　　)
A. 术后立即开始
B. 术后24小时内,麻醉清醒后
C. 术后3～5天
D. 术后10～12天
E. 术后1个月

37. 某医院医务人员在给群众作乳腺癌健康宣传教育

时,被问及20岁以上的女性应多久进行一次乳房自查时,正确的回答是(　　)

A. 每年一次　　　　B. 半年一次

C. 每月一次　　　　D. 每周一次

E. 不需自查

38. 患者,女,26岁。第一胎产后4周,右侧乳房红肿疼痛7天伴寒战、发热,查体:右侧乳头破损,局部有波动感。拟行乳房脓肿切开引流,切口应是(　　)

A. 放射状切口　　　B. 乳房上弧形切口

C. 乳房下弧形切口　D. 乳晕边缘弧形切口

E. 乳晕区弧形切口

39. 患者,女,48岁。右乳腺癌根治术后上肢活动受限。护士指导其患侧肢体康复锻炼,应达到的目标是(　　)

A. 手能摸到同侧耳朵　B. 肩能外展平举

C. 手能向前平举　　　D. 手摸到对侧肩部

E. 手经头摸到对侧耳朵

40. 患者,女,26岁。第一胎产后4周,哺乳期间左侧乳房内外侧红肿疼痛6天,经热理疗、抗生素等治疗后无明显效果而入院,经检查诊断为左乳腺脓肿,拟行切开排脓,手术切口应选择(　　)

A. 放射状切口

B. 于波动感处做横切口

C. 乳晕边缘做弧形切口

D. 乳房下皱襞处做弧形切口

E. 压痛最明显处做横切口

41. 患者,女,28岁。早期乳腺癌根治术后,欲生育,为避免复发,建议可以妊娠的时间是术后(　　)

A. 1年　　　　　　B. 2年

C. 3年　　　　　　D. 4年

E. 5年

A₃/A₄型题

(42～44共用题干)

患者,女,26岁,初产妇。产后5周的哺乳期妇产,因发热、寒战、左侧乳房外上象限肿胀疼痛7天,体查局部可触及痛性肿块,边缘不清,肿块中心部有波动感,穿刺抽出黄色黏稠液体。

42. 最可能的疾病是(　　)

A. 急性乳腺炎　　　B. 乳房囊性增生病

C. 乳房脂肪瘤　　　D. 乳房纤维腺瘤

E. 乳管内乳头状瘤

43. 该患者的治疗原则是(　　)

A. 停止哺乳

B. 局部热敷理疗

C. 及时行脓肿切开引流

D. 定时用吸乳器排空乳汁

E. 应用大剂量抗生素

44. 该患者术后并发乳瘘,切口经久不愈,下列处理最妥当的是(　　)

A. 加强换药

B. 应用大剂量抗生素

C. 定时用吸乳器排空乳汁

D. 热敷患处

E. 口服己烯雌酚至乳汁停止分泌

(45～47共用题干)

患者,女,54岁。发现右侧乳房内无痛性肿块5个月,因不觉疼痛,并未在意,近日发现肿块增大较明显而就诊。体检:右侧乳房外上象限可触及一直径约为3.5cm的肿块,表现不平,边界不清,质地硬;局部乳房皮肤有"酒窝征";同侧腋窝可触及2个肿大的淋巴结,可被推动。经活组织病理检查证实为乳腺癌,拟行根治术。

45. 患者行乳腺癌根治术,预防皮下积液的主要措施是(　　)

A. 半卧位　　　　　B. 高蛋白饮食

C. 患肢制动　　　　D. 皮瓣下置管负压引流

E. 切口用沙袋压迫

46. 患者行乳腺癌根治术后第2天,下列护理措施中不正确的是(　　)

A. 保持伤口引流管通畅

B. 患侧垫枕,抬高患肢

C. 观察患侧肢端的血液循环

D. 禁止在患侧手臂测血压、输液

E. 指导肩关节的活动

47. 患者行乳腺癌根治术后第4天,右侧手臂出现发绀,手指发麻,皮温下降,脉搏触之较微弱,正确的处理是(　　)

A. 继续观察,不需特殊处理

B. 及时调整包扎胸带的松紧度,严密观察

C. 立即拆除胸带包扎胸带

D. 给予吸氧

E. 患处用沙袋加压

(蔡　烯)

第1节　胸部损伤患者的护理

一、肋骨骨折

(一)概述　*常发生于第4～7肋。

(二)病因 { (1)直接暴力。<br>(2)间接暴力。

(三)病理分类 { (1)单根或数根肋骨单处骨折。<br>(2)多根多处肋骨骨折 { 1)反常呼吸运动:呼气时软化区膨出,吸气时软化区内陷。<br>2)纵隔扑动:呼气时纵隔移向患侧,吸气时纵隔移向健侧。

锦囊妙记"记"

多根多处肋骨骨折的病理为多处反扑(即反常呼吸运动,纵隔扑动。)

(四)临床表现

{ *1.局部疼痛　骨折部位疼痛。在深呼吸、咳嗽或变换体位时疼痛加剧。<br>2.呼吸困难　疼痛、反常呼吸运动,以及骨折并发的气胸、血胸,均可导致呼吸困难、咯血等。<br>3.检查可有胸壁肿胀、压痛、瘀斑甚至胸廓畸形,*胸廓挤压试验阳性。

(五)辅助检查　*胸部X线检查(确诊)。

(六)治疗要点　治疗原则是止痛、固定胸廓和防治并发症。

{ 1.闭合性单处肋骨骨折　*关键是胸廓固定,它既可止痛,又可防止并发症。常用的方法包括胶布固定法、绷带固定法、胸带固定法。*胶布固定法固定时间为2～3周。<br>2.闭合性多根多处肋骨骨折　现场急救要点为*软化胸壁加压包扎以迅速控制反常呼吸。<br>3.开放性肋骨骨折　清创缝合,骨折内固定,处理及预防并发症。

(七)护理诊断/问题 { 1.气体交换受损　与肋骨骨折导致的疼痛、胸廓运动受限、反常呼吸运动有关。<br>2.疼痛　与胸部组织损伤有关。<br>3.潜在并发症:气胸、血胸、肺部感染。

(八)护理措施 { 1.配合治疗护理。<br>2.严密观察有无气、血胸等并发症。<br>3.保持呼吸道通畅。<br>4.减轻疼痛。<br>5.预防感染。<br>6.心理护理。

(九)健康指导 { 1.向患者说明胸壁固定及胸腔闭式引流的目的及注意事项以取得配合。<br>2.向患者说明深呼吸、有效咳嗽和排痰的意义、方法。<br>3.*3个月后复查X线片,了解骨折愈合情况。

**二、损伤性气胸**

**（一）概述**　损伤导致的胸膜腔内积气称为损伤性气胸。

**（二）病理生理分类**

1. 闭合性气胸　空气经胸壁或肺的伤口进入胸膜腔后,裂口随即封闭,空气不再进入胸膜腔。胸膜腔内压低于大气压。
2. 开放性气胸　胸膜腔内气体经胸壁伤口随呼吸自由出入胸膜腔。*胸膜腔内压与大气压相等。
3. 张力性气胸　气管、支气管或肺损伤裂口呈单向活瓣状,*吸气时空气进入胸膜腔,呼气时活瓣关闭,气体不能从胸膜腔排出。*胸膜腔压力超过大气压。

**（三）临床表现**

1. 闭合性气胸
   - （1）胸膜腔少量积气,*肺萎陷低于30%者,多无明显症状。
   - （2）大量积气时呼吸困难,纵隔（气管）向健侧移位,伤侧胸部叩诊呈鼓音,呼吸音减弱或消失。
2. 开放性气胸
   - （1）患者呼吸十分困难,发绀,甚至发生休克。
   - （2）*呼吸时胸壁伤口处可听到"嘶嘶"声,可看到气泡;伤侧胸部叩诊呈鼓音,*纵隔扑动,听诊呼吸音消失。
3. 张力性气胸
   - （1）患者表现为呼吸极度困难、发绀、意识障碍、休克等。
   - （2）纵隔（气管）明显向健侧移位。
   - （3）伤侧胸廓饱满,常触及皮下气肿,叩诊呈明显鼓音,呼吸音消失。

**（四）辅助检查**

1. 胸部X线　诊断气胸的重要方法。
2. 胸腔穿刺　可抽出气体;张力性气胸时有高压气体冲出。

**（五）治疗要点**

1. 闭合性气胸
   - *（1）肺萎陷少于30%:气体可在2～3周自行吸收,不需要特殊处理。
   - *（2）肺萎陷超过30%:需胸腔穿刺抽气或胸膜腔闭式引流。
2. 开放性气胸
   - *（1）现场急救原则:立即封闭伤口,使开放性气胸变为闭合性气胸。
   - （2）医院处理:清创缝合胸壁伤口,行胸腔闭式引流,应用抗生素抗感染治疗。
3. 张力性气胸
   - （1）现场急救原则:*立即在伤侧锁骨中线与第2肋间交界处穿刺排气减压。
   - （2）医院处理:吸氧,行闭式胸腔引流。

**（六）护理诊断/问题**

1. 气体交换受损　与胸膜腔内压力升高、肺萎陷以及通气/血流比例失调有关。
2. 低效性呼吸型态　与肺萎陷、气道堵塞有关。
3. 潜在并发症:血气胸、休克等。

**（七）护理措施**

1. 一般护理
   - （1）卧床休息,限制活动,无休克者取半卧位。
   - （2）吸氧。
   - （3）饮食方面应给予蔬菜、水果及含粗纤维的食物,以保持大便通畅。
   - （4）维持呼吸功能:及时清除呼吸道血液、分泌物及异物,鼓励和协助患者有效咳嗽和排痰,必要时协助医生行气管插管或气管切开。
   - （5）遵医嘱给予抗生素治疗,防治并发症。
   - （6）剧烈咳嗽者,应给予镇咳剂。
2. 严密观察病情　注意呼吸、血压、心率、意识等变化。
3. 配合医生行排气治疗。
4. 做好胸腔闭式引流护理。

**（八）健康指导**

1. 教给患者及家属发生气胸的症状和急救方法。
2. 指导患者做深呼吸、吹气球、咳嗽排痰,以促进肺复张。
3. 定期复查胸部X线,至气胸完全消失。

**三、损伤性血胸**

**（一）概述**

1. *胸膜腔积血称为血胸。
2. 血胸与气胸同时存在,称为血气胸。

（二）病因
1. 心脏和大血管破裂出血　出血凶猛,如不及时抢救,患者往往于短期内死亡。
2. *肋间或胸廓内血管破裂出血　是血胸最常见的原因。
3. 肺组织破裂出血　循环压力低,出血少而缓慢,多可自行停止。

（三）病理生理　大量血胸可造成血容量不足;同时胸膜腔内积血增多,伤侧肺受压萎陷,并将纵隔推向健侧,引起呼吸和循环功能障碍。

（四）临床表现
1. 少量血胸(成人0.5L)　无明显症状。
2. *中量(0.5～1L)和大量血胸(>1L)　出现失血性休克的表现,以及气管向健侧移位、伤侧胸部叩诊浊音、呼吸音减弱等胸膜腔积液体征。
3. *进行性血胸　出现下列情况提示进行性血胸。
　(1)脉搏逐渐加快,血压降低,或经治疗仍不稳定。
　(2)血红蛋白、红细胞计数和血细胞比容进行性降低。
　(3)胸腔闭式引流血液每小时超过200ml,连续3小时。

（五）辅助检查
1. 胸部X线检查　显示大片密度增高阴影,肋膈窦消失;血气胸时见气液平面。
2. *胸腔穿刺　抽出不凝固血液,可明确诊断。

（六）治疗要点
1. 非进行性血胸　小量血胸无须特殊治疗,可自行吸收;中、大量血胸行胸腔穿刺或胸腔闭式引流。
2. 进行性血胸　防治休克的同时,尽早开胸探查止血。
3. 凝固性血胸　需开胸清除血块。

（七）护理诊断/问题
1. 气体交换受损　与肺萎陷、循环血量少致通气/血流比例失调有关。
2. 低效性呼吸型态　与肺萎陷、气道堵塞有关。
3. 潜在并发症:休克、凝固性血胸、脓胸等。

（八）护理措施
1. 一般护理
　(1)限制活动,卧床休息,无休克者取半坐卧位。
　(2)必要时吸氧,氧流量为2～4L/min。
　(3)协助医生作胸膜腔穿刺术或胸腔闭式引流术。
　(4)遵医嘱给予抗生素、止血剂,输血补液,预防脓胸及纠正低血容量性休克。
2. 严密观察病情　注意呼吸、血压、心率、意识及体温等变化;观察与记录胸腔闭式引流的情况。
3. 进行性血胸　禁食,迅速补充血容量,防治休克,同时作好剖胸止血的术前准备。
4. 凝固性血胸　应及早剖胸清除积血和血块。

（九）健康指导
1. 需要作胸腔穿刺术、胸腔闭式引流术或剖胸术,操作前向患者或家属说明治疗的方法、目的及意义,以取得配合。
2. 术后指导患者深呼吸、吹气球、咳嗽排痰,以促进肺复张。
3. 定期复查胸部X线,了解肺复张情况。

四、胸膜腔闭式引流的护理

（一）原理　胸膜腔闭式引流是根据胸膜腔生理性负压机制设计的,依靠水封瓶中的液体使胸膜腔与外界隔离。

（二）适应证与作用　*主要用于治疗气胸、血胸、脓胸及胸腔手术后引流。*目的:①引流胸膜腔内积液、积气、积血。②重建胸膜腔负压。③促进肺膨胀。

（三）引流管的位置
1. *引流气体　患侧锁骨中线与第2肋间交界处。
2. *引流液体　患侧腋中线或腋后线与第6～8肋间交界处。
3. 引流脓液　应放置在脓腔最低点。

（四）护理措施
1. 正确安装
　(1)*长玻璃管插至水面下3～4cm;短玻璃管下口远离液平面,与外界相通。
　(2)*引流瓶应低于胸壁引流口平面60～100cm。
2. 管道密闭
　(1)引流管在胸壁出口周围用油纱布包盖严密。
　(2)*搬动患者、更换引流瓶或引流瓶意外破碎时,应提前或及时用双钳夹闭胸膜腔引流管。
　(3)*若引流管从胸膜腔滑脱,立即用手捏闭伤口处皮肤。

3. 无菌操作　（1）严格遵守无菌操作规程,按规定时间更换引流瓶。
　　　　　　　（2）注意引流口处敷料清洁干燥。

4. 保持管道　（1）患者取半坐卧位。
　　畅通　　　（2）定时挤压胸膜腔引流管,防止引流管阻塞、扭曲、受压。
　　　　　　　（3）鼓励患者做咳嗽、深呼吸运动及变换体位,以利胸腔内液体、气体排出,促进肺扩张。

（四）护理措施

5. 观察和　　（1）*注意观察长玻璃管中的水柱波动情况,正常状态下,水柱高出引流瓶中液面且
　　记录　　　　随呼吸上下波动,范围为4～6cmH$_2$O。如波动幅度过高,可能肺不张;若无波动,
　　　　　　　　则表示引流管不通畅。
　　　　　　　（2）准确记录引流液的量、性质、颜色。

6. *拔管指征　置管引流48～72小时后,如24小时引流液<50ml,脓液<10ml,无气体溢出;患者无呼吸困难,听诊呼吸音恢复;X线胸片示肺膨胀良好,即可拔管。

**要点回顾**

1. 肋骨骨折好发部位在哪里?多根多处肋骨骨折的病理特点和处理原则是什么?
2. 三种损伤性气胸的主要病理特点、临床表现和首要急救处理原则是什么?
3. 损伤性血胸的分类是什么?血胸活动性出血的指征有哪些?
4. 胸膜腔闭式引流的目的有哪些?
5. 闭式引流装置的穿刺点、安装要求、护理要点有哪些?

## 第2节　肺癌患者的护理

一、概述　肺癌大多起源于支气管黏膜上皮,故又称支气管肺癌。*好发于40岁以上男性,男女之比为(3～5)∶1。

二、病因　尚不完全明确,多认为肺癌发病与*长期大量吸烟、空气污染、长期接触石棉及放射性致癌物等有关,与机体免疫力降低、代谢障碍、遗传因素、肺慢性感染等也有一定关系。

三、分类

1. *鳞状细胞癌　最常见,50岁以上男性多见,生长较慢,早期治疗预后较好。
2. 小细胞癌　发病年龄较轻,男性多见,*高度恶性,对放疗、化疗敏感,但预后最差。
3. 大细胞癌　较少见,多为中心型。
4. 腺癌　女性多见。

四、临床表现　肺癌的临床表现取决于部位、大小、侵犯情况和病理类型。

1. 早期　常无症状,尤其是周围型肺癌。*进展期常出现刺激性咳嗽,痰中带血丝或少量咯血;如引起肺不张,可出现胸闷、气促、哮鸣、发热和胸痛等(图15-1)。

2. 晚期　肺癌压迫、侵犯邻近器官、组织或远处转移时,可出现相应的征象。①压迫喉返神经:声音嘶哑;②侵犯胸膜:血性胸腔积液及剧烈胸痛;③累及食管:吞咽困难;④浸润膈神经:同侧膈肌麻痹;⑤压迫上腔静脉:面、颈、上肢及上胸部静脉怒张;⑥压迫颈交感神经:霍纳综合征(Horner征);⑦淋巴转移:锁骨上淋巴结肿大。

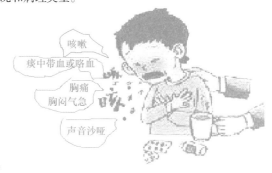

咳嗽
痰中带血或咯血
胸痛
胸闷气急
声音沙哑

●● 图15-1　肺癌典型表现 ●●

五、辅助检查

1. 胸部X线检查　可见肺部块状阴影,近球形或分叶状,边缘不清、有毛刺。
2. 胸部CT检查　能显示一般X线检查隐藏区的早期癌灶。
3. 痰细胞学检查　中央型肺癌表面脱落的癌细胞随痰咳出,*若痰中找到癌细胞即可明确诊断。
4. 支气管镜检查　可直接看到肿瘤,明确肿瘤大小、部位及范围,并可取组织做病理学检查。

5. 其他　经胸壁穿刺活组织病理检查、血性胸腔积液病理检查、转移性病灶活组织检查、放射性核素扫描等有助于诊断。

六、治疗要点　以手术治疗为主,结合放疗、化疗、中医中药及免疫治疗等综合治疗。

1. 手术治疗　最主要的治疗手段。
2. 放射治疗　小细胞癌对放射疗法敏感性最高,鳞癌次之。
3. 化学治疗　有些低分化的肺癌,尤其是小细胞癌,疗效较好。
4. 中医中药治疗。

七、护理诊断/问题

1. 气体交换受损　与肺组织病变、手术治疗等有关。
2. 低效性呼吸型态　与肿瘤堵塞气道、肺换气功能下降有关。
3. 焦虑/恐惧　与担心手术、疾病的预后等因素有关。
4. 潜在并发症:胸腔内出血、肺不张、感染、支气管胸膜瘘等。

八、护理措施

1. 手术前护理
  (1)心理护理:告诉患者有关的治疗情况,认真耐心地回答患者所提出的问题,以减轻其焦虑和恐惧心理。
  (2)防治呼吸道感染:*①患者术前戒烟2周以上;②注意口腔卫生,若有龋齿或上呼吸道感染应先治疗;③若有大量支气管分泌物,应先体位引流;④若痰液黏稠不易咳出者,可超声雾化排痰,必要时经负压吸引器或支气管镜吸出分泌物;⑤遵医嘱给予抗生素等药物。
  (3)术前指导适应性训练
    (1)练习腹式呼吸、有效咳嗽排痰、翻身等床上活动。
    (2)练习使用深呼吸训练器以有效配合术后康复。

2. 术后护理
  (1)术后体位:①患者意识未恢复时取平卧位,头偏向一侧;②患者已清醒、血压平稳后改为半卧位;*③肺叶切除者,可采用平卧或左、右侧卧;*④肺段切除术或楔形切除术者,最好选择健侧卧位;*⑤一侧全肺切除患者,采用患侧1/4侧卧位,应避免过度侧卧;⑥若有血痰或支气管瘘,应取患侧卧位;⑦一般1～2小时给患者变换体位一次。
  (2)观察病情:监测生命征、神志、面色、末梢循环情况;有无气促、发绀等缺氧征象及胸部体征;切口及敷料等。

3. *维持呼吸道通畅　①鼓励患者深呼吸(或吹气球)、有效咳嗽排痰(定时协助患者翻身、叩背排痰),必要时进行吸痰;②吸氧;③痰液黏稠不易咳出时,给予超声雾化。

4. 营养与输液护理　严格掌握输液量和速度,防止前负荷过重而导致肺水肿。*全肺切除术后患者输液量应控制在2000ml/d以内,滴速以20～30滴/分为宜。

5. 活动与休息　鼓励患者早期活动并进行肩臂功能锻炼。

6. *胸膜腔闭式引流护理　除胸膜腔闭式引流常规护理外,需注意以下三点。
  (1)维持引流通畅,初期每30～60分钟向水封瓶方向挤捏引流管1次。
  (2)密切观察引流量、色、性状,注意有无活动性出血。
  (3)全肺切除术后的胸腔引流一般呈钳闭状态,以保证术后患侧胸腔内有一定压力,使纵隔位于中间位置。*每次放液量不宜超过100ml,速度宜慢。

7. 手术后并发症的护理
  (1)肺不张、肺炎:患者表现为烦躁不安、脉快、发热、哮鸣、呼吸困难等症状。若发现以上情况,应立即给氧,鼓励患者自行咳嗽、排痰,必要时吸痰,并遵医嘱应用抗生素。
  (2)支气管胸膜瘘:*多发生在术后1周,患者可出现发热、呼吸急促、刺激性咳嗽伴血痰等,患侧出现液气胸体征。若将亚甲蓝溶液注入胸膜腔,患者咳出蓝色痰液即可确诊。主要措施是胸腔闭式引流,遵医嘱应用抗生素,必要时手术修补。

九、健康指导

1. 让患者了解吸烟的危害,力劝戒烟。
2. 保持良好营养状况,注意休息和适当运动,增强机体抵抗力。
3. 注意口腔卫生,预防呼吸道感染。避免与烟雾化学刺激物接触。
4. 出院后定期复查。

1. 肺癌的病理类型及特点是什么?
2. 肺癌的早期临床表现和典型临床表现有哪些?
3. 肺癌的确诊检查有哪些?
4. 肺癌手术前后的主要护理要点有哪些?

## 第 3 节　食管癌患者的护理

**一、概述**　食管癌多见于40岁以上的男性,*以中段食管最常见,下段食管次之,上段食管较少。

**二、病因**　尚不完全明确,可能与下列因素有关:①长期饮烈酒、吸烟、进食过快过热过硬食物所致食管慢性炎症和损伤;②长期进食含有亚硝酸胺类食物;③饮食中缺乏微量元素(钼、铁、锌、氟、硒)、维生素(A、B、C)及动物蛋白质;④遗传因素。

**三、病理生理**　*食管癌主要为鳞癌,最常转移至左锁骨上淋巴结,血行转移较晚。

**四、临床表现**

1. 早期症状　多不明显,可有咽部干燥感、食管内异物感、*进食哽噎感或停滞感,胸骨后刺痛或烧灼感等。
2. *典型症状　进行性吞咽困难。
3. 晚期表现　患者出现进行性消瘦、乏力、贫血、明显脱水征及营养不良。癌肿侵犯喉返神经、主动脉弓、气管,出现相应表现。左锁骨上淋巴结肿大、肝大、胸腔积液、腹水等。

**五、辅助检查**

1. 食管钡餐造影　可见食管黏膜纹中断、紊乱,管腔不同程度的狭窄,充盈缺损、龛影,管壁扩张受限、僵直等。早期病变可无阳性发现。
2. *食管拉网细胞学检查　阳性率为90%,有早期诊断价值,在防癌普查中首选。
3. *纤维食管镜检查　可直接观察食管肿瘤,并可取活体组织做病理学检查,是最常用的确诊检查方法。
4. CT或MRI检查　明确肿瘤的部位和范围及肿瘤转移情况。

**六、治疗要点**　*食管癌的治疗原则是以手术治疗为主,辅以放疗和化疗等的综合治疗。

1. 手术治疗　目前最有效的方法。切除食管的大部分,以胃或结肠代食管最常用。晚期病例,可做姑息性手术,如食管腔内置管术或胃造瘘术等。
2. 放射治疗　手术前后的辅助治疗或晚期食管癌的治疗。
3. 化学治疗　手术后的辅助治疗。

**七、护理诊断/问题**

1. 营养失调:低于机体需要量　与进食不足、消耗增加有关。
2. 焦虑　与对疾病的无知、对预后的担忧、缺少经济支持等有关。
3. 潜在并发症:吻合口瘘、肺部感染、乳糜胸等。

**八、护理措施**

1. 术前护理
   - (1)营养支持:能进食者给予高热量、高蛋白、高维生素饮食;进食困难者给予输液支持疗法。
   - (2)保持口腔卫生:不能进食者,每日给予淡盐水或其他漱口液漱口;及时治疗口腔疾病。
   - *(3)胃肠道准备
     - 1)术前3天遵医嘱口服抗生素。
     - 2)术前1天禁食。
     - 3)对进食后有食物滞留或反流者,术前3日每晚遵医嘱给予生理盐水100ml加甲硝唑100ml,庆大霉素16万U经鼻胃管冲洗食管。
     - 4)拟行结肠代食管手术患者,术前3天口服肠道不吸收的抗生素;术前3天进无渣流质饮食,术前晚行清洁灌肠或全肠道灌洗后禁饮、禁食。
     - 5)术日晨常规放置胃管。
   - (4)呼吸道准备:*术前戒烟2周,教会患者深呼吸,有效咳嗽、咳痰。

2. 术后护理

（1）一般护理：术后待患者麻醉清醒、生命体征平稳后取半卧位。观察伤口渗血、渗液情况。

（2）胸腔闭式引流护理：保持通畅，观察引流液量、性状并记录。注意有无异常出血、混浊液、乳糜液流出。

（3）胃肠减压护理：保持通畅，注意出血等异常情况，肠功能恢复后拔除。

（4）饮食护理 *术后3～4日内严格禁饮禁食，禁食期间持续胃肠减压。停止胃肠减压24小时后，无呼吸困难、胸内剧痛及高热等吻合口瘘的症状时，可试饮少量水，术后第5～6天，可给全流质饮食，术后10天左右给予半流质饮食，术后3周可进普食。注意少量多餐，进食量不宜过多、过快，避免生、冷、烫、硬的食物。

（5）并发症的观察与处理

1）*吻合口瘘：最严重的并发症，易发生于术后5～10日。常表现为进食后出现高热、呼吸困难、胸部剧痛、患侧胸腔积液积气，全身中毒症状明显，重者甚至发生感染性休克。配合处理：禁饮禁食、胃肠减压、胸腔闭式引流；遵医嘱应用抗生素及营养支持；严密观察病情，必要时做好术前准备。

2）*乳糜胸：多发生在术后2～10日，表现为胸闷、气急、心悸甚至血压下降，若处理不及时，患者可在短时间内因乳糜液丢失而衰竭死亡。应及时配合行胸腔闭式引流术，给予肠外营养支持，必要时行胸导管结扎术。

## 九、健康指导

1. 向患者介绍术前准备的目的及意义，指导患者口腔卫生、深呼吸、咳嗽咳痰及取半卧位的重要性。

2. 指导患者术后饮食 应少食多餐，戒烟酒，避免热、生、冷、硬、辛辣等刺激性食物。若进食后出现胸闷、呼吸困难，多因胸腔内胃膨胀压迫心肺所致，预防方法是减少进食量，餐后2小时不能平卧，一般经1～2个月可缓解。若食物反流症状较重，睡眠时应垫高枕头。以结肠代食管术后，患者口腔常有粪臭味，应向患者耐心解释，一般半年后症状会逐步减轻。

3. 告知患者定期复查。

---

**要点回顾**

1. 食管癌的早期症状和典型临床表现有哪些？
2. 食管癌的主要检查手段有哪些？
3. 食管癌术前和术后的护理要点有哪些？
4. 食管癌术后主要并发症及其特点是什么？

---

### ★ 模拟试题栏——识破命题思路，提升应试能力 ★

**一、专业实务**

A₁型题

1. 多根多处肋骨骨折最严重的病理生理改变是（　　）

   A. 胸部疼痛，呼吸运动减弱

   B. 出血，休克

   C. 咳嗽，血痰

   D. 胸壁软化，反常呼吸

   E. 严重皮下气肿

2. 可使纵隔扑动的疾病是（　　）

   A. 闭合性气胸　　　B. 张力性气胸

   C. 开放性气胸　　　D. 血气胸

   E. 脓胸

3. 下列符合闭合性气胸特点的是（　　）

   A. 肺萎缩程度与胸膜腔内压改变不一致

   B. 胸膜腔内压超过大气压

   C. 胸膜腔内压等于大气压

   D. 胸膜腔内压低于大气压

   E. 吸气时肺裂口开放

4. 成人大量血胸指胸膜腔内积血大于（　　）

   A. 300ml　　　　　B. 500ml

   C. 1000ml　　　　D. 1200ml

   E. 1500ml

5. 食管癌好发于（　　）

   A. 颈段食管　　　　B. 胸上段食管

   C. 胸中段食管　　　D. 胸下段食管

   E. 腹段食管

6. 对确诊中央型肺癌最有意义的检查是( )

  A. X线检查        B. 痰细胞学检查

  C. MRI                 D. CT

  E. 纤维支气管镜检查

$A_2$型题

7. 患者，女，35岁。因车祸致右侧多根多处肋骨骨折，其右侧胸廓出现反常呼吸运动。正确的征象是( )

  A. 吸气时正常，呼气时外凸

  B. 吸气和呼气时均外凸

  C. 吸气时外凸，呼气时内陷

  D. 吸气时内陷，呼气时外凸

  E. 吸气和呼气时均内陷

8. 患者，男，22岁。胸部损伤后出现失血性休克的表现，以及气管向健侧移位，伤侧胸部叩诊浊音，呼吸音减弱等胸膜腔积液体征。胸膜腔穿刺抽出不凝固血液的原因主要是( )

  A. 肺、膈肌运动的去纤维蛋白作用

  B. 胸膜腔内有抗凝物质

  C. 胸腔内渗出液的稀释作用

  D. 凝血因子减少

  E. 有效循环血量减少

9. 患者，女，26岁。因骑摩托车跌伤胸部，自诉气促，胸部疼痛，查有局部压痛和胸廓挤压痛。为明确诊断，应首选( )

  A. 胸部CT         B. B超

  C. 胸片             D. 胸腔穿刺

  E. 造影检查

10. 患者，女，22岁。因车祸致胸部损伤，轻度胸痛，但无明显呼吸困难。X线检查示有少量气胸，其肺受压萎陷不超过( )

  A. 10%            B. 20%

  C. 30%            D. 40%

  E. 50%

11. 患者，男，32岁。右侧胸部外伤，呼吸极度困难，发绀，出冷汗。检查：气管向左侧移位，右胸廓饱满，叩诊呈鼓音，呼吸音消失，颈胸部有广泛皮下气肿等。其诊断考虑为( )

  A. 血胸            B. 张力性气胸

  C. 开放性气胸      D. 闭合性气胸

  E. 肋骨骨折

12. 患者，女，28岁。胸部损伤后出现失血性休克的表现，以及气管向健侧移位、伤侧胸部叩诊浊音、呼吸音减弱等胸膜腔积液体征。具有确诊价值的检查方法是( )

  A. 胸部X线       B. 胸腔穿刺

  C. 胸部CT        D. 胸部B超

  E. 血常规

13. 患者，男，60岁。胸部外伤致左侧第6～7肋骨骨折并发气胸，呼吸极度困难。检查：BP 90/50mmHg，气管向右移位，左胸廓饱满，叩诊呈鼓音，呼吸音消失，颈、胸部有广泛皮下气肿等。采用胸腔闭式引流治疗，关于闭式胸膜腔引流装置的叙述错误的是( )

  A. 锁骨中线第2肋间插管

  B. 长玻璃管口在水面下3cm

  C. 短玻璃管与大气相通

  D. 整个装置均需密闭

  E. 水封瓶距离引流口30cm

14. 患者，男，42岁。胸部外伤后，极度呼吸困难，发绀。检查：BP 90/50mmHg，气管向右移位，左胸廓饱满，叩诊呈鼓音，呼吸音消失，颈、胸部有广泛皮下气肿等。行胸腔闭式引流的位置在( )

  A. 左侧锁骨中线第2肋间

  B. 左侧腋中线和腋后线中间第6～8肋间

  C. 右侧锁骨中线第2肋间

  D. 伤侧腋中线和腋后线中间第3～4肋间

  E. 右侧腋中线和腋后线中间第6～8肋间

15. 患者，男，46岁。因进行性吞咽困难入院，诊断为食管癌。护士收集的健康史中，可能与其患病有关的因素是( )

  A. 喜食蔬菜       B. 习惯吃烫的食物

  C. 偶尔饮酒       D. 不吸烟

  E. 很少参加运动

16. 患者，男，60岁。吞咽食物有哽噎感，初步诊断为食管癌，为确诊，首选的检查是( )

  A. 钡餐X线检查    B. B超

  C. 食管脱落细胞学检查

  D. 纤维食管镜检查    E. CT检查

17. 患者，男，52岁。进行性吞咽困难4个月，伴声音嘶哑1个月入院。其声音嘶哑的原因是( )

  A. 主动脉受侵      B. 喉返神经受压

  C. 肋间神经受侵     D. 食管气管瘘

  E. 由胸腔积液引起

18. 患者，男，60岁。咽食物时有哽噎感，诊断为食管癌，引起食管癌的原因不包括( )

  A. 不注意个人卫生   B. 喜欢进食腌制食品

  C. 长期饮烈酒、吸烟   D. 喜欢进食较热、较硬的食物

E. 遗传因素

19. 患者，男，58岁。出现咳嗽、痰中带血丝2个月，有助于诊断的检查是（　　）
A. B超　　　　　　B. 胸部CT
C. 胸腔穿刺　　　　D. 痰培养
E. 血生化检查

20. 患者，女，42岁。胸痛3个月，经X线检查发现右肺上叶有一毛刺状阴影。诊断为肺癌，行手术治疗，效果最好的病理类型是（　　）
A. 鳞状细胞癌　　　B. 小细胞癌
C. 大细胞癌　　　　D. 腺癌
E. 未分化癌

21. 患者，男，56岁，农民。出现刺激性咳嗽3个月，加重伴血丝痰半个月。该患者有30余年吸烟史，经支气管镜检查后，诊断为肺癌。引起肺癌最可能的因素是（　　）
A. 吸烟　　　　　　B. 进食亚硝酸胺类食物
C. 空气污染　　　　D. 机体抵抗力低下
E. 肺部感染

A₃/A₄型题

（22、23题共用题干）
患者，男，32岁。胸部外伤致右侧第5肋骨骨折并发气胸，呼吸极度困难，发绀，出冷汗。检查：BP 80/60mmHg，气管向左移位，右胸廓饱满，叩诊呈鼓音，呼吸音消失，颈胸部有广泛皮下气肿等。

22. 造成患者气胸的主要原因是（　　）
A. 支气管破裂　　　B. 肋骨骨折
C. 肺破裂　　　　　D. 肺泡破裂
E. 心包破裂

23. 该患者发生血压下降，主要原因是（　　）
A. 张力性气胸，外周血液回心障碍
B. 闭合性气胸，胸膜腔仍是负压
C. 开放性气胸，反常呼吸
D. 混合性气胸
E. 血气胸

（24、25题共用题干）
患者，男，28岁。胸部外伤致右侧第4～5肋骨骨折，有伤口。患者有明显的呼吸困难，发绀。检查：呼吸时伤口处可听到"嘶嘶"声，伤侧胸部叩诊呈鼓音，气管向健侧移位，诊断为开放性气胸。

24. 下列不是该病例病理改变的是（　　）
A. 伤侧胸腔内压超过大气压
B. 伤侧胸膜腔负压消失
C. 纵隔移向健侧

D. 伤侧肺萎陷
E. 健侧肺通气也受影响

25. 开放性气胸不同于闭合性或张力性气胸的病理特点是（　　）
A. 伤侧肺萎缩　　　B. 纵隔摆动
C. 胸部叩诊呈鼓音　D. 患侧呼吸音消失
E. 患侧胸廓饱满

（26～28题共用题干）
患者，男，70岁。1个月前，进食时偶有哽噎感和胸骨后刺痛，进食后症状消失。近日来自觉吞咽困难，进食米粥也难以下咽。初步诊断为食管癌。

26. 为明确诊断最主要、最常用的检查是（　　）
A. 食管脱落细胞检查　B. 钡剂X线食管检查
C. 纤维食管镜检查　　D. 核素³²磷扫描
E. CT检查

27. 食管癌较早且最常见的转移部位是（　　）
A. 锁骨上淋巴结　　B. 腹主动脉旁淋巴结
C. 支气管旁淋巴结　D. 肺
E. 肝

28. 食管癌最主要的转移途径是（　　）
A. 直接浸润　　　　B. 食管腔种植
C. 胸腔种植　　　　D. 血行转移
E. 淋巴转移

（28、29题共用题干）
患者，男，65岁。胸痛、气促、痰中带血丝3月余，胸部X线片示右肺上叶有一不规则肿块阴影。既往有结核病史。拟诊肺癌。

29. 为了解其转移情况，最重要的检查方法是（　　）
A. 癌相关抗原检查　B. 痰细胞学检查
C. 纤维支气管镜检查
D. CT检查　　　　E. 胸部穿刺检查

30. 手术后最严重的并发症是（　　）
A. 肺不张　　　　　B. 伤口感染
C. 肺部感染　　　　D. 肺水肿
E. 支气管胸膜瘘

## 二、实践能力

A₁型题

31. 下列不是急性脓胸临床表现的是（　　）
A. 发热
B. 患侧胸腔积液
C. 血液白细胞计数增高
D. 患侧胸廓萎陷
E. 胸腔穿刺可抽到脓液

32. 多根多处肋骨骨折现场急救方法是（　　）

A. 止痛　　　　　B. 吸氧

C. 肋骨牵引固定　D. 胸腔闭式引流

E. 加压包扎固定软化区胸壁

33. 张力性气胸急救时首先应（　　）

A. 胸腔穿刺排气　　B. 迅速封闭胸壁伤口

C. 清创　　　　　　D. 气管切开

E. 加压吸氧

34. 判断损伤性血胸的主要依据为（　　）

A. 胸部外伤史　　　B. 脉速，血压下降

C. 气促，呼吸困难　D. 胸廓饱满，叩诊呈鼓音

E. 胸膜腔穿刺抽出不凝固血液

35. 下列征象提示胸腔内有进行性出血的是（　　）

A. 患者血压为120/80mmHg

B. 中心静脉压为10cmH$_2$O

C. 尿量50ml/h

D. 胸腔闭式引流血液每小时超过200ml，连续3小时

E. 胸腔闭式引流血液每小时超过100ml，连续2小时

36. 食管癌的早期症状是（　　）

A. 进行性吞咽困难　B. 进食后呕吐

C. 进食时有哽噎感　D. 体重减轻

E. 进食后呛咳

A$_2$型题

37. 患者，男，42岁。车祸后2小时。X线检查示右肺压缩20%，第5肋骨单处骨折。其治疗应首选（　　）

A. 吸氧　　　　　　B. 镇静、止痛

C. 胸穿排气　　　　D. 胸膜腔闭式引流

E. 保持呼吸道通畅

38. 患者，男，50岁。从1.5m高处摔下，右胸着地。查体：神清，呼吸34次/分，心率100次/分，血压130/75mmHg，右胸壁畸形，无伤口，出现反常呼吸，双肺呼吸音粗，无干湿啰音。身体其余部分无损伤。现场急救的最重要处理是（　　）

A. 静脉输液治疗

B. 给氧、镇静、镇痛治疗

C. 行气管切开

D. 行气管插管、人工控制呼吸

E. 加压包扎，迅速控制反常呼吸

39. 患者，男，22岁。右胸刺伤2小时，创口与胸腔相通，患者严重呼吸困难，急救首要措施是（　　）

A. 迅速封闭胸壁伤口　B. 立即清创缝合

C. 镇静、止痛　　　　D. 胸腔闭式引流

E. 吸氧、输液

40. 患者，男，23岁。因肺切除术后行闭式胸腔引流，在翻身时，胸腔导管不慎脱出，及时首要措施是

（　　）

A. 将引流管重新插入　B. 用手捏闭胸壁伤口

C. 更换引流管　　　　D. 急呼医生处理

E. 在第2肋间插入粗针头

41. 患者，男，18岁。胸部损伤后出现胸痛，呼吸困难。查体：血压80/60mmHg，气管向健侧移位，伤侧胸部叩诊浊音，呼吸音减弱等。胸腔穿刺抽出不凝固血。应考虑为（　　）

A. 开放性气胸　　B. 张力性气胸

C. 多根多处肋骨骨折　D. 损伤性窒息

E. 损伤性血胸

42. 患者，男，18岁。胸外伤后出现严重皮下气肿和极度呼吸困难首先应考虑为（　　）

A. 肋骨骨折　　　　B. 张力性气胸

C. 血胸　　　　　　D. 肺挫伤

E. 创伤性窒息

43. 患者，男，19岁。外伤后呼吸困难，发绀。查体：右侧胸壁可见2cm×1cm的开放性伤口，呼吸时能听到伤口有空气进出胸膜腔的吹风声。伤侧胸部叩诊鼓音，呼吸音减弱。首先考虑为（　　）

A. 多根肋骨骨折　　B. 闭合性气胸

C. 开放性气胸　　　D. 张力性气胸

E. 损伤性血胸

44. 患者，男，36岁。开胸手术后闭式胸膜腔引流已48小时。水封瓶长玻璃管的水柱波动消失，嘱患者咳嗽时水柱有波动出现，提示（　　）

A. 肺膨胀良好　　　B. 引流管有堵塞

C. 患侧肺不张　　　D. 呼吸道不通畅

E. 并发支气管胸膜瘘

45. 患者，男，29岁。右胸部外伤后，胸壁局部软化浮动，出现反常呼吸运动，应首先考虑为（　　）

A. 胸壁软组织挫伤　B. 单根单处肋骨骨折

C. 多根多处肋骨骨折　D. 气胸

E. 血胸

46. 患者，男，22岁。胸部损伤后出现胸痛，呼吸困难。查体：血压80/60mmHg，气管向健侧移位，伤侧胸部叩诊浊音，呼吸音减弱等。胸膜腔穿刺抽及不凝固血液。护士在护理胸腔闭式引流时，下列不正确的是（　　）

A. 为保持管道密闭，水封瓶的长管应置于液面下3～4cm

B. 保持引流管通畅

C. 引流瓶放置应低于胸腔引流口60cm以上

D. 鼓励患者经常深呼吸与咳嗽

E. 24小时引流液少于100ml,可拔除引流管

47. 患者,男,42岁。损伤性气胸,行胸腔闭式引流。护士在巡视病房时,发现长玻璃管中水柱无波动。下列可以拔管的是(　　)
   A. 引流管粘连　　　B. 引流管堵塞
   C. 引流管扭曲　　　D. 引流管受压
   E. 肺膨胀复原

48. 患者,女,46岁。胸部外伤,右第6～7肋骨骨折,呼吸极度困难,发绀、出冷汗。检查:BP 65/40mmHg,右胸饱满,气管移向左侧,叩诊鼓音,颈、胸部有广泛的皮下气肿,处理应首选(　　)
   A. 立即开胸手术
   B. 气管插管辅助呼吸
   C. 胸腔穿刺排气减压
   D. 输血、输液
   E. 应用抗生素

49. 患者,男,43岁。胸部外伤。查体:伤侧肋间饱满,呼吸动度减弱,气管向健侧移位,伤侧上胸部叩诊鼓音,下胸部叩诊浊音,听诊伤侧呼吸音消失,可能的诊断是(　　)
   A. 气胸　　　　　　B. 血胸
   C. 血气胸　　　　　D. 脓胸
   E. 脓气胸

50. 患者,男,51岁。行食管癌根治术后第12天,进少量流食后出现高热、胸痛,最可能发生了(　　)
   A. 脓胸　　　　　　B. 乳糜胸
   C. 吻合口瘘　　　　D. 吻合口狭窄
   E. 反流性食管炎

51. 患者,男,58岁。食管癌根治术后,恢复顺利,可以经口进流质饮食的时间一般是在术后(　　)
   A. 2天左右　　　　B. 5天左右
   C. 7天左右　　　　D. 9天左右
   E. 10天左右

A₃/A₄型题

(52、53题共用题干)
   患者,女,46岁。胸部外伤致血气胸,出现呼吸困难。给予闭式胸膜腔引流术。

52. 对该患者行闭式胸膜腔引流术时,导管安放位置应是患侧的(　　)
   A. 第2肋间锁骨中线处
   B. 第7～8肋间腋中线处
   C. 第6～7肋间腋前线处
   D. 第5～6肋间腋中线处
   E. 第9～10肋间腋后线处

53. 该患者闭式胸膜腔引流护理中,错误的护理措施是(　　)
   A. 取半卧位
   B. 定时挤捏引流管
   C. 长玻璃管在液面下4cm
   D. 鼓励患者咳嗽和深呼吸
   E. 水封瓶低于引流口50cm

(54、55题共用题干)
   患者,男,36岁。车祸中钢管刺伤其左腋下,出现烦躁不安、呼吸困难、口唇发绀。左腋下胸壁有伤口,呼吸时能听到空气出入伤口的"嘶嘶"声,气管向健侧移位,患侧胸部叩诊呈鼓音。

54. 最重要的护理诊断/问题是(　　)
   A. 疼痛　　　　　　B. 皮肤完整性受损
   C. 清理呼吸道无效　D. 低效性呼吸型态
   E. 有感染的危险

55. 该患者的急救措施首选(　　)
   A. 输血输液　　　　B. 使用抗生素
   C. 开胸手术　　　　D. 闭式胸膜腔引流
   E. 迅速封闭伤口

(56～58题共用题干)
   患者,男,25岁。胸部外伤致右侧第5肋骨骨折并发气胸,呼吸极度困难,发绀,出冷汗。检查:血压80/60mmHg,气管向右侧移位,左胸廓饱满,叩诊呈鼓音,呼吸音消失,颈、胸部有广泛皮下气肿等。

56. 对该患者,当前首要的急救措施是(　　)
   A. 吸氧
   B. 建立静脉通路
   C. 止痛
   D. 立即在患侧锁骨中线第2肋间抽气减压
   E. 机械人工呼吸

57. 该患者胸腔闭式引流过程中,下述正确的护理措施是(　　)
   A. 为保持管道密闭,水封瓶的长管应置于液面下7～8cm
   B. 更换引流瓶时应用一把止血钳闭胸腔引流管
   C. 鼓励患者经常深呼吸与咳嗽,促进胸膜腔气体与液体的排出
   D. 引流瓶低于胸腔引流出口30～50cm
   E. 24小时引流液少于150ml可拔除引流管

58. 为预防胸部损伤后的肺部并发症,下列护理错误的是(　　)
   A. 应用抗生素　　　B. 保持呼吸道通畅
   C. 疼痛时使用吗啡　D. 协助翻身拍背咳嗽咳痰

E. 鼓励深呼吸

（59～61题共用题干）

患者，男，58岁。出现进行性吞咽困难2个月入院，诊断为食管癌。拟行食管癌根治术、结肠代食管手术。

59. 术前准备不包括（　　）

A. 术前3天开始口服抗生素

B. 术前3天开始进食无渣流质

C. 术前3天开始每晚冲洗食管

D. 术前3天开始每晚清洁灌肠

E. 术日晨常规放置胃管

60. 施行食管癌根治术后，胃管堵塞，正确的护理措施是（　　）

A. 少量等渗盐水低压冲洗

B. 大量盐水用力冲洗

C. 向上提胃管

D. 向下插胃管

E. 拔出胃管更换

61. 食管癌根治术后第4天，出现胸闷、气急、心悸，胸腔闭式引流液明显增多，呈乳白色，应考虑并发了（　　）

A. 肺炎、肺不张　　　　B. 吻合口瘘

C. 吻合口狭窄　　　　D. 乳糜胸

E. 出血

（62、63题共用病例）

患者，男，67岁。不明原因胸痛、刺激性咳嗽3个月，伴体重减轻。胸部X线片示右肺尖部有一不规则肿块阴影，诊断周围型肺癌。

62. 首选的治疗方法是（　　）

A. 手术治疗　　　　B. 化学治疗

C. 放射治疗　　　　D. 介入治疗

E. 内分泌治疗

63. 关于手术后护理叙述错误的是（　　）

A. 鼓励患者深呼吸、有效咳嗽

B. 输液速度控制在40～50滴/分

C. 血压平稳后，采用半坐卧位

D. 鼓励患者早期活动

E. 肠蠕动恢复后，即可开始进食

（64～67题共用病例）

患者，男，73岁。因胸痛、咳嗽3个月，声音嘶哑5天入院，诊断为肺癌。

64. 出现声音嘶哑的原因主要是（　　）

A. 肺癌侵犯膈神经　　　B. 肺癌侵犯喉返神经

C. 肺癌侵犯交感神经　　D. 肺癌侵犯纵隔

E. 肺癌侵犯胸膜及胸壁

65. 患者拟进行肺癌根治术，手术前的护理不包括（　　）

A. 戒烟　　　　　　B. 纠正营养不足

C. 练习有效咳嗽和翻身

D. 治疗上呼吸道感染　　E. 术前放置胃管

66. 术后第1天针对该患者采取的护理措施，错误的是（　　）

A. 指导患者深呼吸

B. 适当使用止痛药

C. 24小时补液量控制在3000ml以内

D. 取平卧位或侧卧位

E. 加强胸膜腔闭式引流护理

67. 下列不正确的出院指导是（　　）

A. 减少出入公共场所的机会

B. 避免与上呼吸道感染者接触

C. 继续进行呼吸运动

D. 若有伤口疼痛，应自服止痛药

E. 定期复查血细胞和肝功能

（魏雪峰）

第 **16** 章

# 腹外疝患者的护理

---------★ **考点提纲栏——提炼教材精华,突显高频考点** ★---------

**一、概述** 腹外疝是腹腔内脏器或组织连同壁腹膜,经腹壁薄弱点、缺损或孔隙向体表突出形成的可复性包块。

**二、病因**

1. 腹壁强度降低 *最重要的原因.分为先天性原因(腹股沟管、股管、脐环)和后天性原因(手术切口愈合不良、年老所致腹肌萎缩)。
2. 腹内压力升高 是诱发因素.包括慢性便秘、咳嗽、排尿困难、腹水、妊娠、举重、哭闹等。

锦囊妙"记"　　腹外疝的病因为"一升一降"(即腹内压力升高,腹壁强度降低)。

**三、病理**

1. *疝的组成
   - (1)疝环:指腹壁薄弱或缺损所在处,常作为疝命名的依据。
   - (2)疝囊:绝大多数是壁腹膜经疝环向外突出形成的囊袋状物。
   - (3)疝内容物:*小肠最多见,大网膜次之。
   - (4)疝外被盖:疝囊以外的各层组织,由外向内是皮肤、皮下组织、肌肉、筋膜。

2. 病理类型
   - (1)易复性疝:最多见。
   - (2)难复性疝:疝内容物与疝囊壁粘连,*疝内容物不能完全回纳腹腔,其内容物大多数是大网膜。
   - (3)嵌顿性疝:*疝环较小,腹内压骤然升高引起。
   - (4)绞窄性疝:在嵌顿性疝的基础上疝内容物发生缺血坏死,*嵌顿性疝和绞窄性疝的主要区别是疝内容物是否有血运障碍。

**四、临床表现**

常见的腹外疝见图16-1。

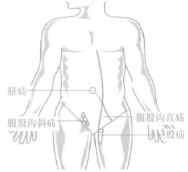

脐疝
腹股沟斜疝
腹股沟直疝
股疝

●● 图16-1　腹外疝好发部位 ●●

1. 腹股沟斜疝 最多见。
   - (1)突出途径:内环—腹股沟管—外环—阴囊或大阴唇。
   - (2)典型表现:腹股沟区出现包块。
     - 1)易复性疝和难复性疝
       - A.腹股沟区包块:在咳嗽及站立时出现,平卧或用手推可以还纳,难复性疝时不能完全还纳。
       - B.局部坠胀不适。
       - C.难复性疝时出现消化不良或便秘等症状。
     - 2)嵌顿性疝
       - A.*疝块突然增大伴疼痛,紧张发硬,伴触痛,不能回纳。
       - B.如果嵌顿的内容物是肠管,出现机械性肠梗阻的表现。
     - 3)绞窄性疝
       - A.*疝块有红、肿、热、痛等急性炎症和急性腹膜炎表现。
       - B.严重者可发生全身感染中毒症状。
       - C.在肠袢坏死穿孔时,可因疝内压力降低,疼痛暂时缓解,因此腹痛减轻但肿块仍存在者,不可当作病情好转。

2. 腹股沟直疝
   - (1)突出途径:直疝三角区或称海氏三角(外侧:腹壁下动脉;内侧:腹直肌外侧缘下半;下侧:腹股沟韧带内侧半)。
   - (2)典型表现:腹股沟内侧端耻骨结节外上方出现一半球形肿块,极少发生嵌顿。

腹股沟斜疝与腹股沟直疝的鉴别见表16-1。

3. 股疝　40 岁以上的妇女多见。
{
(1) 突出途径：股环—股管—卵圆窝，*最容易发生嵌顿的疝。
(2) 典型表现：在腹股沟韧带下方卵圆窝处有一半球形的突起。
}

4. 脐疝　婴幼儿多见，哭闹时脐处有突出物。

5. 切口疝　腹部手术病史者，切口处可膨出。

**表 16-1　腹股沟斜疝与腹股沟直疝的鉴别**

| 项　目 | 斜　疝 | 直　疝 |
|---|---|---|
| 发病年龄 | 多见于儿童及青壮年 | 多见于老年人 |
| 突出途径 | 经腹股沟管突出，可进阴囊 | 由直疝三角突出，不进阴囊 |
| 疝块外形 | 椭圆或梨形 | 半球形 |
| *回纳疝块后压住内环 | 疝块不再突出 | 疝块仍可突出 |
| 疝囊颈与腹壁下动脉的关系 | 疝囊颈在腹壁下动脉外侧 | 疝囊颈在腹壁下动脉内侧 |
| 嵌顿发生 | 较多 | 极少 |

**五、辅助检查**

{
1. 实验室检查　血常规检查白细胞和中性粒细胞增高，提示疝内容物继发感染。
2. X 线检查　嵌顿或绞窄性疝如内容物为肠袢时，X 线检查可见肠梗阻征象。
}

**六、治疗要点**

1. 非手术
治疗
{
(1) 适应证
{
1) 1 岁以内婴幼儿。
2) 年老体弱或伴有其他严重疾病不能耐受手术者。
3) *嵌顿性疝发病在 3～4 小时内，没有腹膜刺激征，可先行手法复位。
}
(2) 措施
{
1) 1 岁以内婴幼儿采用棉线束带或绷带压住腹股沟管内环，随着生长发育有自愈的可能。
2) 年老体弱或伴有其他严重疾病不能耐受手术者，可使用医用疝带。
}
}

2. 手术治疗　目前常用手术方法有传统的疝修补术(疝囊高位结扎术、疝修补术)、无张力疝修补术和腹腔镜疝修补术。
{
(1) 腹外疝最有效的治疗方法是手术修补。
(2) 嵌顿性疝及绞窄性疝原则上应行急症手术。
}

**七、护理诊断/问题**

{
1. 知识缺乏：缺乏预防腹内压增高的相关知识。
2. 体液不足　与嵌顿或绞窄性疝引起频繁呕吐等有关。
3. 潜在并发症：术后阴囊水肿、切口感染。
}

**八、护理措施**

1. 术前护理
{
(1) 消除引起腹内压增高的因素，如咳嗽、便秘、排尿困难等。
(2) 巨大疝患者要减少活动，多卧床休息。
(3) 病情观察：观察腹部包块、腹痛和腹部体征，也是嵌顿性疝手法复位后的观察重点。
(4) 术前晚灌肠：目的是防止术后腹胀和便秘。
(5) 入手术室前排空膀胱，以预防术中损伤膀胱。
(6) 嵌顿性疝和绞窄性疝患者，按腹膜炎术前准备进行。
}

2. 术后护理
{
(1) *平卧位，膝下垫枕，使髋关节微屈，目的：降低腹壁切口的张力。
(2) 饮食：术后 6～12 小时无恶心、呕吐可进流质饮食。行肠切除术者，应禁食，待肠功能恢复后，方可逐步进流质饮食、半流质饮食、普食。
(3) *活动：一般手术后 3～5 天可离床活动，无张力疝修补术可早期离床活动。
(4) 预防切口感染：切口感染是疝复发的主要原因之一。
(5) 防止腹内压增高：避免受凉咳嗽，保持大小便通畅等。
(6) *防止阴囊水肿：术后用丁字带将阴囊托起。
}

**九、健康指导**

{
1. *术后 3 个月内避免重体力劳动或提举重物，避免腹内压增高因素，及时治疗便秘和前列腺增生症等。
2. 若疝复发，应及早诊治。
}

**要点回顾**

1. 腹外疝的病因、组成和病理类型有哪些？
2. 腹股沟斜疝、腹股沟直疝、股疝有什么特点？
3. 腹外疝的非手术适应证和手术方法是什么？
4. 嵌顿性疝和绞窄性疝的区别和处理原则是什么？
5. 腹外疝术后常规护理有哪些要点？如何预防阴囊水肿？

## 模拟试题栏——识破命题思路，提升应试能力

### 一、专业实务

#### A₁型题

1. 腹外疝命名的依据是（　　）
   - A. 疝环
   - B. 疝囊
   - C. 疝内容物
   - D. 疝外被盖
   - E. 疝的外形

2. 绞窄性疝与嵌顿性疝的主要区别是（　　）
   - A. 疝块的大小
   - B. 疝内容物能否回纳
   - C. 是否出现肠梗阻
   - D. 疝块有无压痛
   - E. 疝内容物有无血运障碍

3. 疝内容物与疝囊壁发生粘连而不能完全回纳入腹腔的疝是（　　）
   - A. 易复性疝
   - B. 滑动性疝
   - C. 难复性疝
   - D. 嵌顿性疝
   - E. 绞窄性疝

#### A₂型题

4. 患者，男，25岁。左侧腹股沟斜疝2年。6小时前提重物时，疝块突然增大、不能回纳，出现阵发性腹痛伴频繁呕吐，查疝块明显压痛。根据临床表现，其被嵌顿的内容物可能是（　　）
   - A. 小肠
   - B. 大网膜
   - C. 膀胱
   - D. 结肠
   - E. 乙状结肠

5. 患者，女，47岁。3年前因卵圆窝处有半球形包块，被诊断为股疝。请问该疝的疝环位置在（　　）
   - A. 卵圆窝
   - B. 腹股沟管
   - C. 腹股沟三角
   - D. 股管
   - E. 股环

6. 患者，男，75岁，体重67kg。双侧腹股沟直疝4年，身体健康，无慢性支气管炎和前列腺增生症，二便正常。该患者发生腹股沟直疝最可能的病因是（　　）
   - A. 肥胖
   - B. 年老
   - C. 慢性咳嗽
   - D. 排尿困难
   - E. 直疝三角发育不良

#### A₃/A₄型题

（7～10题共用题干）

患儿，男，10岁。自小久站或行走后，右侧阴囊肿大，近3个月来，平卧或用手上推，肿块不能完全消失，诊断为右侧腹股沟斜疝。

7. 该疝疝环的位置在（　　）
   - A. 脐环
   - B. 腹股沟管内环
   - C. 股环
   - D. 腹股沟管外环
   - E. 腹股沟管

8. 此疝的病理类型为（　　）
   - A. 易复性疝
   - B. 难复性疝
   - C. 嵌顿性疝
   - D. 绞窄性疝
   - E. 滑动性疝

9. 难复性疝最多见的疝内容物是（　　）
   - A. 小肠
   - B. 乙状结肠
   - C. 大网膜
   - D. 盲肠
   - E. 阑尾

10. 患儿右侧阴囊肿大，为了排除鞘膜积液的可能，可采用（　　）
    - A. 透光试验
    - B. 腹部平片
    - C. CT检查
    - D. B超检查
    - E. 阴囊穿刺

### 二、实践能力

#### A₁型题

11. 腹股沟部疝块不进阴囊，回纳后压迫内环，疝块仍可出现的是（　　）
    - A. 腹股沟斜疝
    - B. 股疝
    - C. 腹股沟直疝
    - D. 切口疝
    - E. 白线疝

12. 关于腹外疝手术前后护理，下列叙述不正确的是
    - A. 积极处理疝的诱发因素
    - B. 备皮时避免剃破皮肤
    - C. 术前排尿，防止误伤膀胱
    - D. 急症手术均应禁食12小时

E.保持大便通畅

A₂型题

13.患者,男,46岁。因嵌顿性疝急诊入院,1小时前接受手法复位后回到病房,作为责任护士应重点观察(　　)

A.生命征　　　　B.神志变化

C.腹痛、腹部体征　　D.呕吐腹胀

E.肛门排气

14.患者,男,55岁。右侧腹股沟斜疝8年,6小时前背重物时,疝块突然增大、不能回纳,疝块紧张发硬伴疼痛和压痛。考虑可能是(　　)

A.易复性疝　　　　B.难复性疝

C.滑动性疝　　　　D.嵌顿性疝

E.绞窄性疝

15.患者,女,48岁。主诉:卵圆窝处胀痛。站立时卵圆窝处有半球形肿块,可回纳。诊断为股疝,正确的处理是(　　)

A.尽早手术治疗　　B.观察生命征

C.观察有无腹痛、腹膜刺激征

D.观察包块的大小　　E.观察有无呕吐、发热、腹胀

16.患者,男,60岁。因巨大疝行疝修补术,作为责任护士为患者提供护理,下述哪项应注意避免(　　)

A.及时处理便秘

B.告知术后3个月内避免重体力劳动

C.教会咳嗽时保护切口方法

D.切口部位压沙袋

E.鼓励患者早期下床活动

17.患者,男,40岁。因腹股沟直疝行疝修补术后5天,在为患者进行出院前健康教育,应告知术后避免重体力劳动

A.15天　　　　B.1个月

C.2个月　　　　D.3个月

E.半年

18.患者,男,56岁。右侧腹股沟斜疝嵌顿,术后出院指导,正确的叙述是(　　)

A.减少和消除引起腹外疝复发的因素

B.卧床休息,不宜增加活动量

C.出院后3天内避免重体力劳动

D.可进食刺激性食物

E.切口愈合后不必定期随访

A₃/A₄型题

(19～23题共用题干)

患者,男,30岁。发现右侧腹股沟区肿块1年,渐增大,平卧后肿块可消失。今弯腰搬重物时突感右下腹疼痛,伴呕吐2次,2小时后来院。查体:右下腹压痛,肠鸣音12～14次/分,右腹股沟区有一梨形肿块,约7cm×4cm×3cm,有明显压痛,不能回纳,局部皮肤无红肿。

19.最可能的诊断是(　　)

A.右侧腹股沟斜疝

B.右侧可复性腹股沟斜疝

C.右侧难复性腹股沟斜疝

D.右侧嵌顿性腹股沟斜疝

E.右侧绞窄性腹股沟斜疝

20.此时最合适的处理是(　　)

A.抗生素静脉滴注　　B.使用解痉镇痛药

C.急症手术　　　　D.胃肠减压

E.手法复位

21.如果嵌顿未解除,最可能发生(　　)

A.腹腔脓肿　　　　B.疝内容物缺血坏死

C.脓毒血症　　　　D.水电解质紊乱

E.休克

22.该患者行疝修补术后,正确体位是(　　)

A.平卧位　　　　B.平卧位,膝下垫枕

C.半卧位　　　　D.斜坡卧位

E.侧卧位

23.取该体位的主要目的是(　　)

A.预防伤口裂开　　B.减轻切口疼痛

C.减少伤口渗血　　D.降低腹股沟区伤口张力

E.预防伤口感染

(24、25题共用题干)

患者,男,62岁。5年来站立、咳嗽时反复出现左侧腹股沟肿块,呈梨形,平卧可消失。12小时前搬家具时肿块增大,有明显疼痛,平卧和手推均不能回纳,肛门停止排便排气。诊断为腹外疝入院治疗。

24.该患者最合适的治疗措施是(　　)

A.立即手术　　　　B.手法复位

C.药物止痛　　　　D.平卧观察

E.抗生素治疗

25.患者治疗后即将出院,护士给予指导,其中不正确的是(　　)

A.出院后3个月内避免重体力劳动

B.避免腹外疝复发的因素

C.调整饮食,保持排便通畅

D.定期随访,疝复发时可在家中观察

E.避免增加腹内压的动作,如剧烈咳嗽等

(魏雪峰)

# 第17章 急性化脓性腹膜炎与腹部损伤患者的护理

**考点提纲栏——提炼教材精华,突显高频考点**

## 第1节 急性化脓性腹膜炎患者的护理

**一、概述** 急性腹膜炎是由细菌感染、化学物质(如胃液、胆汁、胰液)或物理损伤等引起的腹膜急性化脓性炎症。

**二、病因与分类** 按发病机制分为原发性腹膜炎和继发性腹膜炎两类。

1. 继发性腹膜炎 最多见,病原菌以大肠杆菌最多见。
　　*(1)腹腔内脏穿孔或破裂:*最主要的病因。
　　(2)腹腔内脏器缺血及炎症扩散。
　　(3)腹腔手术污染。

2. 原发性腹膜炎 少见,*腹腔内无原发病灶,多见于儿童,病原菌以*溶血性链球菌最多见,多由血行、女性生殖道逆行感染引起。

**三、病理生理**

1. 体液丧失(腹膜充血、水肿、渗出)和毒素吸收(细菌释放毒素)共同作用下可引起休克。

2. 转归
　　(1)炎症局限吸收。
　　(2)*形成腹腔脓肿:包括膈下脓肿、盆腔脓肿、肠袢间脓肿。
　　(3)扩散并加重,导致休克。

**四、临床表现**

1. *腹痛为最主要症状。为持续性疼痛,疼痛始于原发病灶部位。

2. 恶心、呕吐。

3. 感染中毒症状。

4. 体征
　　(1)*腹膜刺激征(压痛、反跳痛和肌紧张)是腹膜炎标志性体征。
　　(2)直肠指检:直肠前窝饱满,有触痛,表示已有盆腔感染或形成盆腔脓肿。

5. 并发症
　　(1)腹腔脓肿
　　　　1)膈下脓肿:高热等全身中毒症状重,上腹部持续钝痛,*脓肿刺激膈肌可引起呃逆。
　　　　2)盆腔脓肿:*全身中毒症状轻,常有典型的直肠或膀胱刺激征。
　　　　3)肠袢间脓肿:主要有腹痛或肠梗阻表现。
　　(2)粘连性肠梗阻。

**五、辅助检查**

1. 腹腔穿刺 *腹膜炎患者的首选检查,但*胃肠穿孔应首选立位腹部平片。穿刺抽出物判断:
　　(1)结核性腹膜炎:草绿色透明腹水。
　　(2)*胃十二指肠急性穿孔:黄色、混浊、无臭味,可含食物残渣。
　　(3)急性化脓性阑尾炎:稀肠性,有臭味。
　　(4)出血坏死性胰腺炎:呈血性,胰淀粉酶含量高。
　　(5)*绞窄性肠梗阻:血性脓液,臭味重。
　　(6)*如抽出液为不凝固血液,可确诊为腹腔实质性脏器破裂。

2. 腹腔灌洗 适用于难以明确诊断或病因的化脓性腹膜炎而腹腔穿刺无阳性发现者。

3. 其他 实验室检查、影像学检查等结果有助于原发病的判断。

六、治疗要点

1. 非手术治疗　适用于病情较轻或炎症已有局限化趋势及原发性腹膜炎。非手术治疗也可作为手术前的准备。

2. 手术治疗
- （1）手术适应证
  - 1）*经非手术治疗6～8小时（一般不超过12小时），病情不缓解或反而加重者。
  - 2）腹腔内原发病变严重者。
  - 3）出现中毒症状，或合并休克者。
  - 4）腹膜炎病因不明，无局限趋势者。
- （2）手术方式：行剖腹探查术。
- （3）手术原则：正确处理原发病灶；彻底清理腹腔，吸净脓液；必要时安置腹腔引流。

七、护理诊断/问题

1. 体液不足　与腹腔渗液、禁食、胃肠减压、呕吐有关。

2. 急性疼痛　与炎症刺激或手术创伤有关。

3. 体温过高　与腹腔感染、毒素吸收有关。

4. 潜在并发症：休克、腹腔脓肿、粘连性肠梗阻等。

八、护理措施

1. 非手术治疗或术前护理
- （1）体位：*血压平稳，取半卧位有利于炎症局限于盆腔，避免膈下脓肿，减少毒素吸收；有利于引流；有利于呼吸和循环的改善；可减轻腹痛。
- （2）*禁食、胃肠减压。
- （3）静脉输液（纠正水、电解质紊乱）。
- （4）*观察病情：生命征、腹部症状和体征、液体出入量、辅助检查结果、并发症。
- （5）使用抗生素。
- （6）疼痛护理：*诊断不明或病情观察期间，不用吗啡、哌替啶等麻醉性镇痛药，以免掩盖病情。
- （7）其他护理：如对症护理、生活护理、口腔护理等。
- （8）心理护理。
- （9）根据医嘱做好术前准备。

2. 术后护理　*原则上同术前护理，注意事项如下：
- （1）*血压平稳后取半卧位，鼓励患者早下床活动，促进肠蠕动恢复，预防肠粘连及下肢静脉血栓形成。
- （2）*继续禁食、胃肠减压，肛门排气后拔胃管，逐步恢复饮食。
- （3）做好腹腔引流管的护理（常规护理，参考手术前后患者的护理章节）。
- （4）做好切口护理（常规护理，参考手术前后患者的护理章节）。

九、健康指导

1. *指导患者早期适当活动，防止肠粘连。

2. 指导患者术后加强营养，生活规律，劳逸结合，均衡饮食。

3. 如有腹痛、腹胀、恶心、呕吐、发热等不适，及时复诊。

# 第 2 节　腹部损伤患者的护理

一、概述　腹部损伤按损伤程度分为单纯腹壁损伤和腹腔内脏损伤，单纯腹壁损伤病情较轻，护理可参见本书第10章损伤患者的护理章节，*腹部损伤的关键是有无腹腔内脏损伤。

二、分类

1. 腹部损伤根据腹腔是否与外界相通分为
- （1）开放性腹部损伤：常见受损脏器依次为肝、小肠、胃等。
- （2）闭合性腹部损伤：*最易损伤脾，其余依次是肾、小肠、肝等。

2. 腹部内脏损伤又可分为
- （1）实质脏器破裂：依次是脾、肾、肝、胰等。
- （2）空腔脏器穿孔：依次是小肠、胃、结肠、膀胱、胆道等。

### 三、临床表现

1. **腹腔内脏损伤** *三大表现　内出血、腹膜炎、休克。

2. **实质性脏器破裂**
   *以内出血、休克表现为主。
   - （1）主要是腹腔内出血表现：面色苍白、出冷汗、脉率加快，严重时可出现休克。
   - （2）出血多者可有明显腹胀和移动性浊音阳性。
   - （3）腹痛和腹膜刺激征较轻，但*肝破裂或胰腺损伤时，可因胆汁或胰液流入腹腔，引起剧烈腹痛和明显的腹膜刺激征。
   - （4）腹腔穿刺：*抽出不凝固血液可确诊为实质性脏器破裂。

3. **空腔脏器穿孔**
   - （1）*主要是腹膜炎的表现，包括剧烈腹痛伴恶心、呕吐、呕血或便血。
   - （2）*最突出体征是腹膜刺激征；胃肠破裂时，可在肝浊音界缩小或消失。
   - （3）腹腔穿刺：可抽出混浊液体、胃肠内容物等。

　胃肠穿孔：腹炎三征最突出，苍白肢冷伴呕吐。肝浊音界可缩小，X线检查显气腹。

### 四、辅助检查

1. **腹腔穿刺或腹腔灌洗**　参见腹膜炎患者的护理。

2. **实验室检查**
   - （1）红细胞计数、血红蛋白、血细胞比容下降：提示有实质性脏器损伤。
   - （2）白细胞计数及中性粒细胞比例升高：提示有空腔脏器损伤。
   - （3）血、尿淀粉酶值增高时：提示有胰腺损伤。
   - （4）尿常规检查发现有红细胞：提示有泌尿系损伤。

3. **影像学检查**　X线检查立位平片见*膈下游离气体，提示胃肠道破裂；B超对实质性脏器损伤检出率高。

### 五、治疗要点

1. **非手术治疗**　适用于轻微脏器损伤或生命体征稳定但暂不能确定有无内脏损伤者，如禁食、输液、输血、抗感染等。
2. **手术治疗**　对已确诊或高度怀疑内脏损伤者，应及时行剖腹探查术。

### 六、护理诊断/问题

1. **体液不足**　与损伤出血、感染渗液、禁食有关。
2. **急性疼痛**　与内脏破裂、腹膜受刺激有关。
3. **恐惧**　与损伤刺激、出血、内脏脱出及担心预后有关。
4. **潜在并发症**：休克、内出血、急性腹膜炎、腹腔脓肿等。

### 七、护理措施

1. **急救护理**　参见第10章损伤患者的护理。注意：*少量肠管脱出，切勿强行回纳腹腔，以免加重腹腔污染。如大量肠管脱出，则应及时回纳腹腔，以免肠系膜血运障碍而导致肠管坏死。

2. **手术前后护理**　参见急性腹膜炎
   手术前后护理，特别提出的是：
   - （1）*体位：术前需绝对卧床，尽量少搬动患者。
   - （2）*诊断未明前，做到"四禁"：禁饮食、禁麻醉性止痛药、禁导泻、禁灌肠。

### 八、健康指导

1. 加强安全教育，宣传劳动保护，遵守交通规则，避免意外事故的发生。
2. 普及急救知识，学会简单的急救方法和自救方法。
3. 发生损伤后，尽早到医院就诊。
4. 出院后适当休息，加强锻炼，增加营养，促进康复。出现不适及时复诊。

## 第3节　胃肠减压患者的护理

**一、原理**　胃肠减压是利用负压吸引原理，将胃肠道积聚的气体和液体吸出，以降低胃肠道内压力，改善胃肠壁血液循环，有利于炎症的局限，促进伤口愈合和胃肠功能恢复的一种治疗方法。

## 二、目的

1. 解除或者缓解肠梗阻所致的症状。
2. 进行胃肠道手术的术前准备,以减少胃肠胀气。术后吸出胃肠内气体和胃内容物,减轻腹胀,减少缝线张力和伤口疼痛,促进伤口愈合,改善胃肠壁血液循环,促进消化功能的恢复。
3. 通过对胃肠减压吸出物的判断,可观察病情变化和协助诊断。

## 三、适应证

1. 肠梗阻 降低胃肠道内压力,改善肠壁的血液供应。
2. 胃肠道穿孔或破裂 减少胃肠道内容物漏入腹腔。
3. 胃肠道手术后便于吻合口出血观察;有利于吻合口愈合。
4. 上腹部大手术 肝、脾、胰等术中,减轻胃肠胀气,利于手术操作。
5. 腹腔手术后 消除胃肠道胀气,促进胃肠蠕动恢复。

## 四、护理措施

1. *胃肠减压期间应禁食、禁饮。如需胃内注药,则注药后应夹管并暂停减压1小时。适当补液,加强营养,维持水、电解质的平衡。
2. 妥善固定。胃管固定要牢固,防止移位或脱出。
3. 保持胃肠减压持续通畅。防止内容物阻塞,每4小时检查1次;每日用胃管冲洗,每次30~40ml。
4. 观察并记录引流液的量、颜色和性质。一般肠胃手术后24小时内,胃液多呈暗红色,2~3天后逐渐减少。*若有鲜红色液体吸出,说明术后有出血,应停止胃肠减压,并通知医生。
5. 引流瓶(袋)及引流接管每日更换1次。
6. 加强口腔护理,预防口腔感染和呼吸道感染。
7. 拔管 (1)*指征:术后2~3日,肠蠕动恢复;肛门排气。
(2)*方法:嘱患者在吸气末并屏气,先缓慢向外拉,当胃管头端接近咽喉部时,迅速拔出,防止误吸。

### 要点回顾

1. 急性腹膜炎主要表现有哪些?常做哪些检查?
2. 腹部空腔脏器和实质性脏器损伤有什么区别?
3. 胃肠道破裂的特点有哪些?
4. 急性腹膜炎的非手术治疗及术前护理措施有哪些?

## 模拟试题栏——识破命题思路,提升应试能力

### 一、专业实务

A₁型题

1. 下列哪项是原发性腹膜炎的病因( )
A. 手术时腹腔被污染 B. 病原菌经血行播散到腹腔
C. 阑尾炎症扩散 D. 胃肠道穿孔
E. 肝破裂

2. 继发性腹膜炎最常见的致病菌是( )
A. 溶血性链球菌 B. 肺炎双球菌
C. 变形杆菌 D. 大肠杆菌
E. 厌氧类杆菌

3. 原发性腹膜炎与继发性腹膜炎的主要区别是( )
A. 有无全身感染 B. 有无腹膜刺激征
C. 腹胀的程度不一 D. 腹痛的性质不同
E. 腹腔内有无原发病灶

4. 下列哪项不是引起继发性腹膜炎的病因( )
A. 手术污染 B. 胃肠道穿孔
C. 阑尾炎症扩散 D. 尿路感染
E. 肝破裂

5. 腹部闭合性损伤最常损伤的内脏是( )
A. 肝 B. 脾
C. 肾 D. 胃
E. 小肠

A₂型题

6. 患者,男,70岁。以急性化脓性腹膜炎收入院,非手术治疗期间,患者发生了休克,其主要原因可能是( )
A. 剧烈疼痛
B. 腹膜吸收大量毒素,血容量减少

C. 肠内积液刺激

D. 大量呕吐失液

E. 腹胀引起呼吸困难

7. 患者，男，50岁。十二指肠溃疡病史20年，晨起突然上腹部刀割样疼痛，迅速波及全腹，诊断为十二指肠溃疡穿孔，腹腔穿刺可能抽出（　　）

　A. 黄色、混浊、无臭液体　　B. 草绿色透明液体

　C. 血性液体，淀粉酶含量高

　D. 不凝固血液　　　　　　E. 血性液体，臭味重

8. 患者，男，35岁。因汽车撞伤腹部3小时入院，腹痛剧烈。医生怀疑有内脏损伤，为了区别空腔脏器与实质脏器损伤，最具鉴别诊断意义的检查是（　　）

　A. 腹膜刺激程度　　　　B. 有无膈下游离气体

　C. 有无移动性浊音　　　D. 腹腔诊断性穿刺

　E. 腹痛剧烈程度

9. 患者，男，28岁，电工。从电线杆上掉下，医生诊断腹腔内实质性脏器损伤，主要的依据是（　　）

　A. 腹肌紧张　　　　　　B. 膈下游离气体

　C. 板状腹　　　　　　　D. 腹腔穿刺抽出混浊液体

　E. 腹腔穿刺抽出不凝固血液

10. 患者，男，23岁。斗殴导致腹部开放性损伤，是因为（　　）

　A. 伤及腹壁　　　　　　B. 伤及腹壁穿破腹膜

　C. 腹部伤致实质性脏器损伤

　D. 腹部伤致小肠损伤　　E. 腹部伤致膀胱损伤

11. 患者，男，36岁。车祸致腹部损伤入院，诉尿色红，可能伤及（　　）

　A. 肝　　　　　　　　　B. 脾

　C. 肾　　　　　　　　　D. 胃

　E. 小肠

12. 患者，男，25岁。车祸致腹部损伤，入院X线检查见膈下游离气体，下述不可能发生的是（　　）

　A. 肝破裂　　　　　　　B. 十二指肠破裂

　C. 胃破裂　　　　　　　D. 结肠破裂

　E. 小肠破裂

$A_3/A_4$型题

（13、14题共用题干）

　　患者，男，50岁。因饱食后腹痛、呕吐3小时急诊入院。查体：全腹压痛、反跳痛和腹肌紧张，肝浊音界缩小，肠鸣音减弱。

13. 对确诊最有意义的检查是（　　）

　A. 腹膜刺激征　　　　　B. 观察血压和脉搏

　C. 血常规检查　　　　　D. 立位腹部X线平片

　E. 腹部B超

14. 护士需立即通知患者（　　）

　A. 准备手术　　　　　　B. 静脉输液

　C. 取平卧位　　　　　　D. 可下床行走

　E. 禁食

（15、16题共用题干）

　　患者，男，36岁。腹部撞伤2小时，面色苍白，四肢厥冷，脉搏细速，血压80/60mmHg，因腹部撞伤入院。

15. 来院后，查红细胞计数、血红蛋白、血细胞比容下降，最有可能发生的是（　　）

　A. 胃穿孔　　　　　　　B. 直肠穿孔

　C. 脾破裂　　　　　　　D. 小肠穿孔

　E. 结肠穿孔

16. 若疑是胰腺破裂，应首先做下列哪项检查（　　）

　A. 血钾　　　　　　　　B. 血钙

　C. 血淀粉酶　　　　　　D. B超

　E. CT

（17、18题共用题干）

　　患者，男，70岁。胃大部切除术后第3天，腹部出现压痛、反跳痛、肌紧张，拟诊断为急性腹膜炎。

17. 该患者发生急性腹膜炎的可能原因是（　　）

　A. 手术时腹腔被污染

　B. 病原菌经血液侵入腹腔

　C. 铜绿假单胞菌感染

　D. 肝破裂

　E. 胃破裂

18. 患者出院后1个月，因腹痛、腹胀、呕吐、肛门无排气2小时再次入院，该患者可能发生了（　　）

　A. 肠梗阻　　　　　　　B. 肠瘘

　C. 吻合口狭窄　　　　　D. 肠痉挛

　E. 肠坏死

## 二、实践能力

$A_1$型题

19. 急性腹膜炎最常见并发的脓肿是（　　）

　A. 膈下脓肿　　　　　　B. 盆腔脓肿

　C. 肠间隙脓肿　　　　　D. 肝脓肿

　E. 脾周围脓肿

20. 急性腹膜炎腹痛的特点是（　　）

　A. 阵发性绞痛　　　　　B. 持续性疼痛阵发性加剧

　C. 腹痛向肩胛部放射　　D. 持续性剧烈疼痛

　E. 钻顶样绞痛

21. 急性腹膜炎手术后血压平稳，宜取（　　）

　A. 半卧位　　　　　　　B. 平卧位

　C. 俯卧位　　　　　　　D. 侧卧位

　E. 坐位

22. 有利于腹腔渗液流至盆腔、减少毒素吸收的护理措施是(　　)
    A. 禁食、禁饮　　　　B. 胃肠减压
    C. 应用抗生素　　　　D. 安置半卧位
    E. 保持腹腔引流通畅

23. 关于急性腹膜炎的护理,错误的是(　　)
    A. 一般取半卧位　　　B. 大剂量应用抗生素
    C. 胃肠减压　　　　　D. 禁食
    E. 不能使用镇痛药

24. 诊断腹膜炎的可靠体征是(　　)
    A. 腹胀　　　　　　　B. 肠鸣音亢进
    C. 腹膜刺激征　　　　D. 肠鸣音减弱
    E. 呕吐

25. 下列哪项对诊断胃肠道穿孔最有价值(　　)
    A. 腹痛　　　　　　　B. 腹膜刺激征
    C. 肠鸣音消失　　　　D. 移动性浊音
    E. 膈下游离气体

26. 空腔脏器破裂时主要体征是(　　)
    A. 肠麻痹　　　　　　B. 腹膜刺激征
    C. 肠鸣音消失　　　　D. 移动性浊音
    E. 膈下游离气体

A₃型题

27. 患者,男,32岁。车祸致腹部外伤,疑有内脏损伤者,其护理错误的是(　　)
    A. 禁食　　　　　　　B. 输液
    C. 禁用吗啡类药物　　D. 腹胀严重,给予灌肠
    E. 做好紧急术前准备

28. 患者,男,54岁。近2个月来经常出现腹痛、便秘等症状,排便后症状减轻。1年前曾因胃溃疡穿孔引起腹膜炎。现考虑为(　　)
    A. 溃疡复发　　　　　B. 粘连性肠梗阻
    C. 直肠癌　　　　　　D. 腹膜炎复发
    E. 腹腔肿瘤

29. 患者,男,50岁。腹痛、恶心、呕吐2小时,急诊入院,X线显示膈下游离气体,考虑为(　　)
    A. 脾破裂　　　　　　B. 胃肠道穿孔
    C. 阑尾炎症扩散　　　D. 尿路感染
    E. 肝破裂

30. 患者,男,45岁。患腹膜炎,术后第6天,T 38℃,排便次数增多,里急后重,黏液血便,应考虑(　　)
    A. 细菌性痢疾　　　　B. 合并肠炎
    C. 膈下脓肿　　　　　D. 肠粘连
    E. 盆腔脓肿

31. 患者,女,50岁。急性胃穿孔手术修补后7天,表现

出寒战、发热、出汗等全身中毒症状,伴有上腹痛、呃逆及季肋部压痛、叩击痛等,考虑是(　　)
    A. 细菌性痢疾　　　　B. 合并肠炎
    C. 膈下脓肿　　　　　D. 肠粘连
    E. 盆腔脓肿

32. 患者,女,44岁。胃溃疡穿孔合并急性弥漫性腹膜炎,行胃大部切除术后,为预防并发膈下脓肿,术后最常用的有效措施是(　　)
    A. 早期下床活动　　　B. 大剂量抗生素
    C. 半卧位　　　　　　D. 禁食
    E. 胃肠减压

33. 患者,女,34岁。剧烈腹痛、恶心、呕吐3小时入院,下述处理错误的是(　　)
    A. 患者应禁食　　　　B. 血常规检查
    C. 哌替啶止痛　　　　D. 立位X线检查
    E. 必要时腹腔穿刺

34. 患者,男,40岁。因急性腹膜炎入院,拟行手术治疗,手术指征除外(　　)
    A. 腹部体征已减轻,但担心病变严重
    B. 非手术治疗6小时后,腹膜炎症状及体征不缓解
    C. 怀疑腹腔内原发病严重
    D. 出现肠麻痹、休克表现
    E. 腹膜炎病因不明,且无局限趋势

35. 患者,男,25岁。既往体健,因急性阑尾炎穿孔继发腹膜炎,在下列处理中不妥的是(　　)
    A. 急诊手术治疗　　　B. 进流质饮食
    C. 观察腹部情况变化　D. 应用抗生素
    E. 取半卧位

36. 患者,男,28岁。消化性溃疡穿孔继发急性腹膜炎急诊入院,查腹平,右上腹有压痛、反跳痛、肌紧张,暂采取非手术治疗。为了防止消化液继续流入腹腔,应采取(　　)
    A. 禁食　　　　　　　B. 半卧位
    C. 胃肠减压　　　　　D. 静脉补液
    E. 及时给予止痛药

37. 患者,男,25岁。自诉患"胃病"2年,2小时前突然出现腹部剧烈疼痛并迅速波及全腹。查体:腹式呼吸减弱,右上腹肌紧张、压痛及反跳痛,X线检查见膈下游离气体,拟诊"胃十二指肠溃疡穿孔"。行穿孔修补术后,胃肠减压管何时能拔除(　　)
    A. 体温正常　　　　　B. 管腔阻塞
    C. 肛门排气　　　　　D. 食欲增加
    E. 肠鸣音消失

38. 患者,男,32岁,建筑工人。从4m高处坠落致腹部

损伤，疑伴有腹腔内脏器损伤。当患者出现下列哪种指征时考虑手术探查（　　）

A. 肠鸣音亢进　　B. 全身情况无恶化趋势

C. 出现腹膜刺激征　　D. 恶心、呕吐

E. 休克好转

39. 患者，男，20岁。因腹部受撞击后腹痛2小时入院。查体：BP 80/60mmHg，P 120次/分，当前主要的措施是（　　）

A. 密切观察病情变化

B. 禁食、胃肠减压

C. 抗休克的同时准备剖腹探查

D. 应用抗生素

E. 准备CT检查

40. 患者，男，55岁。晨起跑步时被摩托车撞倒，面色苍白，血压下降，腹腔穿刺抽出不凝固的血液3ml，最可能的诊断是（　　）

A. 胃穿孔　　B. 肝脾破裂

C. 肠穿孔　　D. 十二指肠穿孔

E. 肠系膜血肿

41. 患者，男，25岁。因车祸撞伤右上腹部，其表现有腹腔内出血表现，同时伴有明显的腹膜刺激征。考虑是（　　）

A. 脾破裂　　B. 肝破裂

C. 肾破裂　　D. 胃穿孔

E. 胆囊穿孔

42. 患者，男，25岁。因车祸撞伤腹部，自觉腹痛难忍，伴恶心、呕吐。腹透示膈下游离气体，拟诊为空腔脏器穿孔。有诊断价值的是（　　）

A. 腹膜刺激征　　B. 肠鸣音消失

C. 腹腔穿刺抽出混浊液体

D. 白细胞计数增高　　E. 感染中毒症状

43. 患者，男，22岁。上腹部被石块击伤，腹部疼痛，伴呕吐6小时。查体：T 38℃，P 116次/分，BP 120/90mmHg，全腹压痛，以中腹明显，腹肌紧张，肠鸣音消失，最可能的诊断是（　　）

A. 右肾损伤　　B. 肠穿孔

C. 腹壁损伤　　D. 腹膜后血肿

E. 脾破裂

44. 患者，女，38岁。车祸导致腹部闭合性损伤，疼痛剧烈。明确诊断后，护士遵医嘱给予镇痛药，其目的是（　　）

A. 便于手术

B. 减轻伤痛刺激并防止神经源性休克

C. 预防和控制感染

D. 便于观察病情

E. 有利于与患者的沟通

$A_3/A_4$型题

（45、46题共用题干）

患者，男，35岁。进餐后突发上腹部刀割样疼痛4小时，迅速波及全腹。检查见腹肌呈板状样，全腹压痛，反跳痛，肠鸣音消失。

45. 考虑其所患疾病是（　　）

A. 原发性腹膜炎　　B. 实质脏器破裂

C. 继发性腹膜炎　　D. 急性胰腺炎

E. 急性肠梗阻

46. 以下护理措施不正确的是（　　）

A. 禁饮食　　B. 胃肠减压

C. 静脉输液　　D. 静脉滴注抗生素

E. 肥皂水灌肠通便

（47、48题共用题干）

患者，男，50岁。胃溃疡病史20年，6小时前突发上腹部刀割样疼痛。查体：全腹压痛、反跳痛和肌紧张，叩诊肝浊音界缩小。X线显示膈下游离气体。

47. 入院后给予胃肠减压，护理过程中下列哪项不正确（　　）

A. 禁食　　B. 保持减压管通畅

C. 胃管堵塞禁止冲洗　　D. 口腔护理

E. 记录吸出液的量及性质

48. 拔除胃肠减压管，最可靠的指征是（　　）

A. 体温正常　　B. 腹胀消失

C. 肠鸣音恢复　　D. 食欲增加

E. 肛门排气

（49、50题共用题干）

患者，女，26岁。因上腹部撞伤2小时入院，面色苍白，四肢厥冷，脉搏细速，血压80/60mmHg，腹部压痛，叩诊有移动性浊音。

49. 针对该患者护理不正确的是（　　）

A. 每15～30分钟测生命征一次

B. 动态监测血常规

C. 必要时可重复行诊断性腹腔穿刺

D. 查血型、配血

E. 协助取半卧位

50. 患者行剖腹探查术后24小时内，应重点观察（　　）

A. 伤口和敷料　　B. 切口疼痛

C. 生命征和引流情况　　D. 并发腹腔脓肿

E. 并发肠粘连

（代明真）

# 第18章 胃肠疾病患者的护理

## 第1节 胃十二指肠溃疡的外科治疗及护理

**一、概述** 胃、十二指肠溃疡是指发生于胃、十二指肠的局限性、圆形或椭圆形的全层黏膜缺损。*胃溃疡好发于胃小弯，十二指肠溃疡多发生在球部。

**二、病因**
1. 胃酸分泌过多，激活胃蛋白酶，破坏胃黏膜屏障。
2. *幽门螺杆菌(Hp)感染。
3. 其他 非甾体抗炎药、粗糙和刺激性食物或饮料、吸烟、遗传及精神因素等。

**三、外科治疗简介**
1. *手术适应证
 (1)并发急性穿孔。
 (2)并发急性大出血。
 (3)并发瘢痕性幽门梗阻：手术治疗绝对适应证。
 (4)胃溃疡恶变。
 (5)顽固性溃疡(内科治疗无效)。

2. 手术方式 *最主要的是胃大部切除术。
 (1)毕Ⅰ式胃大部切除术：胃大部切除后，将残胃与十二指肠吻合。*多适用于治疗胃溃疡。
 (2)毕Ⅱ式胃大部切除术：切除远端胃大部后，缝闭十二指肠残端，残胃与上段空肠吻合。*适用于各种胃、十二指肠溃疡，特别是十二指肠溃疡。

**四、临床表现**
1. 急性穿孔
 (1)腹痛：*刀割样剧痛，穿孔后因胃肠液等化学物质刺激腹膜引起剧烈腹痛，6～8小时后由于腹膜大量渗液，化学物质被稀释腹痛减轻，随后因细菌感染腹痛再次加重。
 (2)体征：板状腹、*腹膜刺激征、肝浊音界缩小或消失。

2. 急性大出血 因溃疡基底血管被侵蚀破裂引起，*主要表现为呕血与黑便，出血后软弱无力、头晕眼黑，严重者有休克。

3. 瘢痕性幽门梗阻 *主要表现为呕吐，常发生在晚间或下午，为宿食，量大，不含胆汁，严重时可引起*低氯低钾性碱中毒。

**胃肠穿孔特征**

上腹疼痛胃病史，突然剧痛像刀割。
压痛反跳腹强直，腹透膈下游气体。
减压输液加镇痛，立即手术莫迟疑。

**五、辅助检查**
1. 胃镜检查 为合并大出血、瘢痕性幽门梗阻首选的检查方法。*对消化性溃疡有确诊价值。
2. *腹部立位X线平片 是消化性溃疡急性穿孔者的首选检查。可见膈下游离气体。
3. X线钡餐检查 溃疡的X线检查征象为龛影。

**六、治疗要点**
1. 急性穿孔 症状轻、一般情况好的空腹较小穿孔，可行保守治疗，*如保守治疗6～8小时后无好转，即行手术治疗。
2. 急性大出血 *绝大多数患者非手术止血有效，如非手术止血效果不佳应及早手术。
3. 瘢痕性幽门梗阻 在充分术前准备下行胃大部切除术。

**七、护理诊断/问题**

1. 疼痛　与消化道黏膜溃疡有关。
2. 营养不良:低于机体需要量　与疾病导致摄入不足、消化吸收障碍有关。
3. 焦虑　与发生穿孔、出血等并发症及担忧手术有关。
4. 潜在并发症:吻合口出血、十二指肠残端破裂、胃肠道梗阻、倾倒综合征等。

**八、护理措施**

1. 术前护理
  - (1) 急性穿孔术前准备:*参见急性腹膜炎术前准备(禁食禁饮,胃肠减压,输液,应用抗生素,半卧位等)。
  - (2) 溃疡病急性大出血
    1) 患者卧床休息,取平卧位,呕血时头偏向一侧。
    2) 一般应暂禁食,可从胃管内注入冷生理盐水,可加入适量去甲肾上腺素。输液输血,应用止血药。
    3) 密切观察生命征、呕血及便血情况。
    4) 如6～8小时内需输大量血液(>800ml)或24小时输1000ml以上才能维持血压,说明出血仍在继续,应急症手术。
  - (3) 瘢痕性幽门梗阻
    1) 根据梗阻情况给予流质饮食或禁食,纠正水、电解质及酸碱平衡紊乱,补充营养以改善患者营养状况。
    2) *术前3天,每晚用温生理盐水洗胃,以减轻胃黏膜水肿和炎症,有利于术后吻合口愈合。

2. 手术后护理　一般护理参见急性腹膜炎护理,重点介绍术后并发症的观察及护理。
  - (1) 吻合口出血
    1) *手术后24小时内可有不超过300ml暗红色或咖啡色液体从胃管引出,以后胃液逐渐转清,属正常情况,不用处理。
    2) 若术后短期内从胃管引流出*大量鲜红色血液,持续不止,考虑吻合口出血。护理同"溃疡病急性大出血"的护理。
  - (2) 十二指肠残端破裂
    1) *是毕Ⅱ式胃大部切除术后最严重并发症。
    2) *一般多发生于术后3～6天,表现为右上腹突然剧烈疼痛和腹膜刺激征,出现急性弥漫性腹膜炎的表现。
    3) 需立即进行手术治疗。
  - (3) 胃肠道梗阻
    1) 吻合口梗阻:*呕吐物为食物,不含胆汁。先保守治疗,不缓解可手术。
    2) 急性完全性输入段肠袢梗阻:突发剧烈腹痛,*呕吐物少,不含胆汁,上腹偏右有压痛及包块。
    3) 慢性不完全性输入段肠袢梗阻:*呕吐物主要是胆汁。可先保守治疗,不缓解再手术。
    4) 输出段肠袢梗阻:*呕吐食物和胆汁。可先保守治疗,不缓解再手术。
  - (4) 倾倒综合征
    1) 原因:*毕Ⅱ式胃大部切除术后,胃内容物过快进入肠腔引起。进食高渗性食物后尤甚。
    2) 表现:*餐后30分钟内出现上腹胀痛不适、心悸、乏力、出汗、头晕、恶心、呕吐甚至虚脱,并有肠鸣、腹泻等,平卧几分钟后可缓解。
    3) 护理:主要调整饮食。*少食多餐;避免过甜、过咸、过浓的流质饮食;进餐时限制饮水喝汤;进餐后平卧20～30分钟。多数患者可在1年内自愈。

**九、健康指导**

1. 保持乐观的情绪,劳逸结合。
2. 帮助患者纠正不良的生活、饮食习惯,如少食多餐,忌暴饮暴食;食物应易消化;避免烟、酒、浓茶、咖啡、辣椒、油炸等刺激性食物;生活规律。

**要点回顾**

1. 胃十二指肠溃疡外科手术治疗的适应证有哪些？最主要的外科治疗手术方式是什么？
2. 常见胃十二指肠溃疡的并发症及其特点有哪些？
3. 对瘢痕性幽门梗阻的患者，如何做好术前护理？
4. 胃十二指肠溃疡手术后有哪些常见并发症？最严重的并发症是什么？
5. 对发生术后倾倒综合征的患者如何护理？

（唐少兰）

## 第2节　胃癌患者的护理

一、概述　*胃癌是消化道最常见的恶性肿瘤,好发年龄为40～60岁,男性居多。

二、病因　尚未完全清楚。目前认为癌前病变与胃溃疡、萎缩性胃炎、胃息肉恶变、胃切除术后残胃有关,*幽门螺杆菌感染也是重要因素之一。

三、病理

1. 好发部位　*好发于胃窦部,其次为胃小弯和贲门部。

2. 大体分型
   - *（1）早期胃癌:胃癌局限于黏膜或黏膜下层。
   - （2）进展期胃癌:胃癌超出黏膜下层侵入肌层或浆膜。
   - （3）转移途径:癌肿可直接浸润腹壁、邻近器官及组织;*淋巴转移是最主要的转移途径,可转移至左锁骨上淋巴结;*晚期血行转移最常见的是肝转移;可发生腹腔种植转移。

四、临床表现

1. 早期无明显症状,半数患者较早出现上腹隐痛。当幽门梗阻时有恶心、呕吐宿食,贲门部癌可有进食梗阻感。

2. 晚期患者可出现上腹部肿块、恶病质、转移表现。

五、辅助检查

1. 内镜检查　*纤维胃镜加活组织检查是诊断胃癌最可靠的方法。

2. 实验室检查　粪便潜血试验呈持续阳性有助于早期发现。

3. 影像学检查　X线钡餐检查、腹部超声、CT等有诊断价值。

六、治疗要点

1. *首选手术治疗。辅以化疗、放疗及免疫治疗等以提高疗效。

2. *早期发现、早期诊断、早期治疗是提高胃癌疗效的关键。

七、护理诊断/问题

1. 焦虑或恐惧　与胃癌确诊、手术的危险性、并发症的发生有关。

2. 营养失调:低于机体需要量　与摄入食物不足、消化吸收不良等有关。

3. 潜在并发症:胃癌穿孔、出血、幽门梗阻等。

八、护理措施　手术前后的护理参见胃、十二指肠溃疡护理,化放疗护理参见肿瘤患者护理,但应注意以下两点:

1. 加强心理护理,缓解患者的焦虑与恐惧情绪,增强患者对治疗的信心。

2. 加强营养护理,给予高蛋白、高热量、高维生素、易消化的食物;对不能进食者,遵医嘱给予静脉营养。

九、健康指导

1. 向患者及家属讲解胃癌相关的防治知识,以增强其治疗疾病的信心。

2. 嘱患者出院后定期复查,并接受医护人员的康复指导,日常注意休息和进行适当的体育锻炼。

**要点回顾**

1. 胃癌的发生与哪些因素有关?
2. 胃癌的好发部位在哪里?早期胃癌的特点是什么?
3. 胃癌最主要的转移途径是什么?常见的转移部位有哪些?
4. 诊断胃癌最可靠的方法和治疗胃癌首选的方式是什么?

(唐少兰)

## 模拟试题栏——识破命题思路,提升应试能力

### 一、专业实务

**A₁型题**

1. 胃癌最主要的转移途径是( )
   A. 直接浸润　　　　B. 直接蔓延
   C. 淋巴转移　　　　D. 血行转移
   E. 腹腔种植

**A₂型题**

2. 患者,男,46岁。有胃溃疡病史近10年。近2个月疼痛加剧且失去节律性,服用多种抑酸剂不能缓解。查体:腹部平软,上腹部轻压痛,可扪及肿块,质硬。为确诊,应首选的检查是( )
   A. 大便潜血试验　　B. X线钡餐检查
   C. 幽门螺杆菌检查　D. 胃镜检查
   E. 胃液分析

**A₃/A₄型题**

(3、4题共用题干)

　　患者,男,55岁。有胃溃疡史8年,病情反复,今天午餐后因突发腹痛2小时来急诊。查体:全腹膨隆,未见肠型,全腹压痛,以中上腹最为显著,轻度肌紧张,肠鸣音消失。T 37.8℃,P 80次/分,BP 115/80mmHg。血常规:白细胞$12×10^9$/L,中性粒细胞比例0.86;腹部X线平片见肠腔积气及液气平面。

3. 胃溃疡发生的原因中除外的是( )
   A. 幽门螺杆菌感染　B. 胃酸和胃蛋白酶
   C. 非甾体抗炎药　　D. 粗糙和刺激性食物
   E. 呼吸道感染

4. 下述辅助检查中,对确诊有价值的是( )
   A. 腹部CT　　　　　B. 腹腔灌洗
   C. 淀粉酶测定　　　D. X线检查
   E. 腹部MRI

### 二、实践能力

**A₁型题**

5. 预防胃大部切除术后倾倒综合征的措施中错误的是( )

A. 少食多餐
B. 宜进高糖、低蛋白饮食
C. 宜进低糖、高蛋白饮食
D. 避免过咸、过甜、过浓流质饮食
E. 餐后平卧20～30分钟

**A₂型题**

6. 患者,女,30岁。诊断为胃、十二指肠溃疡急性穿孔,在送往医院途中,患者体位应安置为( )
   A. 平卧位　　　　　B. 右侧卧位
   C. 左侧卧位　　　　D. 端坐卧位
   E. 俯卧位

7. 患者,女,46岁。十二指肠溃疡急性穿孔,行毕Ⅱ式胃大部切除术后第一天,护士查房时见胃管内吸出咖啡色胃液约280ml,正确的处理是( )
   A. 继续观察,不需要特殊处理
   B. 加快静脉输液速度
   C. 应用止血药
   D. 胃管内灌注冰盐水
   E. 马上做好手术止血的准备

8. 患者,男,45岁。胃溃疡病史10年,晚饭后,突然发生上腹部刀割样剧痛,迅速扩散至全腹,全腹明显腹膜刺激征,肝浊音界消失,首先考虑为( )
   A. 胆囊穿孔全腹膜炎　B. 阑尾炎穿孔全腹膜炎
   C. 胃溃疡穿孔全腹膜炎　D. 急性胰腺炎
   E. 肠扭转腹膜炎

9. 患者,男,50岁。患胃溃疡9年余。进食后,消化性溃疡并发急性穿孔,行非手术治疗时最重要的护理措施是( )
   A. 禁饮食　　　　　　B. 有效的胃肠减压
   C. 取半卧位　　　　　D. 按医嘱及时使用抗生素
   E. 输液维持体液平衡

10. 患者,男,56岁。胃大部分切除术后2周。患者进食15分钟后出现上腹饱胀、恶心、呕吐、头晕、心悸、出汗、腹泻等。应考虑并发了( )

A. 吻合口出血　　　　B. 倾倒综合征

C. 代谢性酸中毒　　　D. 吻合口梗阻

E. 低钾血症

11. 患者，男，59岁。上腹部疼痛间歇性发作10年，多出现在夜间，进食可缓解。近1周反复呕吐，呕吐大量宿食，呕吐后疼痛减轻。该患者最可能并发了（　　　）

A. 胃癌　　　　　　　B. 慢性胃炎

C. 胃溃疡伴幽门梗阻　D. 十二指肠溃疡伴幽门梗阻

E. 溃疡癌变

12. 患者，男，50岁。胃大部分切除（毕Ⅱ式）术后1周，当患者进食后上腹饱胀和呕吐，呕吐物有食物和胆汁，最可能发生的并发症是（　　　）

A. 十二指肠残端破裂　B. 吻合口梗阻

C. 远侧空肠段梗阻　　D. 近侧空肠段梗阻

E. 倾倒综合征

13. 患者，男，35岁。胃大部切除术4天，患者进食后上腹饱胀和呕吐，呕吐物为食物、无胆汁，最可能发生的并发症是（　　　）

A. 十二指肠残端破裂　B. 吻合口近侧空肠段梗阻

C. 倾倒综合征　　　　D. 吻合口梗阻

E. 吻合口远侧空肠段梗阻

14. 患者，男，36岁。十二指肠溃疡，行胃大部切除术（毕Ⅱ式）后某一天突然右上腹剧痛，局部有明显压痛，反跳痛、肌紧张，诊断为十二指肠残端破裂。发生十二指肠残端破裂多在术后（　　　）

A. 1～2天　　　　　　B. 2～3天

C. 3～4天　　　　　　D. 4～5天

E. 3～6天

15. 患者，男，26岁。患血友病16年。胃大部分切除术后2小时出现烦躁不安，术后伤口敷料渗血，值班护士首先应采取的措施是（　　　）

A. 监测血糖变化　　　B. 监测生命征

C. 观察皮肤受压情况　D. 查看患者病历

E. 查看四肢活动情况

16. 患者，男，45岁。因胃癌行胃大部切除术后13天，痊愈出院。正确的出院指导是（　　　）

A. 进流质饮食　　　　B. 绝对卧床休息

C. 经常消毒伤口　　　D. 定期回院复查

E. 定期针灸理疗

17. 患者，男，48岁。胃癌根治术后1个月，今日复诊时自诉进食半小时内出现心悸、出汗、面色苍白和头痛，上腹部饱胀不适等。护士对其进行健康教育，不恰当的内容是（　　　）

A. 饮食方面宜少量多餐

B. 用餐时间限制饮水喝汤

C. 进餐后宜活动20分钟后再休息

D. 宜进低碳水化合物、高蛋白饮食

E. 避免过甜、过咸、过浓的流质饮食

18. 患者，男，56岁。因胃癌行胃大部切除术，术后第1天除生命征外，护士最需要重点观察的是（　　　）

A. 神志　　　　　　　B. 伤口敷料

C. 肠鸣音　　　　　　D. 腹胀

E. 胃管引流液

$A_3/A_4$型题

（19、20题共用题干）

患者，男，37岁。反复呕吐1个月，既往有溃疡病史15年。近1个月来，常于晚上出现呕吐，呕吐量较大，呕吐物为带有酸臭味的宿食，不含胆汁。查体：中度营养不良，脱水貌，上腹膨隆，可见胃蠕动波，上腹部可闻及振水声。诊断为瘢痕性幽门梗阻。

19. 幽门梗阻患者除造成脱水外，还可以引起（　　　）

A. 低氯低钾性代谢性碱中毒

B. 低氯高钾性代谢性碱中毒

C. 低氯低钾性代谢性酸中毒

D. 高氯低钾性代谢性酸中毒

E. 低氯高钾性呼吸性碱中毒

20. 幽门梗阻患者下列术前准备中错误的是（　　　）

A. 术前2～3天胃肠减压　B. 纠正贫血及营养不良

C. 纠正脱水　　　　　　D. 术前3天用温水洗胃

E. 纠正电解质及酸碱失调

（21～25题共用题干）

患者，男，65岁。胃溃疡伴瘢痕性幽门梗阻，今晨在气管内麻醉下行毕Ⅱ式胃大部切除术。术后患者留置胃管、腹腔引流管，现麻醉未醒。

21. 目前该患者最重要的护理问题是（　　　）

A. 疼痛　　　　　　　B. 潜在并发症：窒息

C. 潜在并发症：出血　D. 潜在并发症：感染

E. 潜在并发症：吻合口瘘

22. 应给患者安置的体位是（　　　）

A. 低半卧位　　　　　B. 仰卧位

C. 平卧位，头侧向一边　D. 头低足高位

E. 头高足低位

23. 术后第1天，以下观察内容最主要的是（　　　）

A. 胃排空延迟　　　　B. 吻合口瘘

C. 倾倒综合征　　　　D. 肛门排气

E. 术后出血

24. 为患者拔除胃管的主要指征是（　　　）

A. 术后48～72小时　B. 引流胃液减少

C. 无腹胀、呕吐　D. 肛门排气后

E. 生命体征平稳

25. 患者进食后出现上腹饱胀、呕吐,呕吐物为食物,
不含胆汁。考虑可能并发了(　　)

A. 吻合口梗阻　　B. 倾倒综合征

C. 十二指肠残端破裂

D. 输出段梗阻　　E. 输入段梗阻

(唐少兰)

# 第3节　急性阑尾炎患者的护理

**一、概述**　急性阑尾炎是阑尾的急性化脓性感染,*是最常见的外科急腹症。

**二、病因**

1. *阑尾腔阻塞　是最常见的病因,多由淋巴滤泡增生引起。
2. 细菌入侵。

**三、病理**

1. 相关解剖　阑尾位于右髂窝内,开口于盲肠后内侧壁,体表投影为*"麦氏点"(脐与右髂前上棘连线中外1/3交界处);阑尾动脉属终末支,感染后易发生坏疽;阑尾静脉汇入门静脉,感染后可并发化脓性门静脉炎。

2. 病理类型
   - (1)单纯性阑尾炎:病变限于黏膜和黏膜下层,表现较轻。
   - (2)化脓性阑尾炎:浆膜表面有脓性分泌物,形成局限性腹膜炎。
   - (3)坏疽性阑尾炎:坏死易穿孔,可引起弥漫性腹膜炎。
   - (4)阑尾周围脓肿:穿孔后阑尾被大网膜包裹,形成炎性肿块。

**四、临床表现**

1. 症状　*典型表现是转移性右下腹痛(图18-1),发病初期由内脏神经反射引起上腹或脐周痛,属于*牵涉痛,伴发热、恶心、呕吐。如出现高热、黄疸、肝大需考虑并发了化脓性门静脉炎。

2. 体征　*右下腹固定压痛是最重要体征;可有腹膜刺激征,阑尾周围脓肿可扪及包块。

3. 特殊体征
   - (1)结肠充气试验:阳性有助于本病诊断。
   - (2)腰大肌试验:*阳性说明阑尾位置很深(考虑腹膜后位)。
   - (3)闭孔内肌试验:*阳性说明阑尾位置很低(靠近闭孔内肌)。
   - (4)直肠指检:阑尾穿孔直肠前壁压痛广泛,阑尾周围脓肿时可触及痛性肿块。

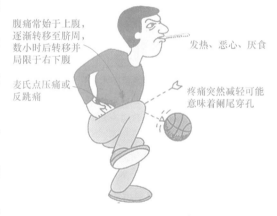

腹痛常始于上腹,逐渐转移至脐周,数小时后转移并局限于右下腹

发热、恶心、厌食

麦氏点压痛或反跳痛

疼痛突然减轻可能意味着阑尾穿孔

● ● 图18-1　急性阑尾炎的临床表现 ● ●

**五、辅助检查**

1. 实验室检查　白细胞计数、中性粒细胞比例升高。
2. B超检查　可显示阑尾肿大或阑尾周围脓肿。

**六、治疗要点**

1. 手术治疗　*最主要的治疗是阑尾切除术。
2. 非手术治疗　单纯性阑尾炎和阑尾周围脓肿者,可采用非手术治疗。

**七、护理诊断/问题**

1. 急性疼痛　与阑尾炎症、手术创伤有关。
2. 潜在并发症:急性腹膜炎、术后切口感染、术后粘连性肠梗阻等。

八、护理措施

1. 术前护理
- （1）体位：宜取半卧位。
- （2）饮食：*禁食。
- （3）病情观察：主要观察生命体征、腹部症状和体征的变化。*如腹痛突然减轻有可能是穿孔引起。
- （4）其他护理：输液、抗感染、对症处理等。

2. 术后护理
- （1）一般护理
  - 1）体位：生命体征平稳后取半卧位。
  - 2）饮食：*先禁食，待肛门排气后恢复饮食。1周内忌牛奶或豆制品以免腹胀，1周内忌灌肠及用泻剂。
  - 3）活动：*鼓励及早下床活动，促进肠蠕动恢复，防止肠粘连。
- （2）治疗配合：输液、抗感染、对症处理等。
- （3）并发症护理
  - 1）腹腔内出血：常发生于术后24小时内，表现和治疗参见手术前后患者的护理章节。
  - 2）切口感染：是术后最常见的并发症，表现和治疗参见手术前后患者的护理章节。
  - 3）腹腔脓肿：术后5～7天体温升高或下降后又升高，伴有腹痛、腹胀、腹部包块或排便排尿改变等，应及时告诉医生进行处理。
  - 4）其他并发症：粘连性肠梗阻、阑尾残株炎、粪瘘等。

九、健康指导

1. 保持良好的饮食、卫生及生活习惯，餐后不做剧烈运动。
2. 及时治疗胃肠道疾病，预防慢性阑尾炎急性发作。
3. 术后早期下地活动，防止肠粘连。
4. *阑尾周围脓肿患者3个月后可考虑手术切除阑尾。

**急性阑尾炎特征**

管腔阻塞致炎症，腹痛转移并固定。

切口感染最常见，及早下床防粘连。

**要点回顾**

1. 急性阑尾炎最常见的病因是什么？急性阑尾炎的典型症状是什么？重要体征是什么？
2. 急性阑尾炎的特殊体征有哪些？有何临床意义？
3. 急性阑尾炎术后早期下床活动有何意义？

（伍　诗）

## 第4节　肠梗阻患者的护理

一、概述　由于各种原因引起肠内容物不能顺利通过肠道，称为肠梗阻。

二、病因和分类

1. 按病因可分为
- （1）机械性肠梗阻：最常见。主要原因包括肠腔堵塞、肠管受压和肠壁病变。
- （2）动力性肠梗阻
  - 1）肠麻痹：可见于急性弥漫性腹膜炎、腹部术后、低钾血症等。
  - 2）肠痉挛：可见于慢性铅中毒和肠道功能紊乱等。
- （3）血运性肠梗阻：由肠系膜血管栓塞或血栓形成引起。

2. 按肠壁有无血运障碍可分为
- （1）单纯性肠梗阻：无血运障碍。
- （2）绞窄性肠梗阻：有血运障碍。见于绞窄性疝、肠扭转、肠套叠等。

三、病理生理

1. 局部变化　梗阻以上肠管积气积液→肠管内压力升高→肠管壁变薄、肠液渗漏,肠壁坏死引起腹膜炎(从单纯性发展成绞窄性)。

2. 全身变化
{
(1)体液丧失:脱水、代谢性酸中毒。
(2)毒素吸收、感染。
(3)呼吸和循环功能障碍(图18-2)。
}

肠道梗阻不简单,
坏死失液休克兼。
痛胀呕吐无排气,
四大症状拟诊断。

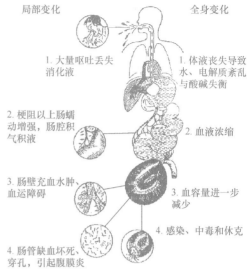

| 局部变化 | 全身变化 |
| --- | --- |
| 1. 大量呕吐丢失消化液 | 1. 体液丧失导致水、电解质紊乱与酸碱失衡 |
| 2. 梗阻以上肠蠕动增强,肠腔积气积液 | 2. 血液浓缩 |
| 3. 肠壁充血水肿、血运障碍 | 3. 血容量进一步减少 |
| 4. 肠管缺血坏死、穿孔,引起腹膜炎 | 4. 感染、中毒和休克 |

◆◆ 图18-2　肠梗阻的病理生理 ◆◆

四、临床表现

1. 四大症状　*腹痛、呕吐、腹胀、肛门停止排气排便(表18-1)。

2. 四大体征　望、触、叩、听(表18-2)。

3. 全身表现　严重者可出现脱水、代谢性酸中毒、发热、休克等相关表现。

4. 几种常见的机械性肠梗阻
{
(1)粘连性肠梗阻:一般有腹腔手术史或腹部感染病史。
(2)蛔虫性肠梗阻:多见于儿童,有肠道蛔虫病史,可呕吐出蛔虫。
(3)小肠扭转:多见于青壮年,饱食后剧烈运动引起,易绞窄,宜早手术。
(4)乙状结肠扭转:多见于经常便秘的男性老年人,易绞窄,宜早手术。
(5)肠套叠:*多见于2岁以内儿童,三大典型表现是腹痛(哭闹)、血便(果酱样大便)、腹部肿块(腊肠样包块)。诊断首选空气或钡剂灌肠造影X线检查。起病48小时内,治疗首选空气或钡剂灌肠复位。
}

表18-1　肠梗阻的症状

| 痛 | 吐 | 胀 | 闭 |
| --- | --- | --- | --- |
| 机械性:阵发性绞痛 | 高位:早而频繁,量少 | 低位梗阻和肠麻痹最明显 | 高位梗阻:早期可有梗阻以下残存粪便、气体排出 |
| 麻痹性:全腹胀痛 | 低位:量多,呕吐迟而次数少 | 肠扭转:腹胀不对称 | |
| 绞窄性:持续剧痛 | 绞窄性:可为血性 | | 绞窄性:可排出血性黏液样便 |

表18-2　肠梗阻的体征

| 望 | 触 | 叩 | 听 |
| --- | --- | --- | --- |
| 机械性:可见肠型及蠕动波 | 单纯性:可有轻压痛,无腹膜刺激征 | 呈鼓音 | 机械性:肠鸣音高亢 |
| 麻痹性:腹胀均匀对称 | 绞窄性:可有固定压痛或压痛性包块,有腹膜刺激征 | 绞窄性:腹腔渗液多时,可有移动性浊音 | 麻痹性:肠鸣音减弱或消失 |

五、辅助检查

{
1. 腹平片　可见气液平面。
2. 钡剂灌肠　肠套叠阻端呈"杯口征"或"弹簧状";乙状结肠扭转阻端呈"鸟嘴征"。
}

六、治疗要点　治疗原则是纠正生理紊乱和解除梗阻。

1. 非手术治疗
{
(1)适用于单纯性机械性肠梗阻、动力性肠梗阻。
(2)最重要的措施是*胃肠减压,主要作用是减轻腹胀和肠腔压力,改善肠壁血供,减少毒素吸收等。
}

2. 手术治疗　绞窄性肠梗阻、非手术治疗不能解除的机械性肠梗阻需手术治疗。

**肠便阻治疗**

单纯梗阻先保守,禁食减压把液输。

病情不缓需手术,鉴别绞窄是关键。

**七、护理诊断/问题**

1. 体液不足　与呕吐、胃肠减压、肠腔积液禁食、发热有关。
2. 疼痛　与肠痉挛、腹膜炎有关。
3. 体温升高　与肠绞窄、腹膜炎有关。
4. 潜在并发症:绞窄性肠梗阻、腹膜炎、感染性休克。

**八、护理措施**

1. 手术前后患者的护理参见急性腹膜炎。

2. 病情观察:主要是观察有无绞窄性肠梗阻发生,如出现下列表现,应警惕:

(1)腹痛持续面固定。

(2)出现休克表现。

(3)有腹膜刺激征。

(4)移动性浊音或气腹征(＋)。

(5)腹胀不对称。

(6)出血征象(呕吐物、胃肠减压物、肛门排泄物或腹腔穿刺物为血性)。

(7)腹平片见孤立、胀大的肠袢,且不因体位、时间而改变位置。

**九、健康指导**

1. 凡腹部手术后患者,鼓励及早下床活动,预防肠粘连。反复粘连性梗阻者少食粗纤维食物。饭后忌剧烈活动。
2. 习惯性便秘者宜及时使用开塞露、口服缓泻剂,必要时灌肠以解除便秘。

**要点回顾**

1. 肠梗阻患者的症状是什么? 机械性、绞窄性、麻痹性肠梗阻的腹痛分别有何特点?
2. 肠套叠的三大典型症状有哪些? 急性肠套叠怎么处理?
3. 绞窄性肠梗阻的特点有哪些?

(伍 诗)

## 第5节　大肠癌患者的护理

**一、概述**　结肠癌和直肠癌统称为大肠癌,在我国,直肠癌最多见,其次为乙状结肠癌。

**二、病因**

1. 与家族性肠息肉关系最密切。
2. 结肠腺瘤、溃疡性结肠炎、结肠血吸虫病与本病亦有较密切关系。
3. *高脂、高蛋白、低纤维素的饮食结构也被认为是相关因素之一。

**三、病理**

(1)溃疡型最多见,以腺癌为主。

(2)以淋巴转移为主,血行转移多见于肝。

**四、临床表现**

1. 首发症状　*排便习惯和大便性状改变。
2. 左半结肠癌　左半结肠肠腔相对狭小,癌肿多呈浸润生长型,易引起环状缩窄,*以肠梗阻、便秘、腹泻、黏液血便为主要表现。

3. 右半结肠癌 右半结肠肠腔较左侧大,癌肿多呈肿块型,*以中毒症状、贫血、腹部肿块为主要表现。

4. 直肠癌 癌肿溃烂可出现直肠刺激症状和血便,其中,血便是直肠癌患者最常见的早期症状,肿瘤增大导致肠腔变窄,表现为粪便变形、变细(图18-3)。

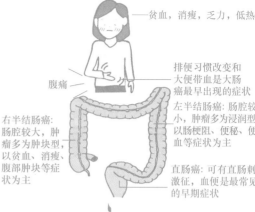

贫血,消瘦,乏力,低热

排便习惯改变和大便带血是大肠癌最早出现的症状

腹痛

右半结肠癌:肠腔较大,肿瘤多为肿块型型,以贫血、消瘦、腹部肿块等症状为主

左半结肠癌:肠腔较小,肿瘤多为浸润型,以肠梗阻、便秘、便血等症状为主

直肠癌:可有直肠刺激征,血便是最常见的早期症状

五、辅助检查

1. *直肠指检 直肠癌首选检查。

2. 内镜检查(直肠镜、乙状结肠镜、纤维结肠镜) 镜下取病变组织作病理学检查可确诊,是大肠癌最可靠的检查方法。

3. 血清癌胚抗原(CEA) 用于术后判断预后和复发。

六、治疗要点

1. 治疗原则 手术治疗为主,辅以化疗,放疗主要用于直肠癌。

●● 图18-3 大肠癌的临床表现 ●●

Miles手术可记忆为"没了",不保肛。

2. 直肠癌根治术 手术方式取决于肿瘤与肛门间的距离。

(1)Dixon手术(经腹直肠癌切除术):适用于腹膜反折以上的直肠癌,癌肿距齿状线5cm以上,保留肛门。

(2)Miles手术(腹会阴联合直肠癌根治术):适用于腹膜反折以下的直肠癌,癌肿距齿状线5cm以内,不保留肛门,在左下腹行永久性结肠造口(人工肛门)。

七、护理诊断/问题

1. 焦虑与恐惧 与担忧肿瘤复发、手术等有关。

2. 自我形象紊乱 与结肠造口后排便方式改变有关。

3. 潜在并发症:感染、造口坏死或狭窄。

4. 知识缺乏:缺乏人工肛门护理知识。

八、护理措施

1. 术前护理

(1)按腹部手术常规准备,留置胃管和尿管。

(2)肠道准备:是术前护理的重点。

1)控制饮食:术前2～3天进流质饮食,术前12小时禁食。

2)抑制肠道细菌:*术前2～3天口服肠道不吸收抗生素(新霉素或卡那霉素),同时使用维生素K。

3)清洁肠道

A. 传统方法:术前2～3天口服缓泻剂,如液状石蜡或硫酸镁。术前晚及术日晨各清洁灌肠1次。禁用高压灌肠。

B. 全肠道灌洗法:术前12～14小时口服5%～10%甘露醇1500ml(术中禁用电刀),2小时内饮完;或口服平衡液6000ml,3～4小时内饮完。引起容量性腹泻,体弱、心肾等重要脏器功能不全和肠梗阻者不宜选用此法。

(3)女性患者,如癌肿累及阴道后壁,术前3天每晚冲洗阴道。

2. 术后护理

(1)Miles手术后,需留置尿管1～2周,拔管前夹闭导尿管,间断开放,以训练膀胱排尿功能。

(2)会阴部伤口护理

1)骶前引流管接负压瓶,保持负压,及时更换引流瓶,记录引流液性质、性状、量。

2)术后5～7天考虑拔除骶前引流管。

3)拔管后,每日以1:5000的高锰酸钾溶液坐浴2次,至伤口完全愈合。

|  |  | (1) 造口开放前, 及时换药, 观察肠段的血运和缩窄情况。 |
|---|---|---|
| 2. 术后护理 | (3) 人工肛门的护理: *术后护理的重点。 | 2) 术后2~3天造口开放后, *取左侧卧位; 有效覆盖腹部手术伤口, 不使污染; 造口周围皮肤涂氧化锌软膏保护。 |
|  |  | 3) 手术1周后, 造口基本愈合, 每日扩张人工肛门口1次, 防止造口缩窄; 并用温生理盐水低压灌肠1次, 以建立定时排便的习惯。 |
|  |  | 4) 恢复饮食后, 不宜进食易产气、刺激性或易引起腹泻、便秘的食物。如发生便秘, 可经造口作低压灌肠, 注意肛管置入深度不宜超过10cm。 |

**九、健康指导**

1. 造口患者, 应做好饮食指导, 适当控制粗纤维摄入, 不宜进食易产气、刺激性或易引起腹泻、便秘的食物, 规律进食, 注意饮食卫生。
2. 保肛手术者, 应多摄入蔬菜水果, 多饮水, 避免高脂食物。
3. 指导掌握应用造口袋方法: 根据造口大小选用合适的肛门袋; 用袋前注意清洁造口周围皮肤并用氧化锌软膏保护, *造口袋内粪便达1/3量时即应更换。
4. Miles术后患者, 指导患者扩张人工肛门口(每周1次, 持续3个月), 防止人造肛门口狭窄。

> 肠癌病因显高危, 高脂蛋白低纤维。
> 血便梗阻为主症, 肠镜检查最针对。
> 手术根治辅化疗, 保肛与否异喜悲。
> 术前清理肠道净, 瘘口管理求完备。

**要点回顾**

1. 右半结肠癌与左半结肠癌患者的身体状况分别是什么?
2. 直肠癌根治手术方式的选择主要取决于什么?
3. 如何正确地为结肠癌患者实施术前肠道准备?
4. 怎样做好结肠造口的护理?
5. 如何指导患者进行人工肛门的护理?

(伍　诗)

## 第6节　常见直肠肛管良性疾病患者的护理

### 考点提纲栏——提炼教材精华, 突显高频考点

**一、概述**　直肠肛管良性疾病主要有痔、肛裂、肛瘘和直肠肛管周围脓肿。在直肠和肛管交界处有一锯齿状的环行线称齿状线, 齿状线是直肠和肛管的交界线, 是重要的解剖标志, 约85%的肛门直肠疾病发生在此附近。肛垫位于直肠、肛管结合处, 是痔的好发部位。肛管上自齿状线, 下至肛门缘, 长3~4cm。肛管直肠环是由肛管内括约肌、直肠壁纵肌的下部、肛管外括约肌的浅部和深部及肛提肌的耻骨直肠肌纤维共同组成的肌环, 手术中不慎完全切断肛管直肠环, 将引起大便失禁。直肠肛管周围间隙分为骨盆直肠间隙、坐骨肛管间隙、肛门周围间隙, 易感染形成脓肿。

**二、病因**　常见直肠肛管良性疾病的病因见表18-3。

**表18-3　常见直肠肛管良性疾病的病因**

| 常见直肠肛管良性疾病 | 病因 |
|---|---|
| 痔 | 长期便秘、慢性咳嗽、妊娠等腹内压增高因素可引起直肠静脉回流受阻 |
| 肛裂 | ★长期便秘、粪便干结致排便时损伤肛管皮肤 |
| 肛瘘 | ★多由直肠肛管周围脓肿引起 |
| 直肠肛管周围脓肿 | 多由肛腺感染引起, 少数继发于肛周皮肤感染、损伤、肛裂等 |

三、病理生理

常见直肠肛管良性疾病的病理生理见表18-4。

**表18-4　常见直肠肛管良性疾病的病理生理**

| 常见直肠肛管良性疾病 | 病理生理 |
| --- | --- |
| 痔 | ① 肛垫下移学说:肛垫结构遭到破坏逐渐松弛→肛垫出现病理性增生肥大并向肛门移位后形成痔<br>② 静脉曲张学说:长期便秘等腹内压增高→静脉曲张→形成痔 |
| 肛裂 | 长期便秘、粪便干结的机械性创伤、反复感染、炎症水肿及静脉、淋巴回流受阻致肛裂,*肛裂、前哨痔、肛乳头肥大常同时存在,称为肛裂"三联症" |
| 肛瘘 | 直肠肛管周围脓肿破溃或切开→肛管或直肠与肛周皮肤之间形成的慢性感染性管道→肛瘘 |
| 直肠肛管周围脓肿 | 便秘、腹泻→肛窦炎累及肛腺→肛腺脓肿→蔓延至直肠肛管周围间隙→直肠肛管周围脓肿 |

四、临床表现

（一）痔　痔可分为内痔、外痔、混合痔三种（图18-4）。

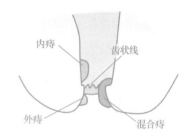

●● 图18-4　痔的分类 ●●

1. 内痔　*位于齿状线以上,是直肠上静脉丛扩张迂曲形成的静脉团。
*好发于截石位3、7、11点位置。*主要表现为无痛性、间歇性便后出鲜血和痔核脱出,临床分为4期。
Ⅰ期:以排便时无痛性出血为特征,无痔核脱出。
Ⅱ期:便血加重,严重时呈喷射状,排便时痔核脱出,便后能自行回纳。
Ⅲ期:便血量常减少,痔核脱出不能自行回纳,需用手托回。
Ⅳ期:痔核长期脱出于肛门外或回纳后随即脱出。

2. 外痔　*位于齿状线以下,由直肠下静脉丛扩张迂曲形成,表面覆盖肛管皮肤。单纯外痔常无明显症状,如痔静脉丛破裂出血,在皮下形成暗紫色血肿,称血栓性外痔,局部剧痛。

3. 混合痔　直肠上、下静脉丛相互吻合沟通扩张迂曲形成的痔。具有内、外痔的临床特征。

（二）肛裂　肛裂好发于青中年人,*以肛管后正中线的肛裂最多见。

1. 疼痛　*排便时及排便后肛门部疼痛是肛裂的典型症状。
2. 便秘　因害怕疼痛不敢排便,久而久之引起便秘,粪便更为干硬,便秘又加重肛裂,形成恶性循环。
3. 出血　常有粪便表面带血或手纸染血。

（三）肛瘘

1. 瘘口排脓　肛瘘外口经常有脓液排出,也可有粪便及气体从瘘口溢出。
2. 肛周瘙痒　由于分泌物使肛门部潮湿、瘙痒,有时形成湿疹。
3. 疼痛　多为隐痛不适。
4. 检查时在肛周皮肤上可见到单个或多个外口,呈红色乳头状隆起,挤压时有脓液或脓血性分泌物排出,直肠指检可以触及硬结样内口和条索样瘘管。

（四）直肠肛管周围脓肿

1. *肛门周围脓肿　最常见,主要表现为肛周病变局部明显红、肿、热、痛,多为持续性跳痛,脓肿形成后可有波动感。全身感染中毒症状不明显。
2. 坐骨肛管间隙脓肿　发病初期即有全身感染中毒症状;局部表现为发病时患部出现持续性胀痛,逐渐加重,继而为持续性跳痛,排便或行走时疼痛加剧,可伴有里急后重或排尿困难;直肠指检患侧肛管壁处可触及肿块、压痛或波动感。
3. 骨盆直肠间隙脓肿　较少见。由于此间隙位置较深,引起的全身感染中毒症状严重,局部症状为直肠坠胀感、便意不尽等。直肠指检患侧直肠壁处可触及肿块、压痛或波动感等。

五、辅助检查

（一）痔

1. 直肠指检和肛门镜检查　可确定痔的部位和数量。
2. 实验室检查　常用血常规检查了解有无贫血。

（二）肛裂　*肛裂患者严禁进行直肠指检和内镜检查,因会引起剧烈疼痛。检查到肛裂"三联症"即可确诊。

（三）肛瘘
1. 肛门镜检查　有时可以发现内口。
2. 特殊检查　自外口注入亚甲蓝溶液1～2ml，观察填入肛管及直肠下端的纱布条的染色部位，以判断内口位置。
3. 影像学检查　碘油瘘管造影是临床常规检查方法；MRI扫描能清晰显示瘘管位置及与括约肌之间的关系，部分患者可显示内口所在位置。

（四）直肠肛管周围脓肿
1. *局部穿刺抽脓　有确诊价值，抽出的脓液可进行细菌培养和药物敏感试验。
2. 实验室检查　血常规显示白细胞计数增多和中性粒细胞比例升高。
3. 直肠B超和MRI检查　可显示脓肿的数量、位置、形状、大小，可协助诊断。

## 六、治疗要点

（一）痔
1. 非手术治疗
　（1）一般治疗：适用于痔的初期和无症状静止期的痔。主要措施：①保持大便通畅，改变不良的大便习惯；②温水坐浴，改善局部血液循环；③对较小的血栓性外痔给予局部热敷、外敷消炎止痛药物；④对嵌顿痔初期用手轻轻将脱出的痔块推回肛门内，阻止其脱出。
　（2）注射疗法：适用于Ⅰ、Ⅱ期内痔。注射硬化剂的作用是使痔和痔周围产生无菌性炎症反应，黏膜下组织纤维化、肛垫固定、悬吊于内括约肌上。
　（3）胶圈套扎疗法：可用于治疗各期内痔。原理是将特制的胶圈套入内痔的根部，利用胶圈的弹性阻断痔的血运，使痔缺血、坏死、脱落而愈合。
2. 手术治疗　保守治疗效果不满意、痔块反复脱出者，手术切除痔核是最好的方法。

（二）肛裂
1. 非手术治疗　原则是解除括约肌痉挛，止痛，帮助排便，促使伤口愈合。
　（1）温水坐浴：排便后用1∶5000高锰酸钾温水坐浴。
　（2）通便：口服缓泻剂或液状石蜡，增加富含纤维素食物。
　（3）扩肛：局部麻醉后，患者侧卧位，先用示指扩肛后伸入肛门，再逐渐伸入中指，用两指维持扩张5分钟，扩张后可解除括约肌痉挛，促进裂口愈合。
2. 手术疗法　适用于经久不愈、非手术治疗无效且症状较重的慢性肛裂患者，可采用肛裂切除术和肛管内括约肌切断术。

（三）肛瘘
1. 瘘管切开术　将瘘管全部切开开放，靠肉芽组织生长促使伤口愈合的方法。
2. 挂线疗法　利用橡皮筋或有腐蚀作用的药线的机械性压迫，缓慢切开肛瘘的方法，防止肛门失禁。
3. 肛瘘切除术　切开瘘管并将瘘管壁全部切除至健康组织，创面不予缝合；若创面较大，可部分缝合，填入油纱条，使创面由底向上生长至愈合。

（四）直肠肛管周围脓肿
1. 非手术治疗
　（1）抗生素治疗：可联合选用2～3种对革兰阴性杆菌有效的抗生素，或根据药物敏感试验结果选用敏感的抗生素。
　（2）温水坐浴：用1∶5000高锰酸钾溶液温水坐浴。
　（3）局部理疗：改善局部血液循环，促进炎症消散。
　（4）口服缓泻剂或液状石蜡以减轻排便时疼痛。
2. 手术治疗　*脓肿切开引流是治疗直肠肛管周围脓肿的主要方法，一旦诊断明确，即应切开引流。

## 七、护理诊断/问题

1. 急性疼痛　与肛管病变、手术创伤有关。
2. 便秘　与饮水或纤维素摄入量不足、惧怕排便时疼痛、身体活动少有关。
3. 尿潴留　与直肠肛周感染、麻醉方式、切口疼痛、肛管内敷料堵塞过多压迫尿道有关。
4. 知识缺乏　缺乏有关直肠肛管疾病的保健与治疗知识。
5. 潜在并发症　术后切口出血、感染、大便失禁等。

八、护理措施

**（一）非手术治疗的护理**

1. 预防便秘　指导患者多饮水,多吃新鲜蔬菜水果。避免久坐久站,防止便秘,保持大便通畅。
2. 温水坐浴　便后温水坐浴,能清洁肛门、改善局部血液循环、促进炎症吸收,并缓解括约肌痉挛、减轻疼痛。水温以43～46℃为宜,每日2～3次,每次20～30分钟。必要时可用1:5000高锰酸钾溶液或0.1%苯扎溴铵溶液坐浴。
3. 舒缩肛门　指导患者坚持做肛门保健操。
4. 缓解疼痛　对有剧烈疼痛者,应给予止痛处理,可于肛管内注入有消炎止痛作用的药膏或栓剂,肛门周围给予冷敷。

**（二）手术前护理**

1. 饮食　手术前3日少渣饮食,前1日流质饮食,当日早晨禁食。
2. 肠道准备　手术前排空粪便,手术日晨清洁灌肠。
3. 皮肤准备　保持肛周皮肤清洁。
4. 直肠肛管检查配合与护理　检查前先向患者说明检查的目的和方法,选择并协助患者摆好体位;检查时嘱患者放松肌肉,慢慢做深呼吸,协助医生传递物品,对好光源;检查后将各种用品整理归位。

直肠肛管检查的体位:①左侧卧位:适用于年老体弱者。②膝胸位:适用于较短时间的检查。③截石位:常用于手术治疗。④蹲位:适用于检查内痔脱出或直肠脱垂。

**（三）手术后护理**

1. 饮食　不严格限制饮食,术后第1天进流质饮食,2～3天进少渣饮食。
2. 卧位　平卧位或侧卧位,臀部垫气圈。
3. 病情观察　注意敷料染血情况及生命征变化。
4. 保持排便通畅　直肠肛管手术后一般不控制排便,患者有便意时尽快排便,保持排便通畅。但痔手术后控制排便:术后2～3天服阿片酊,有减少肠蠕动、控制排便的作用。术后3天内尽量不解大便,以保证手术切口良好愈合。直肠肛管手术后,在术后7～10天禁忌灌肠。
5. 换药和坐浴　肛门伤口要每天换药。术后每次排便后先坐浴,再换药。
6. 并发症的护理
   （1）尿潴留:常用诱导排尿法,如无效再给予导尿。
   （2）局部皮肤糜烂:肛瘘手术如切断肛管直肠环可造成大便失禁,粪便外流可造成局部皮肤糜烂,应保持肛周皮肤清洁、干燥,局部皮肤涂氧化锌软膏保护。括约肌松弛者应在手术后3天开始做肛门舒缩运动。
   （3）切口出血:观察伤口敷料渗血情况,并准备好凡士林纱条,用作肛管填塞压迫止血。
   （4）肛门狭窄:为防止肛门狭窄,手术后5～10天伤口愈合,可用示指扩肛,每日一次。

**（四）心理护理**　给患者讲解直肠肛管疾病治疗和预防的方法,进行保健指导,及时消除其焦虑、悲观等不良心理反应。

九、健康指导

1. 指导患者多食蔬菜水果、多饮水,少进辛辣食物,不饮酒。养成每天定时排便的良好习惯。避免久站或久坐,久坐后做适当运动。
2. 伤口未愈合或局部有炎症者坚持便后坐浴,注意保持肛门的卫生清洁。
3. 肛门狭窄者坚持肛门扩张,括约肌松弛者坚持做提肛运动。

蔬菜水果好,肠道刺激少。

一日一次便,肛管病不见。

**要点回顾**

1. 内痔的好发位置与主要表现是什么?
2. 各期内痔的表现是什么?
3. 肛门坐浴的作用和注意事项是什么?
4. 肛裂三联症是指什么?

## ★ 模拟试题栏——识破命题思路,提升应试能力 ★

### 专业实务

**A₁型题**

1. 阑尾的体表投影点在( )
   - A. 剑突
   - B. 腹白线
   - C. 上腹部
   - D. 脐
   - E. 麦氏点

2. 引起急性阑尾炎的最主要原因是( )
   - A. 阑尾动脉栓塞
   - B. 阑尾管腔存在细菌
   - C. 阑尾腔阻塞
   - D. 餐后剧烈运动
   - E. 阑尾皱襞缺失

3. 化脓性腹膜炎引起的肠梗阻属于( )
   - A. 动力性肠梗阻
   - B. 血运性肠梗阻
   - C. 机械性肠梗阻
   - D. 嵌顿性肠梗阻
   - E. 假性肠梗阻

4. 预防肠扭转最重要的措施是避免( )
   - A. 饱餐后剧烈运动
   - B. 进食高脂饮食
   - C. 进食辛辣饮食
   - D. 进食高蛋白饮食
   - E. 腹部受凉

5. 在以下哪一种饮食结构的人群中,大肠癌的发病率较高( )
   - A. 低脂、低蛋白
   - B. 高脂、高蛋白、低纤维素
   - C. 高脂、高蛋白、高纤维素
   - D. 低脂、低蛋白、高纤维素
   - E. 高蛋白、高纤维素

6. 下列哪项与内痔的形成无关( )
   - A. 静脉壁薄弱
   - B. 久坐久站
   - C. 慢性便秘
   - D. 门静脉高压
   - E. 长期腹泻

7. 内痔是由于下列哪条静脉扩张所致( )
   - A. 直肠上静脉
   - B. 直肠下静脉
   - C. 直肠上静脉丛
   - D. 直肠下静脉丛
   - E. 肛管静脉

8. 引起肛裂的主要原因是( )
   - A. 长期饮酒
   - B. 进食辛辣食物
   - C. 长期排尿困难
   - D. 大便干硬
   - E. 肛管慢性感染

9. 肛裂三联症是指( )
   - A. 疼痛、便秘、便血
   - B. 溃疡、出血、前哨痔
   - C. 疼痛、出血、前哨痔
   - D. 便秘、出血、前哨痔
   - E. 溃疡、肛乳头肥大、前哨痔

10. 引起肛瘘最常见的原发病是( )
    - A. 痔疮
    - B. 直肠息肉
    - C. 肛裂
    - D. 直肠肛管周围脓肿
    - E. 直肠癌

11. 有关直肠肛管周围脓肿的叙述,错误的是( )
    - A. 多由肛腺或肛窦感染引起
    - B. 肛门周围脓肿最多见
    - C. 坐骨肛管间隙脓肿很少见
    - D. 骨盆直肠间隙脓肿全身中毒症状明显
    - E. 一旦脓肿形成应及时切开引流

**A₂型题**

12. 患者,男,19岁。因转移性右下腹痛入院,医生诊断为急性阑尾炎而行急诊手术治疗,术中见阑尾已坏死穿孔,术后诊断为急性坏疽性阑尾炎,请问阑尾炎易发生坏疽的主要原因是( )
    - A. 阑尾腔阻塞
    - B. 细菌入侵
    - C. 阑尾动脉属于终末动脉,血供差
    - D. 阑尾较小
    - E. 异物存留

13. 患者,女,36岁。急性阑尾炎,行阑尾切除术。术中见阑尾呈暗黑色,考虑为( )
    - A. 急性单纯性阑尾炎
    - B. 急性化脓性阑尾炎
    - C. 坏疽性阑尾炎
    - D. 阑尾周围脓肿
    - E. 急性梗阻性阑尾炎

14. 患者,男,19岁。阵发性腹部绞痛、呕吐2小时。4小时前晚餐后曾与伙伴打篮球。查体:腹部不对称膨隆,肠鸣音亢进,有气过水声。KUB见"巨大、孤立肠袢影",诊断为"肠扭转",考虑其原因是( )
    - A. 饱餐后剧烈运动
    - B. 运动过于剧烈
    - C. 饱餐
    - D. 年龄
    - E. 运动方式不当

15. 患者，男，46岁。腹痛、腹胀、呕吐、停止肛门排气便2天。查体：腹膨隆，全腹有深压痛，无肌紧张、反跳痛，肠鸣音亢进。拟诊"急性肠梗阻"，为明确诊断，应选择的辅助检查是（　　）
    A. 腹部CT　　　　B. 立位腹平片
    C. 腹部B超　　　　D. 腹腔穿刺
    E. 下消化道气钡灌肠造影

16. 患儿，男，9个月，肥胖。阵发性哭闹、腹胀、呕吐10小时。查体：右下腹可扪及一腊肠样包块，初步诊断为"肠套叠"。为进一步明确诊断，应选择哪一项辅助检查（　　）
    A. 钡餐造影　　　　B. 腹部平片
    C. 腹部B超　　　　D. 腹部CT
    E. 下消化道气钡灌肠造影

17. 患者，男，79岁。因上厕所用力过猛，便后出现左下腹疼痛。查体：腹胀不对称，初步诊断为乙状结肠扭转。行下消化道气钡双重造影，出现哪一种表现可明确诊断（　　）
    A. 回盲部"杯口样"阴影　B. 巨大孤立肠袢阴影
    C. "鸟嘴样"阴影　　　D. 阶梯状排列气液平面
    E. 膈下游离气体

18. 患者，男，65岁。黏液血便及进行性消瘦半年余，大便形状变形、变细1月余。为排除直肠癌，最直接、简便的检查方法为（　　）
    A. 纤维结肠镜　　　B. 直肠指检
    C. 腹部B超　　　　D. 腹部CT
    E. 下消化道钡剂造影

19. 患者，女，36岁。因"间断鲜血便"行纤维肠镜检查，诊断为升结肠癌，手术治疗后，对判断预后和复发有一定意义的辅助检查是（　　）
    A. 定期做结肠镜检查　B. 定期做B超检查
    C. 定期做CT检查　　D. 定期检查血清癌胚抗原
    E. 定期直肠指检

20. 患者，女，67岁。诊断为大肠癌，医生通过全面检查发现该患者已发生血行转移，大肠癌血行转移最多见的部位是（　　）
    A. 肺　　　　　　　B. 肾
    C. 脑　　　　　　　D. 骨
    E. 肝

21. 患者，女，55岁。诊断为直肠癌，行Miles手术，术后恢复顺利。出院时，护士指导并嘱其每日定时保留灌肠，其目的是（　　）
    A. 避免便秘　　　　B. 清洁肠道
    C. 形成定时排便习惯　D. 防止人工肛门口狭窄

E. 消除臭味，便于社交

22. 患者，男，59岁。诊断为直肠癌，行Miles手术。手术1周后，造口基本愈合，遵医嘱每日扩张肛门一次，目的是（　　）
    A. 形成定时排便习惯　B. 防止人工肛门口缩窄
    C. 避免便秘　　　　D. 改善人工肛门口血液循环
    E. 消除臭味，便于社交

23. 患者，女，20岁。无任何原因出现恶心、呕吐和转移性右下腹痛6小时，检查患者体温38℃，右下腹腹肌紧张、麦氏点压痛、反跳痛明显，拟诊断为急性阑尾炎。患者疼痛始于脐周或上腹的机制是（　　）
    A. 胃肠功能紊乱　　B. 内脏神经反射
    C. 躯体神经反射　　D. 阑尾位置不固定
    E. 患者的错觉

24. 患者，男，41岁。半年前因坏疽性阑尾炎入院手术治疗。现因腹痛、腹胀、呕吐、停止排便排气入院，T 38.3℃，腹部压痛和反跳痛明显，肠鸣音亢进，入院后行非手术治疗，在治疗过程中，医生给患者行直肠指检，发现指套染有血性黏液应考虑（　　）
    A. 合并有内痔　　　B. 消化道出血
    C. 肠管绞窄　　　　D. 合并有直肠损伤
    E. 可能与患者饮食有关

25. 患者，男，60岁。排便次数增多，大便表面带脓血1月余，首选检查方法是（　　）
    A. 直肠指检　　　　B. 肛门镜检查
    C. 大便潜血试验　　D. X线钡剂灌肠检查
    E. 血清癌胚抗原测定

26. 患者，男，62岁。2个月前出现肛门周围红肿、疼痛，随后脓肿溃破反复流脓，查见膝胸位9点距肛门4cm处一乳头状突起，轻压有少量脓液流出，诊断为"肛瘘"，该患者最常见的发病原因是（　　）
    A. 溃疡性结肠炎　　B. 肛腺炎
    C. 肛裂　　　　　　D. 直肠肛管周围脓肿
    E. 直肠肛管结核

27. 患者，女，51岁。诊断为肛裂。排便时及排便后肛门疼痛。其中排便后肛门疼痛的主要原因是（　　）
    A. 大便刺激　　　　B. 未进行温水坐浴
    C. 服用止痛药不及时　D. 皮下静脉血栓形成
    E. 肛门括约肌反射性痉挛

28. 患者，女，35岁。排便时和排便后肛门疼痛2月余，伴便血、便秘，诊断为肛裂。该患者下列哪项不宜（　　）

A. 肛门视诊　　　　B. 肛门镜检查

C. 温水坐浴　　　　D. 多吃新鲜蔬菜水果

E. 多饮水

29. 患者,男,52岁。慢性肝炎、肝硬化7年,近期出现排便时肛门滴血,痔核脱出,诊断为内痔。该患者发生内痔最可能的原因为(　　　)

A. 门静脉高压　　　B. 慢性咳嗽

C. 长期便秘　　　　D. 乙型肝炎

E. 静脉壁薄弱

30. 患者,男,49岁。2年前出现排便时出血,多为便纸上带血,时有鲜血附于粪便表现,无局部疼痛,无肿块脱出,常于进食辛辣食物、大便硬结时发作和症状加重。体检:齿状线上1cm,截石位7点处触及柔软团状肿块,无触痛,指套退出无染血。该患者为(　　　)

A. Ⅰ期内痔　　　　B. Ⅱ期内痔

C. Ⅲ期内痔　　　　D. 血栓性外痔

E. 混合痔

31. 患者,男,70岁。近2周来,粪便表面带血,需做肛门指检。该患者做直肠肛管检查时最合适的体位是(　　　)

A. 蹲位　　　　　　B. 左侧卧位

C. 右侧卧位　　　　D. 膝胸位

E. 截石位

A₃/A₄型题

(32~34题共同题干)

患者,男,17岁。不明原因突发转移性右下腹痛,伴恶心、呕吐,入院后诊断为急性单纯性阑尾炎。

32. 请问单纯性阑尾炎病变位于(　　　)

A. 黏膜和黏膜下层　　B. 肌层

C. 浆膜层　　　　　D. 浆膜表面有脓性分泌物

E. 坏死穿孔

33. 2小时后,患者诉腹痛突然减轻,医生再次体检发现患者全腹有压痛、反跳痛、肌紧张,这意味着(　　　)

A. 病情减轻

B. 阑尾穿孔,合并弥漫性腹膜炎

C. 发展为化脓性阑尾炎

D. 已形成阑尾周围脓肿

E. 以上都有可能

34. 医生对该患者行腰大肌试验,结果为阳性,说明(　　　)

A. 可确诊为阑尾炎　　B. 阑尾位置很深

C. 阑尾位置很低　　　D. 患者是化脓性阑尾炎

E. 已形成阑尾周围脓肿

(35~37题共用题干)

患者,男,30岁。因腹痛、腹胀、呕吐、无肛门排便3天入院。1年前曾行阑尾切除术。查体:腹膨隆,肠鸣音亢进,初步诊断为急性肠梗阻。

35. 该患者的急性肠梗阻类型属于(　　　)

A. 血运性肠梗阻　　　B. 动力性肠梗阻

C. 机械性肠梗阻　　　D. 不完全性肠梗阻

E. 高位性肠梗阻

36. 该患者梗阻原因可能是(　　　)

A. 男　　　　　　　B. 30岁

C. 无排便3天　　　　D. 既往腹部手术史

E. 病因不明

37. 立位腹平片出现以下哪一项影像结果可支持本诊断(　　　)

A. 回盲部"杯口样"阴影　B. 巨大孤立肠袢阴影

C. "鸟嘴样"阴影　　　D. 阶梯状排列气液平面影

E. 膈下游离气体影

(38、39题共用题干)

患者,男,76岁。间歇性黑便2月余,进行性消瘦1月余。查体:舟状腹,右下腹似可扪及包块感。疑为"大肠癌"。

38. 建议进一步做的检查是(　　　)

A. 纤维胃镜　　　　B. 抽血查CEA

C. 纤维结肠镜　　　D. 腹部CT

E. 下消化道气、钡剂双重造影

39. 如果检查发现"升结肠近端有一直径约2cm火山状溃疡、周围黏膜僵硬",该患者的大肠癌类型属于(　　　)

A. 肿块型　　　　　B. 浸润型

C. 溃疡型　　　　　D. 缩窄型

E. 结节型

(40、41题共用题干)

患者,男,38岁。排便时肛门滴血,痔核脱出肛门外,便后可自行回纳,初步诊断为二期内痔。

40. 为了进一步明确诊断,可选用下列哪项检查(　　　)

A. 直肠指检　　　　B. 肛门镜检查

C. X线钡灌检查　　　D. 大便潜血试验

E. 肛门视诊

41. 肛门镜检查时最常用的体位是(　　　)

A. 左侧卧位　　　　B. 右侧卧位

C. 截石位　　　　　D. 蹲位

E. 膝胸位

(42、43题共用题干)

患者,男,39岁。因直肠肛管周围脓肿切开引流,之后局部皮肤反复红肿、破溃、局部有瘙痒。

42. 直肠肛管周围脓肿最常见的原因是( )
    A. 肛腺感染　　　　　B. 肛周皮肤感染
    C. 肛管、直肠损伤　　D. 肛裂
    E. 血栓性外痔

43. 直肠肛管周围脓肿最常见的类型是( )
    A. 骨盆直肠脓肿　　　B. 肛门周围脓肿
    C. 骨盆直肠间隙脓肿　D. 直肠膀胱脓肿
    E. 坐骨肛管间隙脓肿

## 二、实践能力

A₁型题

44. 急性阑尾炎最重要的体征是( )
    A. 右下腹固定压痛　　B. 右下腹有腹膜刺激征
    C. 结肠充气试验阳性　D. 腰大肌试验阳性
    E. 闭孔内肌试验阳性

45. 大多数急性阑尾炎患者腹痛开始的部位是( )
    A. 右下腹　　　　　　B. 上腹或脐周
    C. 右上腹　　　　　　D. 右腰部
    E. 耻骨上部

46. 机械性肠梗阻最早的临床表现是( )
    A. 腹胀明显　　　　　B. 有腹膜刺激征
    C. 可见肠型、肠蠕动波　D. 持续性腹痛阵发性加剧
    E. 阵发性腹绞痛伴肠鸣音亢进

47. 肠梗阻患者的临床表现不包括( )
    A. 腹痛　　　　　　　B. 腹泻
    C. 腹胀　　　　　　　D. 呕吐
    E. 肛门停止排气排便

48. 肠套叠一般好发于( )
    A. 儿童　　　　　　　B. 老年人
    C. 青壮年　　　　　　D. 2岁内婴幼儿
    E. 任何年龄

49. 呕吐出现早且频繁的肠梗阻多见于( )
    A. 高位小肠梗阻　　　B. 低位小肠梗阻
    C. 盲肠扭转　　　　　D. 横结肠癌
    E. 乙状结肠扭转

50. 大肠癌的首发症状是( )
    A. 慢性腹痛　　　　　B. 腹部肿块
    C. 便血　　　　　　　D. 便秘
    E. 排便习惯和大便性状的改变

51. 直肠癌最常见的早期症状是( )
    A. 黏液血便　　　　　B. 排便困难,便条变细
    C. 里急后重　　　　　D. 排便习惯改变
    E. 腹胀、腹痛

52. 左半结肠癌的主要症状是( )

A. 排便习惯及粪便性状改变
B. 腹部包块　　　C. 肠梗阻
D. 便血　　　　　E. 腹痛

53. 关于肛门周围脓肿的叙述正确的是( )
    A. 肛周疼痛不剧烈
    B. 慢性化脓性感染
    C. 常自行破溃,可形成低位肛瘘
    D. 在直肠肛管周围脓肿中较少见
    E. 多有高热、寒战、全身疲乏不适

54. 便时无痛性出血是以下何种直肠肛管疾病的临床特点( )
    A. 直肠肛管周围脓肿
    B. 肛瘘　　　　　C. 内痔
    D. 肛裂　　　　　E. 外痔

A₂型题

55. 患者,男,32岁。明确诊断为急性阑尾炎。以下哪项腹部体征与该诊断不相符( )
    A. Murphy征阳性　　B. 结肠充气试验阳性
    C. 闭孔肌试验阳性　　D. 腰大肌试验阳性
    E. 直肠指检有触痛

56. 患者,男,67岁。诊断为急性阑尾炎,予以"保守治疗"。该患者卧位宜采取( )
    A. 平卧位　　　　　　B. 侧卧位
    C. 半卧位　　　　　　D. 俯卧位
    E. 头高脚低斜坡位

57. 患者,男,18岁。急性化脓性阑尾炎,其护理措施中,下列哪项不正确( )
    A. 观察期间不注射止痛剂
    B. 术后应早期活动
    C. 术前灌肠
    D. 术后鼓励患者咳嗽
    E. 术后病情平稳后取半卧位

58. 患者,男,40岁。阑尾穿孔合并腹膜炎手术后第7天,体温39℃,伤口无红肿,大便次数增多,混有黏液,伴里急后重。该患者可能并发了( )
    A. 肠炎　　　　　　　B. 肠粘连
    C. 膈下脓肿　　　　　D. 盆腔脓肿
    E. 细菌性痢疾

59. 患者,男,17岁。诊断为急性阑尾炎,急诊行阑尾切除术。术后24小时内病情观察的重点是( )
    A. 腹腔内出血　　　　B. 腹腔脓肿
    C. 切口感染　　　　　D. 肠粘连
    E. 粪瘘

60. 患者,女,63岁。患急性化脓性阑尾炎行阑尾切

除术后,为预防发生粘连性肠梗阻,应指导患者
(   )

A. 早期取半卧位　　　B. 早期离床活动
C. 早期进食　　　　　D. 保持排便通畅
E. 多饮水

61. 患者,男,70岁。2天前因急性阑尾炎行阑尾切除术,现诉腹胀,未排气、排便,下列护理措施错误的是(   )

A. 评估患者腹胀情况　B. 给予阿托品肌内注射
C. 鼓励患者床上多翻身 D. 必要时给予肛管排气
E. 鼓励患者下地活动

62. 患者,女,25岁。因急性阑尾炎行急诊手术,其术后最常见的并发症是(   )

A. 出血　　　　　　　B. 切口感染
C. 粪瘘　　　　　　　D. 肺部感染
E. 粘连性肠梗阻

63. 患者,女,18岁。阑尾炎术后出现肠梗阻,有关肠梗阻的叙述错误的是(   )

A. 单纯性肠梗阻为阵发性腹痛
B. 麻痹性肠梗阻腹痛不剧烈
C. 高位小肠梗阻腹胀明显
D. 低位小肠梗阻呕吐较晚
E. 绞窄性肠梗阻呕吐物可呈血性

64. 患者,女,25岁。剖宫产术后出现麻痹性肠梗阻,关于麻痹性肠梗阻的描述错误的是(   )

A. 腹痛不明显
B. 溢出性呕吐
C. 腹部有不对称局限性隆起
D. 多继发于急性腹膜炎
E. 肠鸣音减弱或消失

65. 患者,女,12岁。因蛔虫堵塞引起机械性肠梗阻,该患者观察期间,最主要的体征是(   )

A. 腹胀　　　　　　　B. 腹式呼吸减弱
C. 腹部可见肠型及肠蠕动波
D. 腹肌紧张、压痛　　E. 腹部移动性浊音

66. 患者,男,60岁。因腹痛、腹胀、呕吐3天入院,诊断为急性肠梗阻,在非手术疗法的观察中,对于判断绞窄性肠梗阻最重要的变化是(   )

A. 腹痛加剧,阵发性疼痛转为持续性绞痛
B. 水、电解质紊乱及酸中毒更明显
C. 腹胀加重,可见肠型和肠蠕动波
D. 呕吐更频繁
E. 腹部可扪及条索状肿块

67. 患者,男,41岁。阵发性腹痛、腹胀、呕吐、肛门排

气排便停止2天入院。查体:腹膨隆,全腹有压痛,但无反跳痛、肌紧张,肠鸣音亢进。曾因车祸行脾切除术。腹平片示"多个阶梯状排列的气液平面"。诊断为急性肠梗阻。该患者非手术治疗过程中胃肠减压流出血性液体应警惕(   )

A. 胃出血　　　　　　B. 食管出血
C. 咽部出血　　　　　D. 鼻出血
E. 绞窄性肠梗阻

68. 患者,男,41岁。阵发性腹痛、腹胀、呕吐、肛门排气排便停止2天。查体:腹膨隆,全腹有压痛,但无反跳痛、肌紧张,肠鸣音亢进。诊断为急性肠梗阻。关于该患者的护理不正确的是(   )

A. 禁食禁饮　　　　　B. 胃肠减压
C. 静脉输液　　　　　D. 术后卧床1周
E. 继续用抗生素

69. 患者,男,58岁。阵发性腹痛、腹胀、呕吐、肛门排气排便停止2天。诊断为急性肠梗阻。该患者病情观察的重点是(   )

A. 是机械性肠梗阻还是肠麻痹
B. 是完全性还是不完全性肠梗阻
C. 是单纯性还是绞窄性肠梗阻
D. 是急性还是慢性肠梗阻
E. 是高位还是低位肠梗阻

70. 患者,女,62岁。诊断为直肠癌。检查癌肿距离肛门口约7cm,宜选择(   )

A. Miles手术　　　　 B. Dixon手术
C. Bassni手术　　　　D. Hastam手术
E. R-Y手术

71. 患者,男,60岁。诊断为乙状结肠癌,拟行"根治术"。术前需行下消化道准备,关于传统的肠道准备不正确的是(   )

A. 术前3日流质饮食
B. 术前3日口服肠道吸收抗生素
C. 术前3日使用维生素$K_1$
D. 术前2～3日口服缓泻剂
E. 术前晚、术日晨清洁灌肠

72. 患者,女,76岁。诊断为直肠癌,行Miles手术。术后人工肛门口开放后佩戴接粪袋,当所装粪便量达到多少时应更换接粪袋(   )

A. 1/2　　　　　　　 B. 1/3
C. 1/4　　　　　　　 D. 1/5
E. 1/6

73. 患者,男,65岁。直肠癌,行Miles手术。术后第8天,遵医嘱每日给患者进行经人工肛门口灌肠,关

于其护理不妥的是( )

A. 术后7~10天后开始灌肠

B. 每日定时灌肠

C. 肛管置入人工肛门口内10cm以上

D. 应用温盐水灌肠

E. 低压保留灌肠

74. 患者,男,67岁。间断性鲜血便3月余,进行性消瘦。经纤维镜检查确诊为乙状结肠癌,施行左半结肠根治术。术后6日,患者仍无排便,以下措施不妥的是( )

A. 口服缓泻剂　　　B. 鼓励患者多饮水

C. 轻轻顺时针按摩腹部　D. 低压灌肠

E. 适当下床活动

75. 患者,男,64岁。黏液脓血便伴体重下降3月余。诊断为右半结肠癌,关于右半结肠癌的描述不妥的是( )

A. 肿瘤多为肿块型或溃疡型

B. 以肠梗阻症状为主

C. 早期有大便性状改变

D. 早期有排便习惯改变

E. 以贫血、中毒症状、腹部肿块为主

76. 患者,男,45岁。直肠癌行根治术(Miles术)后,造口周围皮肤保护的健康指导不包括( )

A. 擦干后涂上氧化锌软膏

B. 注意观察有无红、肿、破溃

C. 及时清洁皮肤

D. 常规使用乙醇清洁

E. 防止粪水浸渍

77. 患者,男,65岁。因直肠癌入院治疗。择期行结肠造口。错误的宣教内容是( )

A. 术后5天开放造口

B. 避免粪便污染切口

C. 造口周围涂氧化锌软膏

D. 取左侧卧位

E. 避免食用产气性、刺激性食物

78. 患者,男,40岁。内痔4年,护士为其制订预防便秘的措施中,不妥的是( )

A. 多饮水　　　　　B. 多吃新鲜蔬菜

C. 忌辛辣食物　　　D. 每天定时排便

E. 每晚温水坐浴

79. 患者,男,60岁。排便时及排便后肛门疼痛,其中排便后疼痛更剧烈持久。应考虑为( )

A. 血栓性外痔　　　B. Ⅰ期内痔

C. Ⅲ期内痔　　　　D. 肛裂

E. 直肠息肉

80. 患者,女,43岁。排便时肛门滴血,有痔核脱出,便后自行回纳,属哪期内痔( )

A. Ⅰ期内痔　　　　B. Ⅱ期内痔

C. Ⅲ期内痔　　　　D. Ⅳ期内痔

E. 血栓性外痔

81. 患者,男,30岁。肛门外经常不洁,有脓性分泌物,带有恶臭。检查发现距肛门2.5cm处,有乳头状突起,触诊有条索状管道与肛门相连,且有压痛,下述表述正确的是( )

A. 外痔,无须处理

B. 血栓性外痔,行血栓切除术

C. 肛管癌,行根治术

D. 单纯性肛瘘,行挂线疗法或瘘管切开术

E. 肛裂,行切除术

82. 患者,男,27岁。半年前因肛周皮下脓肿切开引流,而后局部皮肤反复红肿、破溃,局部有瘙痒。关于其处理错误的是( )

A. 该患者必须行手术治疗

B. 饮食应清淡

C. 每天便后予35℃高锰酸钾溶液坐浴

D. 口服液状石蜡以促进排便

E. 为防肛门狭窄,可于术后5~10天扩肛

83. 患者,男,40岁。肛管手术后,能促进炎症吸收,缓解肛门括约肌痉挛的护理措施是( )

A. 保持大便通畅　　B. 早期适当活动

C. 温水坐浴　　　　D. 保持局部清洁

E. 避免仰卧位

84. 患者,女,36岁。1年前出现排便时带血、便后滴血,并伴肛门肿块脱出,诊断内痔,行痔核切除术。该患者术后护理错误的是( )

A. 进少渣饮食　　　B. 不限制排便

C. 1周内不灌肠　　D. 排便后换药,再坐浴

E. 必要时扩张肛门

85. 患者,男,60岁。患慢性支气管炎多年,经常便秘,近来大便带血,便后有肿物自肛门脱出,可以还纳,考虑为( )

A. 内痔脱出　　　　B. 直肠部分脱出

C. 直肠完全脱出　　D. 直肠息肉脱出

E. 外痔

86. 患者,男,38岁。进行乙状结肠镜检查,应采取的体位时( )

A. 头低足高位　　　B. 头高足低位

C. 俯卧位　　　　　D. 膝胸卧位

E.端坐位

$A_3/A_4$型题

（87~90题共同题干）

患者，男，26岁。转移性右下腹持续性胀痛1天，伴发热。查体：T 39.9℃，右下腹有明显压痛、反跳痛、肌紧张，结肠充气试验阳性。辅助检查：WBC计数$18×10^9$/L。

87. 该患者应考虑为（　　）
    A.急性胆囊炎　　　　B.十二指肠溃疡合并穿孔
    C.溃疡性结肠炎　　　D.右输尿管结石
    E.急性阑尾炎

88. 该患者最积极的治疗手段是（　　）
    A.支持治疗　　　　　B.抗炎治疗
    C.抗休克治疗　　　　D.手术治疗
    E.对症治疗

89. 该患者目前的护理问题，不包括（　　）
    A.疼痛　　　　　　　B.体温过高
    C.知识缺乏　　　　　D.潜在并发症
    E.低效性呼吸型态

90. 为促进肠蠕动恢复、减轻肠粘连，该患者术后应鼓励（　　）
    A.及早进食　　　　　B.卧床休息
    C.留置胃管　　　　　D.及早下床活动
    E.深呼吸、咳嗽

（91~93题共用题干）

患儿，男，2岁。阵发性啼哭，烦躁不安，不肯进食，呕吐并解黏液血便30ml，发病后3小时入院。体检：T 39℃，P 110次/分，白细胞$10×10^9$/L，中性粒细胞0.90。

91. 该患儿应考虑为（　　）
    A.肠扭转　　　　　　B.肠套叠
    C.阑尾周围脓肿　　　D.急性肠炎
    E.肠道蛔虫病

92. 如行下消化道气钡双重造影，本病可出现的特征性表现是（　　）
    A.鸟嘴样阴影　　　　B.线团样阴影
    C.杯口状阴影　　　　D.蚯蚓状阴影
    E.爪样阴影

93. 本病首选的治疗手段是（　　）
    A.胃肠减压　　　　　B.空气灌肠复位
    C.急诊手术　　　　　D.物理降温
    E.应用抗生素

（94~97题共用题干）

患者，男，69岁。频发便秘、大便形状变细3月余，进行性消瘦2月余。直肠指检：直肠前侧壁触及一菜花样包块，其下界距肛门口约4cm，取活检见腺癌细胞。诊断为直肠癌。

94. 该患者术前准备措施，不包括（　　）
    A.术前2~3天进流质饮食
    B.术前晚、术日晨清洁灌肠
    C.术前3天口服肠道抗生素
    D.术日晨不插尿管，排尿后送手术室
    E.留置胃管

95. 直肠癌行经腹、会阴联合直肠切除术后，会阴部引流管拔除时间一般是（　　）
    A.2~3天　　　　　　B.3~4天
    C.5~7天　　　　　　D.8~10天
    E.14天

96. 该患者术后第3天，人工肛门口已经开放，宜取的卧位是（　　）
    A.半卧位　　　　　　B.平卧位
    C.左侧卧位　　　　　D.右侧卧位
    E.自动体位

97. 该患者出院时，健康指导不妥的是（　　）
    A.定期复查
    B.指导患者定时扩张人工肛门口
    C.指导患者正确使用肛门袋
    D.不宜进食产气食物，注意饮食卫生
    E.高热量、高蛋白、低脂、低纤维饮食

（98、99题共用题干）

患者，男，33岁。患内痔2年，近期排便时便血加重，痔核脱出肛门外，便后不可自行回纳，需用手托回。

98. 该患者的病情属于（　　）
    A.Ⅰ期内痔　　　　　B.Ⅱ期内痔
    C.Ⅲ期内痔　　　　　D.外痔
    E.混合痔

99. 该期治疗措施，下列哪项不正确（　　）
    A.保持大便通畅　　　B.温水坐浴
    C.注射疗法　　　　　D.胶圈套扎疗法
    E.痔核切除术

（100、101题共用题干）

患者，男，72岁。长期大便干硬，排便时和排便后肛门疼痛伴出血2年余。查见肛管后正中线处皮肤全层裂开，形成溃疡，诊断为肛裂。

100. 既是肛裂病因，又是主要表现的是（　　）
    A.长期卧床　　　　　B.便秘
    C.肥胖　　　　　　　D.腹泻
    E.便血

101. 该患者入院后行肛裂切除术,术后第一天应密切观察(　　)
    A. 伤口出血　　　B. 大便失禁
    C. 肛门狭窄　　　D. 切口感染
    E. 切口裂开

(102～104题共用题干)

患者,男,51岁。反复出现排便后肛门疼痛,时有瘙痒4年余,站立或行走过久时有肿胀感,昨日突发便后肛门剧烈疼痛,咳嗽时疼痛加剧。查体见肛门处有一紫红色肿块,有触痛感,直径约2cm。

102. 最可能的诊断是(　　)
    A. 直肠息肉脱出　　B. 血栓性外痔
    C. 肛管周围脓肿　　D. 内痔并发感染
    E. 肛裂

103. 如果患者行手术治疗,术后正确的护理措施是(　　)
    A. 术后48小时内控制排便
    B. 术后当天下床活动
    C. 术后当天可进普食
    D. 术后尽量减少或不使用镇痛剂
    E. 术后每天用1∶5000的高锰酸钾溶液坐浴

104. 患者术后不会出现的并发症是(　　)
    A. 切口出血　　　B. 尿潴留
    C. 肛门疼痛　　　D. 切口感染
    E. 肠粘连

(105～107题共用题干)

患者,男,35岁,经常便秘。4年来,排便时反复疼痛,手纸常带鲜血。近1个月来,排便时、排便后肛门剧痛,尤其以排便后疼痛更为剧烈,持续数小时。

105. 引起该患者肛门剧痛、出血的疾病最可能是(　　)
    A. 直肠息肉脱出　　B. 内痔脱出嵌顿
    C. 血栓性外痔　　　D. 内痔并发感染
    E. 肛裂

106. 关于该患者的处理,以下说法错误的是(　　)
    A. 口服缓泻剂或液状石蜡,以保持大便通畅
    B. 行直肠指检以明确诊断
    C. 便后用1∶5000高锰酸钾温水坐浴
    D. 可行扩肛疗法
    E. 非手术治疗无效时可改为手术治疗

107. 该患者术后下述护理顺序正确的是(　　)
    A. 排便—换药—坐浴　B. 换药—排便—坐浴
    C. 排便—坐浴—换药　D. 坐浴—换药—排便
    E. 换药—坐浴—排便

(108、109题共用题干)

患者,男,41岁。肛周肿痛3天,肛门左侧皮肤发红伴疼痛,以坐时及排便时明显。2天前加剧并局部肿胀,无畏寒、发热。查体:膝胸位,肛门11点处见局部肿胀,约2cm×2cm,周围皮肤发红,波动感(十)。

108. 引起该病最常见的原因是(　　)
    A. 外伤　　　　　B. 肛周皮肤感染
    C. 肛腺感染　　　D. 进行药物注射治疗后
    E. 血栓性外压剥离术后

109. 目前对该患者生活影响最大的护理问题是(　　)
    A. 体位过高　　　B. 疼痛
    C. 皮肤完整性受损　D. 便秘
    E. 个人应对无效

(伍　诗)

# 第19章 肝胆胰疾病患者的护理

考点提纲栏——提炼教材精华,突显高频考点

## 第1节 肝脏疾病患者的护理

### 一、肝脓肿

1. **定义** 肝脓肿是肝脏受感染后形成的脓肿。

2. **病因** 根据病原菌不同,可分为以下两种类型。
   - (1)细菌性肝脓肿:最多见,**致病菌主要是**\*大肠杆菌和金黄色葡萄球菌,主要由胆道上行感染引起。
   - (2)阿米巴性肝脓肿:继发于阿米巴痢疾。

3. **临床表现** 主要表现为\*寒战、高热、肝区疼痛和肝大。可引起腹膜炎、膈下脓肿、心包积液等并发症。

4. **辅助检查**
   - (1)\*B超:首选检查,能明确部位和大小。
   - (2)诊断性穿刺:\*抽出脓液即可确诊。细菌性肝脓肿脓液多为黄白色,涂片和培养可发现细菌;阿米巴性肝脓肿脓液多为棕褐色,镜检找到阿米巴滋养体可确诊。
   - (3)其他检查:如实验室检查可发现血象高、肝功能异常;X线检查可发现肝阴影增大、右膈肌抬高等。

5. **治疗要点**
   - (1)加强全身支持治疗,应用足量有效抗生素控制感染。
   - (2)脓肿形成后,单个较大脓肿可行经皮穿刺抽脓或置管引流术,对于较大脓肿有破溃可能者应在抗感染的同时积极行脓肿切开引流术。

6. **护理诊断/问题**
   - (1)体温过高 与肝脓肿及其产生的毒素吸收有关。
   - (2)营养失调:低于机体需要 与进食少、感染引起分解代谢增加有关。
   - (3)潜在并发症:腹膜炎、膈下脓肿、休克等。

7. **护理措施**
   - (1)体位:\*半卧位。
   - (2)饮食:给予高热量、高蛋白、高维生素、易消化饮食,必要时可输血。
   - (3)应用抗生素:阿米巴性肝脓肿以抗阿米巴药物为主。
   - (4)引流管的护理:常规护理的同时,\*每日可用无菌生理盐水冲洗脓腔,当引流液少于10ml时,可拔除引流管。
   - (5)加强病情观察:注意有无腹膜炎、膈下脓肿等并发症发生。
   - (6)其他护理:如心理护理、对症护理、口腔护理、生活护理等。

### 二、原发性肝癌

1. **概述** 原发性肝癌是指发生于肝细胞和肝内胆管上皮细胞的癌,是我国常见恶性肿瘤之一。东南沿海地区高发,以40~50岁男性多见。

2. **病因**
   - (1)三步曲:病毒性肝炎—肝硬化—肝癌。\*病毒性肝炎和肝硬化是最主要病因。
   - (2)黄曲霉素、亚硝胺、饮酒、遗传等亦有一定关系。

3. **病理生理**
   - (1)大体类型:结节型(多见)、巨块型、弥漫型、小肝癌型(直径<3cm)。
   - (2)组织学分型:\*肝细胞型(最多见)、胆管细胞型、混合型。
   - (3)转移途径:\*以肝内血行转移(癌栓经门静脉肝内播散)为主;\*肝外血行转移常见于肺。

4. **临床表现**
   - (1)\*肝区疼痛:常为首发症状,表现为持续性钝痛、胀痛。
   - (2)肝大:中、晚期主要临床体征。
   - (3)全身和消化道症状:乏力、消瘦、呕吐、发热等。
   - (4)主要并发症:癌肿破裂、肝性脑病、上消化道出血等。

5. 辅助检查
- （1）定性检测：\*甲胎蛋白（AFP）检查，具有特异性，持续阳性或定量＞400μg/L，应高度怀疑原发性肝癌，\*适宜普查筛选。
- （2）定位诊断
  - 1）\*B超：是首选的定位检查方法。
  - 2）CT和MRI检查：可检出1cm以上的癌肿。
  - 3）\*肝穿刺活组织检查：有确诊价值。

6. 治疗要点
- （1）\*手术治疗：目前首选和最有效的治疗方法。包括肝癌根治术、肝移植术等。
- （2）非手术治疗：不能手术切除者，行肝动脉结扎或栓塞；化疗、放疗等。

原发肝癌痛及大，源自肝炎肝硬化。
确诊定性AFP，定位要选BCT（B超、CT）。

7. 护理诊断/问题
- （1）焦虑　与担忧疾病愈后和生存期有关。
- （2）疼痛　与肿瘤生长导致包膜张力增加或手术等有关。
- （3）营养失调：低于机体需要量　与食欲减退、肿瘤消耗等有关。
- （4）潜在并发症：肝性脑病、上消化道出血、癌肿破裂等。

8. 护理措施
- （1）饮食：\*高热量、高维生素、高蛋白、低脂饮食。有腹水者采用低盐饮食。饮食宜清淡，忌浓茶、咖啡、辛辣刺激性食物。
- （2）体位：\*术后24小时内安置平卧休息，不宜早期下床活动，避免剧烈咳嗽，其目的是防止术后断面出血。
- （3）病情观察：\*避免腹内压增高因素，告诫患者勿用力排便、剧烈咳嗽等，以免癌肿破裂，若患者突然主诉腹痛，伴腹膜刺激征，出现失血表现，应高度怀疑\*肝癌破裂出血；如患者出现表情淡漠、扑翼样震颤等症状，应考虑肝性脑病。
- （4）治疗配合
  - 1）按医嘱给予支持、护肝治疗。
  - 2）遵医嘱术前3天补充维生素K，改善凝血功能，预防术中术后出血。
  - 3）术前3天进行肠道准备，遵医嘱使用肠道不吸收抗生素，\*术前晚清洁灌肠，以减少肠道氨的产生，预防肝性脑病，灌肠液禁用碱性液体，可用生理盐水或弱酸性溶液。
  - 4）术前一般放置胃管、尿管，备血。
  - 5）术后做好腹腔引流管的护理：\*引流液为鲜血且连续2小时超过200ml，提示腹腔内出血。
  - 6）预防感染：遵医嘱应用抗生素。
  - 7）肝动脉插管化疗患者的护理：①解释其目的及注意事项，完善凝血时间、肝肾功能、心电图等相关检查，判断有无禁忌证。②\*术前禁食4小时。③预防出血：\*术后取平卧位，用沙袋压迫穿刺点1小时，穿刺侧肢体制动6小时。④做好导管护理：妥善固定；严格执行无菌原则；\*注药后用肝素稀释液2～3ml冲洗导管以防导管堵塞。⑤肝动脉插管化疗期间，多数患者可出现发热、肝痛、呕吐、心悸、白细胞减少等情况，称为栓塞后综合征。若\*白细胞计数＜4×$10^9$/L，暂停化疗，并应用升白细胞药物。⑥\*拔管后，局部压迫15分钟，卧床24小时，防止局部出血。

9. 健康指导
- （1）早预防：防治肝炎、肝硬化，饮食健康，不过量饮酒，生活规律等。
- （2）早诊断：定期体检，可定期做B超、AFP检查。
- （3）早治疗：如有不适及时就诊，延迟治疗往往会失去手术机会。

## 第2节 门静脉高压症患者的护理

一、概述 门静脉高压症是由于门静脉血流受阻、血液淤滞,引起门静脉压力增高(*正常门静脉压力为13~24cmH$_2$O),继而引起脾大及脾功能亢进、食管胃底静脉曲张或破裂出血、腹水等一系列表现的临床病症。

二、病因 大部分由*肝硬化引起,在我国以肝炎后肝硬化最常见。

三、病理

1. 门静脉由脾静脉和肠系膜上静脉汇合而成;当门静脉高压时,脾静脉回流受阻,引起淤血性脾大。由于脾脏破坏血细胞功能增强,导致*血细胞减少,称为脾功能亢进。

2. 门静脉和腔静脉之间有四条交通支,分别是*食管下段及胃底交通支(最重要)、肛管及直肠下段交通支、前腹壁交通支、腹膜后交通支。由于门静脉无静脉瓣,且位于两个毛细血管网之间,当门静脉高压时,侧支循环开放,引起交通支曲张。

3. 腹水系毛细血管滤过压增高、低蛋白血症、血浆胶体渗透压下降、醛固酮增加、抗利尿激素增加、肝内淋巴回流受阻等多种因素引起。

四、临床表现

1. 脾大、脾功能亢进。

2. *呕血和黑便 曲张的食管、胃底静脉一旦破裂,立即发生急性上消化道大出血,是门静脉高压症最危险的并发症,也是外科手术治疗的指征。

3. 腹水。

4. 其他 腹壁静脉曲张、肝大、蜘蛛痣、黄疸、痔、肝掌、男性乳房发育、睾丸萎缩等。

门脉高压源肝病,脾大脾亢早期显,
呕血黑便会致命,腹水形成呈凶顽。

五、辅助检查

1. 实验室检查
 - (1)血常规:全血细胞减少,即红细胞、白细胞和血小板均明显减少。
 - (2)肝功能检查:血清白蛋白降低而球蛋白升高,白、球蛋白比例倒置,凝血酶原时间延长。

2. 影像学检查
 - (1)腹部B超检查:门静脉高压时,门静脉内径≥1.0cm。
 - (2)X线钡餐检查:可见食管静脉曲张影像,食管为钡剂充盈时,呈虫蚀状改变,排空时,见*蚯蚓样或串珠状负影。

六、治疗要点 门静脉高压症以*内科治疗为主;外科手术治疗主要是预防和控制食管胃底静脉曲张破裂引起的上消化道大出血(分流术和断流术),其次是治疗脾大、脾功能亢进(脾切除术)和顽固性腹水(腹腔-颈静脉转流术)。

 - (1)断流术:最有效的手术方式是*贲门周围血管离断术 此手术止血效果好。因不减少肝脏血流量,术后肝性脑病少。
 - (2)分流术:可以降低门静脉压力,达到间接止血的效果。分流术有两大缺点,一是减少了肝的供血,加重了肝的缺血缺氧;二是来自肠道的蛋白质代谢产物不经肝解毒直接入腔静脉,可诱发肝性脑病。

七、护理诊断/问题

1. 体液不足 与上消化道大出血有关。

2. 营养失调:低于机体需要量 与肝功能损害、营养素摄入不足、消化吸收障碍有关。

3. 潜在并发症:上消化道大出血、术后出血、肝性脑病、静脉血栓形成。

**八、护理措施**

1. 术前护理
- （1）一般护理
  1）体位：尽量取平卧位。若有下肢水肿，可抬高患肢减轻水肿。
  2）合理休息与适当活动，避免过于劳累。
  3）饮食：肝功能尚好者宜给*低脂、高蛋白、高热量、高维生素饮食，禁烟酒，少喝咖啡和浓茶；*肝功能受损严重者应限制蛋白质摄入量，补充支链氨基酸，限制芳香族氨基酸的摄入。
  4）贫血及凝血功能障碍者可输鲜血、肌内注射维生素K。
  5）适当应用肌苷、辅酶A、葡醛内酯（肝泰乐）等保肝药物，避免使用巴比妥类、氯丙嗪、红霉素等对肝功能有害的药物。
- （2）防止食管胃底曲张静脉破裂出血
  1）保证充分休息和情绪稳定，避免腹内压增高的因素。
  2）避免进食粗糙、干硬、带骨、渣或鱼刺、油炸及辛辣食物，饮食不宜过热，口服药物宜研碎冲服。
  3）*手术前一般不放置胃管。
- （3）分流手术前准备
  1）术前2～3天口服肠道不吸收抗菌药物，减少肠道氨的产生，防止手术后肝性脑病。
  2）手术前1天晚清洁灌肠，避免手术后肠胀气压迫血管吻合口。
  3）脾-肾静脉分流术前要检查肾功能情况。

2. 术后护理
- （1）一般护理
  1）体位：分流术后48小时内，取平卧位或15°低坡卧位，2～3天后改半卧位。
  2）休息和活动：分流术后需卧床1周，不宜过早下床活动，以防血管吻合口破裂出血。脾切除术后要早期活动肢体，防止血栓形成。
  3）饮食：分流术后应*限制蛋白质摄入，防治肝性脑病。忌粗糙和过热的食物，禁烟酒。
- （2）观察和预防并发症
  1）内出血：观察胃肠减压引流和腹腔引流液的性状与量，若引流出新鲜血液量较多，应考虑内出血。
  2）脾切除术后静脉血栓形成：*手术后2周内每日或隔日复查1次血小板计数，如超过$600\times10^9$/L时，考虑给予抗凝治疗。
  3）分流术后易诱发肝性脑病：①*应限制蛋白质的摄入，减少血氨的产生。②*忌用肥皂水灌肠，减少氨的形成，遵医嘱测定血氨浓度。③若患者出现神志淡漠、嗜睡、谵妄症状，应通知医生。

**九、健康指导**

1. 保持安静、乐观、稳定的情绪，避免劳累和较重的体力活动。
2. 禁烟、酒，少喝咖啡、浓茶，避免粗糙、干硬、过热、辛辣食物，防止腹内压增高，以免引起出血。
3. 按医嘱服用保肝药物，定期复查肝功能。

## 第3节　胆道疾病患者的护理

**一、胆道感染**

1. 急性胆囊炎
- （1）概述　急性胆囊炎是胆囊的急性化脓性感染。
- （2）病因
  1）*胆囊管梗阻：为主要病因，多由胆囊结石引起。
  2）细菌入侵：来自肠道经胆道上行感染，以大肠杆菌和厌氧菌为主。
- （3）病理
  1）急性结石性胆囊炎：结石致胆囊管梗阻，胆囊内压升高，黏膜充血水肿、渗出增多。
  2）急性非结石性胆囊炎：病理过程与急性结石性胆囊炎基本相同，急性非结石性胆囊炎更易出现胆囊坏疽、穿孔。
- （4）临床表现
  1）症状：①*胆绞痛，为突发剧烈的上腹部阵发性绞痛，常在饱餐、进油腻食物后或夜间发作，疼痛可放射至右肩背部。②寒战、发热、恶心、呕吐，一般无黄疸。
  2）体征：*Murphy征阳性，右上腹有腹膜刺激征，如胆囊穿孔则全腹有腹膜刺激征。

（5）辅助检查：参见胆石病相关内容。

（6）治疗要点：
1）非手术治疗：主要措施包括酌情禁食,输液,应用抗生素、维生素K、利胆、解痉止痛及对症支持疗法等。
2）*手术治疗：是治疗胆囊炎的主要方法,一般在炎症控制后择期行胆囊切除术。

1. 急性胆囊炎

（7）护理问题：
1）疼痛　与结石突然嵌顿、胆汁排空受阻有关。
2）有体液不足的危险　与不能进食和手术前后禁食有关。
3）潜在并发症：胆囊穿孔。

（8）护理措施：
1）减轻疼痛：①卧床休息,采取舒适体位。②合理饮食,指导患者清淡饮食。③药物止痛：对诊断明确者,遵医嘱给予药物止痛。
2）维持体液平衡：在禁食期间,遵医嘱经静脉补足水、电解质、能量和维生素。
3）并发症的预防及护理：①加强观察,严密监测生命体征及腹部体征。②减轻胆囊内压力,遵医嘱应用敏感抗生素,控制感染,减少炎症渗出,降低胆囊内压力。③及时处理胆囊穿孔：一旦发生,及时报告医师,积极做好术前准备。

（9）健康教育：
1）低脂饮食：忌油腻食物,少量多餐,避免过饱。
2）合理安排作息时间：做到劳逸结合,避免过度劳累及精神高度紧张。

2. 急性梗阻性化脓性胆管炎

（1）概述：急性梗阻性化脓性胆管炎（AOSC）是在胆道完全梗阻的基础上发生严重的化脓性感染,又称为急性重症胆管炎。*胆总管结石是最常见的梗阻原因。具有起病急,病情重,易合并脓毒症、休克和多器官衰竭等特点。

（2）临床表现：*本病除有急性胆管炎的Charcot三联征（腹痛、寒战高热、黄疸）外,还有休克、中枢神经系统受抑制表现,称为Reynolds（雷诺）五联征。

（3）辅助检查：
1）实验室检查：白细胞升高超过$20×10^9$/L,中性粒细胞升高,血小板计数降低提示预后差。
2）其他检查：参见胆石病的辅助检查。

（4）治疗要点：★最有效的治疗是紧急手术解除胆道梗阻并引流脓性胆汁,降低胆管内压力。

3. 护理诊断/问题　参见胆石病的护理诊断。

4. 护理措施　参见胆石病的护理措施。

5. 健康指导　参见胆石病的健康指导。

## 二、胆石症

1. 概述　胆石症指发生在胆囊和胆管内的结石,是常见多发病,女性多于男性。

2. 病因
（1）一般认为与胆汁淤滞、细菌感染和胆汁的理化成分改变有关。
（2）分类：
1）按结石成分分为：①胆固醇结石：多发生于胆囊内,又称代谢性结石。②胆色素结石：主要发生于胆管内,又称感染性结石。③混合性结石。
2）按结石部位分为：①胆囊结石；②胆总管结石；③肝内胆管结石。

3. 病理　*结石、梗阻、感染互为因果。

4. 临床表现
（1）胆囊结石：
1）无症状者称为"静止性胆囊结石"。
2）有症状者与胆囊炎相同,参见胆囊炎表现。
（2）胆总管结石：症状取决于有无感染和梗阻及程度。当胆总管结石合并急性胆管炎时,主要表现为*Charcot三联征,即腹痛、寒战与高热、黄疸。
（3）肝内胆管结石：可多年无症状或仅有肝区和胸背部胀痛不适,一般无黄疸。若合并胆总管结石时其临床表现与胆总管结石相似。

5. 辅助检查
（1）*B超检查：胆道疾病首选检查方法,可发现胆囊有无增大、胆囊壁有无增厚,有无结石及结石的部位、大小、数量等。
（2）口服胆囊造影术（OCG）：可了解胆囊的收缩功能。

5. 辅助检查
- （3）经皮肝穿胆管造影（PTC）:造影剂可使整个胆道系统显影,了解胆道梗阻情况及病变部位,必要时可置管引流（PTCD）。该检查有可能发生胆汁漏、出血等并发症。
- （4）内镜逆行胰胆管造影（ERCP）:可观察十二指肠乳头区的病变,可鉴别肝内外胆管梗阻的部位和病变的范围。该检查有诱发急性胰腺炎和胆管炎的可能。
- （5）胆道镜检查:可在术中或术后经T管进入胆管腔内直接观察胆道系统有无狭窄、结石等,并可在胆道镜下取出结石。
- （6）术中或术后经T管胆道造影:可显示肝内外胆管,了解胆道病变。
- （7）其他检查:血常规、肝功能检查、CT等。

6. 治疗要点
- （1）胆囊结石:首选胆囊切除术。
- （2）胆总管结石:常用胆总管切开取石＋T管引流。
- （3）肝内胆管结石:常用手术方法有高位胆管切开取石。

7. 护理诊断/问题
- （1）疼痛　与结石嵌顿、胆道梗阻、感染及Oddi括约肌痉挛有关。
- （2）体温升高　与胆管结石梗阻导致急性胆管炎有关。
- （3）体液不足　与呕吐、禁食、胃肠减压、高热等有关。
- （4）潜在并发症:出血、胆瘘及感染等。

8. 护理措施
- （1）相关检查的护理
  - 1）B超检查前应禁食8小时以上,检查前一天进清淡饮食,少吃易胀气的食物。
  - 2）PTC检查前需作碘过敏试验、凝血功能检查、肌内注射维生素$K_1$预防出血,使用抗生素预防感染,碘过敏、凝血功能异常和胆道急性感染期忌作PTC,检查后重点观察有无出血。
  - 3）ERCP有诱发胰腺炎可能,碘过敏者、急性胰腺炎患者忌用此检查,检查后需检查血清淀粉酶。
- （2）饮食:术后恢复饮食后*宜进高热量、高蛋白、高维生素、低脂饮食,忌油腻食物。
- （3）药物止痛:诊断明确者给予消炎、利胆、解痉和止痛治疗。*禁用吗啡,因其可导致Oddi括约肌痉挛,加重胆道梗阻。
- （4）阻塞性黄疸术前应静脉滴注或肌内注射维生素$K_1$。
- （5）对症护理:黄疸患者出现皮肤瘙痒应止痒,忌搔抓,忌热敷;高热时遵医嘱行降温处理;合并休克时应积极抗休克;吸氧等。
- （6）胆总管T管引流的护理:胆总管探查术需常规放置T管引流。主要目的是引流胆汁、降低胆道压力,引流残余结石,支撑胆道、防止胆道狭窄和胆瘘发生。护理要点如下:
  - 1）妥善固定。
  - 2）保持引流通畅:如果引流管堵塞需经常用手由近及远挤压或用少量生理盐水缓慢冲洗。
  - 3）严格无菌操作,每日更换一次引流袋。
  - 4）保护引流口周围皮肤,可涂氧化锌软膏。
  - 5）记录引流液的颜色、量和性状:正常情况下T管每天引流量为300～700ml,呈深绿色,清晰无沉淀;量过多提示胆总管下端阻塞;量过少提示T管阻塞或受压、扭曲;颜色混浊提示有感染发生;颜色过浅提示肝功能不全;有泥沙样沉淀物提示为残留结石。
  - 6）拔管:①*T管一般放置2周,过早拔管可引起胆瘘。②拔管指征:黄疸消退、大便黄褐色、引流量减少,表明胆总管远端通畅。③一般于手术后10～14天,试夹管1～2天,患者无不适及胆道梗阻的表现,经T管造影显示无残余结石存在,胆总管通畅,次日即可拔管。④拔管后引流口会有少量胆汁渗漏,用凡士林纱布堵塞数日即可愈合。

9. 健康指导
- （1）宜进低脂、易消化饮食,忌油腻,忌过饱,多饮水。
- （2）避免疲劳,劳逸结合。
- （3）如出现腹痛、发热、黄疸等不适,及时就诊。
- （4）带引流管出院者,指导引流管护理方法。

## 三、胆道蛔虫病

1. **概述**　胆道蛔虫病是肠道蛔虫经十二指肠乳头钻入胆道所引起的疾病。多见于青少年和儿童。

2. **病因** $\begin{cases}（1）肠功能紊乱。\\（2）Oddi括约肌功能失调。\end{cases}$

3. **病理**　可诱发感染（胆道感染、急性胰腺炎、肝脓肿等）、梗阻、结石（虫体成为结石核心）。并互为因果。

4. **临床表现**　剧烈的腹痛与轻微的腹部体征不相称是本病最大的特点。 $\begin{cases}（1）腹痛：*突发剑突下阵发性钻顶样剧烈绞痛，常放射至右肩背部。腹痛可\\\quad 突然消失，又可突然再发。\\（2）恶心、呕吐：部分患者可吐出蛔虫。\end{cases}$

5. **辅助检查** $\begin{cases}（1）*B超检查：首选方法，可见胆管内有平行强光带。\\（2）实验室检查：血常规示*嗜酸粒细胞计数升高，粪便中可查到蛔虫卵。\end{cases}$

6. **治疗要点** $\begin{cases}（1）*以非手术治疗为主（解痉止痛、利胆驱虫、防治感染）。\\（2）手术治疗：仅在出现并发症时才考虑，可行胆总管切开探查＋T管引流术等。\end{cases}$

7. **护理诊断/问题** $\begin{cases}（1）疼痛　与蛔虫刺激导致Odii括约肌痉挛有关。\\（2）知识缺乏：缺乏饮食卫生知识。\end{cases}$

8. **护理措施**　参见胆石病的护理措施。

9. **健康指导** $\begin{cases}（1）养成良好的饮食卫生习惯：不喝生水，蔬菜、水果要洗净，饭前便后要洗手。\\（2）正确服用驱虫药：应于清晨空腹或晚上临睡前服用，服药后观察大便中是否有蛔虫排出。\end{cases}$

胆道疾病饮食原则：二高一低（即高热量、高维生素、低脂肪饮食，肝功能正常者高蛋白饮食）。

# 第4节　胰腺疾病患者的护理

## 一、急性胰腺炎

1. **概述**　急性胰腺炎是常见的急腹症，主要由胰腺分泌的消化酶对胰腺本身及其周围组织产生自我消化而引起的化学性炎症所致。

2. **病因** $\begin{cases}（1）*胆道疾病：国内最主要的病因，称"胆源性胰腺炎"。\\（2）饮酒过度：国外最主要的原因。\\（3）其他：暴饮暴食、高脂血症、高钙血症、感染因素、药物和毒物、逆行性胰胆管造影术（ERCP）后、外\\\quad 伤因素、自身免疫性等。\end{cases}$

3. **病理**　根据病理变化程度分为： $\begin{cases}（1）水肿型胰腺炎（轻型）：病情轻，预后好。\\（2）出血坏死型胰腺炎（重型）：易发生休克，病死率高。\end{cases}$

4. **临床表现** $\begin{cases}（1）*腹痛：最主要症状。常于酒后或饱餐后突然发作，腹痛剧烈，呈持续性，可有阵发性加重。多数\\\quad 位于左上腹，向左肩及左腰背部放射。弯腰抱膝可减轻疼痛。病变累及全胰时疼痛范围较宽并\\\quad 呈束带状向腰背部放射。\\（2）伴随症状：腹胀，恶心、呕吐（呕吐后腹痛不缓解），发热等。\\（3）腹膜炎体征：水肿性胰腺炎时压痛多只局限于上腹部，常无明显肌紧张。*出血坏死性胰腺炎\\\quad 时可有全腹压痛、反跳痛、肌紧张。\\（4）部分患者腰肋部皮肤出现蓝棕色斑（Grey-Turner征）或脐周皮下瘀斑（Cullen征）。\\（5）严重者可发生手足抽搐（*低钙血症）、休克、多器官衰竭等表现。\end{cases}$

5. **辅助检查** $\begin{cases}（1）实验室\\\quad 检查\end{cases}$ $\begin{cases}1）*血、尿淀粉酶升高，具有临床诊断价值。①血清淀粉酶在起病2小时即开始升高，\\\quad 24小时达高峰，持续4～5日后恢复正常。②尿淀粉酶在发病24小时开始升高，48小\\\quad 时达高峰，可持续1～2周。③淀粉酶的高低与病变的严重程度不一定成正比。\end{cases}$

5. 辅助检查
- （1）实验室 ＜ 2）*血钙降低：能反映病情的严重性和预后。
- 检查 ＜ 3）血糖升高。
- （2）影像学检查：*B超是首选的检查，CT检查具有临床诊断价值。

6. 治疗要点
- （1）非手术治疗：目前多主张非手术治疗，包括禁食与胃肠减压、纠正体液失衡、*抑制胰腺分泌及抗胰酶疗法（最主要的治疗方法）、镇痛解痉，应用抗生素、营养支持、防治并发症等。
- （2）手术治疗：胆源性胰腺炎宜手术治疗，对非手术治疗无效者考虑坏死组织清除加引流手术。

7. 护理诊断/问题
- （1）疼痛 与胰腺及其周围组织炎症反应、手术创伤有关。
- （2）体液不足 与炎症渗出、出血、呕吐、禁食等有关。
- （3）潜在并发症：休克、出血、胰瘘等。

8. 护理措施
- （1）一般护理
  - 1）体位：术前或非手术治疗期间需卧床休息，术后取半卧位。
  - 2）饮食和营养：发病期间*需禁食、胃肠减压，以减少对胰液分泌的刺激，术后一般需禁食2～3周，禁食期间采用全胃肠外营养，病情好转后可逐渐恢复饮食。
- （2）病情观察：密切观察生命征、腹部情况、血糖及电解质的变化、伤口和引流情况，注意有无休克。
- （3）治疗配合
  - 1）解痉止痛的护理：*禁用吗啡，以免引起Oddi括约肌痉挛。
  - 2）抑制胰腺分泌和抗胰酶疗法：遵医嘱使用抑制胰腺分泌或抑制胰酶活性的药物，如抑肽酶、奥曲肽（善宁）、施他宁、西咪替丁、生长抑素等。
  - 3）抗感染。
  - 4）引流管的护理：包括胃管、腹腔双套管、T管、空肠造瘘管、胰引流管、导尿管。
  - 5）维持水、电解质酸碱平衡，防治休克。
  - 6）术后并发胰瘘、胆瘘或肠瘘的护理：若从腹壁渗出或从腹腔引流管引流出无色透明或胆汁样液体应疑为胰瘘或胆瘘；若腹部出现明显的腹膜刺激征且引流出粪汁样或输入的肠内营养样液体时，则应考虑肠瘘。应保持引流通畅，保护好瘘口或切口周围皮肤，及时换药，必要时再次手术。

9. 健康教育
- （1）注意休息，保持良好的精神状态，出院后4～6周避免举重物和过度疲劳。
- （2）饮食应注意少量多餐，进食*低脂、易消化、富含维生素的食物，戒酒戒烟。
- （3）积极治疗胆道结石，指导并发糖尿病的患者进行饮食控制，并遵医嘱用药。

## 二、胰腺癌

1. 概述 胰腺癌是常见的胰腺恶性肿瘤，是目前预后最差的癌肿之一。40岁以上发病率较高，男性多于女性。

2. 病因
- （1）*吸烟：被认为是最主要危险因素。
- （2）其他：高脂肪、高蛋白饮食、糖尿病、胰腺炎及遗传因素等。

3. 病理
- （1）胰腺癌包括胰头癌、胰体尾部癌和全胰癌，*以胰头部癌为最多见。
- （2）胰腺癌90%为导管细胞腺癌。
- （3）转移途径：胰腺癌容易扩散，最多见的转移方式为淋巴转移和直接浸润，远期转移多至肝。

4. 临床表现
- （1）*上腹痛和上腹饱胀不适：是最常见的首发症状。
- （2）*进行性加重的黄疸：是胰头癌最主要的症状。
- （3）消化道症状：腹胀、消化不良、恶心呕吐、腹泻或便秘等。
- （4）乏力、消瘦。

5. 辅助检查
- （1）*B超：首选检查方法，较大的占位性病变可发现。
- （2）CT：是检查胰腺疾病可靠的方法。
- （3）其他：ERCP、MRCP、PTC、PET等。

6. 治疗要点 *手术治疗是胰腺癌的有效治疗方法，辅以化疗、放疗、免疫疗法等。胰头十二指肠切除术（Whipple术）范围大，复杂，并发症多。

7. 护理诊断/问题
- （1）焦虑与恐惧 与对癌症的诊断、治疗过程及预后的担忧有关。
- （2）营养失调：低于机体需要量 与食欲下降、呕吐及癌肿消耗有关。
- （3）潜在并发症：出血、感染、胰瘘、胆瘘、血糖异常等。

8. 护理措施
- （1）术前护理
  1）肠道准备：术前3天进半流质饮食并口服肠道不吸收抗菌药物，术前第2天进流质饮食，术前第1天禁食并补液，术前晚和术日晨清洁灌肠。
  2）PTCD的护理：妥善固定导管，保持引流通畅。一般以留置2周为宜。
  3）对症护理：合并糖尿病者遵医嘱用胰岛素控制血糖；术前1周需保肝治疗；有黄疸者补充维生素K。
- （2）术后护理
  1）体位：全麻未清醒取去枕平卧位，头偏向一侧；病情稳定后取半卧位。
  2）饮食：术后禁饮食，持续胃肠减压，一般5～7天，术后10天后给予全流质饮食，逐渐过渡到正常饮食。
  3）防治感染：遵医嘱应用抗生素。
  4）引流管的护理：按引流管常规护理。腹腔引流管一般放置5～7天；胃肠减压一般留至胃肠蠕动恢复；胆管引流需2周左右；胰管引流需2～3周。
  5）术后发生胆瘘的护理：多发生在术后5～10天。表现为发热、右上腹痛、腹膜刺激征，腹腔引流管或伤口溢出胆汁样液体。护理应早期持续吸引引流，加强换药，涂以氧化锌软膏保护引流管口周围皮肤，必要时再次手术。
  6）术后并发胰瘘的护理：发生于术后1周左右，表现为患者突发剧痛、持续腹胀、发热、腹腔引流管或切口流出清亮液体，引流液测出淀粉酶。护理参见胆瘘护理。

9. 健康指导
- （1）40岁以上人群，如出现持续性上腹痛、闷胀、食欲减退、体重下降应及时到医院就诊。
- （2）术后出院有消化不良、腹泻等，适当应用胰酶可减轻症状。

## 要点回顾

1. 细菌性肝脓肿的主要病因和表现是什么？
2. 原发性肝癌应如何做到早期发现和诊断？术后应如何预防肝性脑病？
3. 门静脉高压症的主要表现有哪些？如何预防食管、胃底静脉破裂出血？
4. 常见胆道疾病各有什么临床特征，术后留置T管引流的目的是什么？应该如何护理？
5. 急性胰腺炎的主要诊断依据是什么？为什么要禁饮食和持续胃肠减压？

## 模拟试题栏——识破命题思路，提升应试能力

### 一、专业实务

A₁型题

1. 按组织学分类，在我国原发性肝癌最常见的类型是（　　）
   A. 肝细胞型　　　　B. 胆管细胞型
   C. 混合型　　　　　D. 弥漫性
   E. 巨块型

2. 肝癌定位检查中首选的方法是（　　）
   A. B超　　　　　　B. 肝穿刺活组织检查
   C. AFP测定　　　　D. 选择性腹腔动脉造影
   E. CT

3. 如肝癌发生远处转移，通常最早转移至（　　）
   A. 脑　　　　　　　B. 肺
   C. 骨骼　　　　　　D. 肾
   E. 肠

4. 肝癌患者术前肠道准备中，口服新霉素的主要目的是（　　）
   A. 减轻腹压　　　　B. 增加肠蠕动
   C. 减少氨的产生　　D. 减少胃肠道出血
   E. 防止便秘

5. 门静脉系与腔静脉系之间最主要的交通支是（　　）
   A. 直肠下段肛管交通支
   B. 前腹壁交通支
   C. 腹膜后交通支
   D. 胃底、食管下段交通支
   E. 肠系膜交通支

6. 门静脉高压症最凶险的并发症是（　　）
   A. 感染　　　　　　B. 贫血
   C. 上消化道大出血　D. 肝昏迷
   E. 低蛋白血症

7. 胆道结石的成因，哪项除外（　　）
   A. 胆汁淤滞　　　　B. 胆道感染

C. 肝炎　　　　　　D. 胆汁成分改变

E. 胆管异物

8. 胆绞痛发作的最常见诱因是(　　)

　　A. 吸烟　　　　　　B. 酗酒

　　C. 油腻食物　　　　D. 腹部手术

　　E. 外伤

9. 急性胰腺炎与胆道疾病相关联的解剖学基础是(　　)

　　A. 胆总管与主胰管汇合形成共同通道及开口

　　B. 胰腺炎或胰腺癌肿可压迫胆总管

　　C. 胰腺和肝外胆管相毗邻,关系密切

　　D. 均受肝胆汁分泌的影响

　　E. 胆总管与副胰管汇合形成十二指肠乳头

10. 为急性胰腺炎患者解痉镇痛时,不能使用的药品是(　　)

　　A. 山莨菪碱　　　　B. 吗啡

　　C. 阿托品　　　　　D. 哌替啶

　　E. 丙胺太林

11. 胰腺癌好发于(　　)

　　A. 胰体部　　　　　B. 胰尾部

　　C. 胰头部　　　　　D. 全胰

　　E. 胰体尾部

A₂型题

12. 患者,女,40岁。高热,右上腹腹痛7天,B超和CT检查提示肝脓肿。追问病史患者有慢性胆囊炎、胆囊结石4年。引起该病最可能的致病菌是(　　)

　　A. 金黄色葡萄球菌　B. 链球菌

　　C. 大肠杆菌　　　　D. 铜绿假单胞菌

　　E. 类杆菌

13. 患者,男,49岁。肝区隐痛,食欲减退,乏力3个月。实验室检查:甲胎蛋白(＋)。B超示肝右叶5cm占位性病变。初步诊断为原发性肝癌。最可能的原因是(　　)

　　A. 胆道感染　　　　B. 肝炎后肝硬化

　　C. 血吸虫性肝硬化　D. 酒精性肝硬化

　　E. 肝良性肿瘤

14. 患者,男,52岁。当天上午被诊断肝癌。在与患者沟通中,患者的哪项表述提示其处于震惊否认期(　　)

　　A. "我身体那么好,得肝癌的原因是喝酒太多吗?"

　　B. "你看我能吃能睡,癌症病人有这样的吗?再查查吧!"

　　C. "我的孩子还小,我得病怎么办啊?"

D. "我这病能治吗?"

E. "你们去忙吧,别管我了。"

15. 患者,女,55岁。肝区隐痛半年,患肝炎后肝硬化6年,为明确诊断,首选的检查是(　　)

　　A. X线检查　　　　　B. 红细胞沉降率检查

　　C. 碱性磷酸酶测定　D. γ-谷氨转肽酶测定

　　E. 甲胎蛋白检查

16. 患者,男,48岁。慢性肝炎肝硬化5年,因饮食不当突然发生呕血、黑便1天入院。查体:体温37.8℃,脉搏110次/分,呼吸20次/分,血压90/65mmHg,为明确诊断采用食管吞钡检查,其改变可能是(　　)

　　A. 龛影　　　　　　B. 杯口状阴影

　　C. 蚯蚓样或串珠状负影

　　D. 马蹄状阴影　　　E. 鸟嘴状阴影

17. 患者,男,48岁。因门静脉高压症行分流术后1天,需控制蛋白质摄入的主要原因是(　　)

　　A. 影响胶体渗透压　B. 减少血氨形成

　　C. 预防过敏反应　　D. 预防消化不良

　　E. 防止加重肝脏负担

18. 患者,男,46岁。反复右上腹或肝区疼痛,伴发热、黄疸1年余,拟诊为肝内胆管结石,为进一步明确诊断,应首选的检查是(　　)

　　A. B超　　　　　　B. 胆囊或胆道造影

　　C. PTC　　　　　　D. ERCP

　　E. CT

19. 患者,女,44岁。右上腹持续性胀痛,伴发热、呕吐近3小时。查体:右上腹有腹膜刺激征,Murphy征阳性。引起该病的原因最可能是(　　)

　　A. 胆囊管畸形　　　B. 胆总管梗阻

　　C. 胆囊腔狭窄　　　D. 胆道蛔虫病

　　E. 胆囊管阻塞

20. 患者,女,50岁。因右上腹持续性胀痛,伴发热、黄疸10小时收住院,诊断为急性胆管炎、胆总管结石,结石对胆道最基本的损害是(　　)

　　A. 胆道狭窄　　　　B. 肝脓肿

　　C. 胆道出血　　　　D. 胆道梗阻和感染

　　E. 急性胰腺炎

21. 患者,女,40岁。因胆结石收入院,拟于后天进行手术,晚上值班护士巡视时发现其难以入睡,夜间常醒来,且多次询问护士做手术会不会痛,手术有无危险,对于该患者目前的情况,正确的护理问题是(　　)

　　A. 睡眠型态紊乱　与护士夜间巡视有关

　　B. 睡眠型态紊乱　与环境的改变有关

　　C. 睡眠型态紊乱　与即将手术,心理负担过重有关

D. 睡眠型态紊乱　与入睡困难,夜间常醒有关

E. 睡眠型态紊乱　与生理功能改变有关

22. 患者,女,35岁。1天前进食油腻的食物后出现上腹剧烈疼痛。查体:Murphy征(＋),其压痛点位于(　　)

A. 膈下　　　　　　　B. 右肋下

C. 右下腹　　　　　　D. 左肋下

E. 脐周

23. 患者,男,21岁。因突发剑突下钻顶样剧烈疼痛而入院,自诉疼痛呈间歇性,发作时疼痛剧烈,大汗淋漓,可突然自行缓解,缓解期无任何症状。体检:剑突下有轻度压痛,白细胞11.5×10⁹/L。考虑为胆道蛔虫病,血常规检查可见(　　)

A. 嗜碱粒细胞比例升高

B. 嗜酸粒细胞比例升高

C. 中性粒细胞比例升高

D. 淋巴细胞升高

E. 血小板升高

24. 患者,男,50岁。左上腹疼痛10小时,患者昨晚饮酒和暴食后,出现左上腹疼痛。患者平常嗜烟酒,有胆道结石病史。根据病史,患者最可能的疾病是(　　)

A. 胆囊穿孔　　　　　B. 胆道结石

C. 肝脓肿　　　　　　D. 急性胰腺炎

E. 原发性肝癌

25. 患者,女,56岁。诊断胰头癌,行胰头十二指肠切除术,术后出现高血糖。经一段时间治疗后患者拟于明日出院,正确的饮食指导原则是(　　)

A. 低脂、低糖、低蛋白

B. 高脂、低糖、高蛋白

C. 高脂、低糖、低蛋白

D. 低脂、低糖、高维生素

E. 低脂、高糖、高维生素

A₃/A₄型题

(26、27题共用题干)

患者,男,48岁。右上腹持续性胀痛、阵发性加重10小时伴发热、黄疸。既往有肝内胆管结石。查体:T 38.6℃,P 98次/分,R 20次/分,BP 90/60mmHg,神清,右上腹有压痛、反跳痛、肌紧张,初步诊断为急性胆管炎。

26. 肝内胆管结石主要是(　　)

A. 胆固醇结石　　　　B. 胆色素结石

C. 混合型结石　　　　D. 草酸钙结石

E. 磷酸钙石

27. 引起胆红素结石的主要原因是(　　)

A. 胆道感染　　　　　B. 胆汁引流不畅

C. 胆汁成分改变　　　D. 胆道损伤

E. 胆道狭窄

(28、29题共用题干)

患者,男,70岁。患慢性肝炎肝硬化7年,突然发生呕血、黑便1天入院。呕吐暗红色液体3次,量约800ml,解黑便2次,量约500g。查体:T 37.5℃,P 120次/分,R 20次/分,BP 85/60mmHg,精神委靡,面色苍白,四肢湿冷,医嘱给予输血800ml。

28. 该患者出血最可能的原因为(　　)

A. 胃癌　　　　　　　B. 急性糜烂性出血性胃炎

C. 十二指肠球部溃疡

D. 胃溃疡　　　　　　E. 食管胃底静脉曲张破裂

29. 该患者在手术前不放置胃管,主要原因是(　　)

A. 影响患者休息　　　B. 容易丢失消化液

C. 容易引起呕吐　　　D. 易诱发大出血

E. 影响胃肠功能

(30、31题共用题干)

患者,男,30岁。食欲缺乏,乏力,高热,肝区持续性胀痛4天。查体:肝区压痛和肝大,右下胸部和肝区叩击痛。X线检查:肝阴影增大,右膈肌抬高和活动受限。

30. 首先考虑的诊断是(　　)

A. 胆道感染　　　　　B. 细菌性肝脓肿

C. 上呼吸道感染　　　D. 病毒性肝炎

E. 肝癌

31. 进一步可选用的首要辅助检查是(　　)

A. 肝功能检查　　　　B. B超

C. 胸透检查　　　　　D. CT检查

E. MRI检查

(32、33题共用题干)

患者,男,51岁。朋友聚餐后出现腹痛、恶心、呕吐,腹痛剧烈,呈持续性、刀割样加剧,疼痛向腰背部放射,呈束带状。检查上腹压痛,腹胀,腹肌稍紧张,血淀粉酶、尿淀粉酶均升高。腹部B超提示:胰腺肿胀。诊断为急性胰腺炎。

32. 患者出现急性胰腺炎的诱发因素是(　　)

A. 十二指肠液反流　　B. 胆道结石

C. 过量饮酒暴饮暴食　D. 感染

E. 外伤

33. 下列辅助检查,哪一项预示着患者病情重、预后不良(　　)

A. 血淀粉酶升高　　　B. 尿淀粉酶升高

C. 血糖升高　　　　　D. 血钙下降

E. 血淀粉酶先升高后降低

（34、35题共用题干）

患者，女，53岁。进行性无痛性黄疸1月余。初步诊断为胰头癌。

34. 该患者出现进行性黄疸的最主要原因是（　　）

　　A. 癌肿破坏肝脏

　　B. 血细胞破坏

　　C. 黄疸型肝炎

　　D. 癌肿压迫或侵犯胆总管下段

　　E. 癌肿压迫十二指肠

35. 胰头癌最主要的转移途径是（　　）

　　A. 血行转移　　　　　B. 直接侵犯

　　C. 种植性转移　　　　D. 播散性转移

　　E. 淋巴转移

## 二、实践能力

A₁型题

36. 最易引起原发性肝癌的疾病是（　　）

　　A. 脂肪肝　　　　　　B. 血吸虫性肝硬化

　　C. 肝炎后肝硬化　　　D. 肝血管瘤

　　E. 肝内胆管结石

37. 原发性肝癌患者最常见最主要的症状是（　　）

　　A. 肝区疼痛　　　　　B. 低热

　　C. 腹胀、乏力　　　　D. 食欲缺乏

　　E. 消瘦

38. 肝叶切除术后避免过早活动是（　　）

　　A. 保存体力　　　　　B. 减少能量消耗

　　C. 利于肝细胞再生　　D. 利于有效引流

　　E. 避免肝断面出血

39. 肝动脉插管化疗的护理措施不妥的是（　　）

　　A. 严格无菌操作

　　B. 白细胞严重减少应停止化疗

　　C. 定期局部换药

　　D. 穿刺术后鼓励患者早期活动

　　E. 注药后用肝素液冲洗导管

40. 门腔静脉分流术后常见的并发症为（　　）

　　A. 脾大　　　　　　　B. 肝性脑病

　　C. 呕血、黑便　　　　D. 腹水

　　E. 脾功能亢进

41. 以下哪项不是急性胆囊炎的表现（　　）

　　A. 右上腹痛　　　　　B. 疼痛向右肩胛部放射

　　C. 墨菲征阳性　　　　D. 可触及肿大的胆囊

　　E. 明显寒战和黄疸

42. 应放置T管引流的手术是（　　）

　　A. 胆囊切除术　　　　B. 肝叶切除术

　　C. 胆总管探查术　　　D. 门腔静脉吻合术

　　E. 肝脓肿切开引流术

43. Charcot三联征是指（　　）

　　A. 胆绞痛、发热、寒战

　　B. 胆绞痛、黄疸、呕吐

　　C. 发热、寒战、黄疸

　　D. 高热、呕吐、腹泻

　　E. 胆绞痛、寒战发热、黄疸

44. Reynold五联征是指（　　）

　　A. 胆绞痛、高热、黄疸、休克、神志不清

　　B. 胆绞痛、高热、黄疸、呕吐、腹泻

　　C. 高热、黄疸、呕吐、腹泻、寒战

　　D. 休克、神志不清、黄疸、呕吐、发热

　　E. 胆绞痛、高热、呕吐、腹泻、昏迷

45. 以下不符合急性胰腺炎腹痛特点的是（　　）

　　A. 刀割痛或绞痛　　　B. 进食后疼痛缓解

　　C. 向腰背部呈带状放射

　　D. 位于中上腹　　　　E. 可阵发性加剧

46. 怀疑急性胰腺炎时，首选的检查项目是（　　）

　　A. 血钾　　　　　　　B. 血肌酐

　　C. 血淀粉酶　　　　　D. 血尿酸

　　E. 血白细胞计数

47. 为缓解疼痛，急性胰腺炎患者可采取的体位是（　　）

　　A. 仰卧位　　　　　　B. 俯卧位

　　C. 弯腰屈膝侧卧位　　D. 半坐卧位

　　E. 仰卧屈膝位

48. 对急性胆囊炎患者进行腹部触诊，最常见的压痛点在（　　）

　　A. A　　　　　　　　B. B

　　C. C　　　　　　　　D. D

　　E. E

49. 缓解急性胰腺炎患者腹痛避免使用的药物是（　　）

　　A. 阿托品　　　　　　B. 哌替啶

　　C. 吗啡　　　　　　　D. 地西泮

　　E. 山莨菪碱

50. 胰头癌的典型表现是（　　）

　　A. 腹痛、腹胀　　　　B. 进行性黄疸

C. 食欲缺乏　　　　D. 消化不良

E. 乏力、消瘦

A₂型题

51. 患者，男，30岁。肝区出现持续性胀痛伴发热3天，诊断为细菌性肝脓肿。采用经皮肝穿刺脓肿置管引流术治疗，下列护理措施中不妥的是（　）

A. 妥善固定，防止脱落

B. 置患者于平卧位

C. 观察引流液的色、质和量

D. 保持引流通畅

E. 引流液少于10ml可拔除引流管

52. 患者，男，49岁。乙型肝炎病史20年，肝区隐痛6个月。查体无特殊发现。实验室检查甲胎蛋白阳性。B超示肝左叶有一2cm×3cm肿块。诊断为原发性肝癌。术前护理不妥的是（　）

A. 给予维生素K　　B. 检查肝功能和凝血功能

C. 肥皂水灌肠　　　D. 适量输血和白蛋白

E. 术前3天口服肠道抗生素

53. 患者，男，48岁。肝硬化病史5年。查体：腹部膨隆，腹部皮肤紧张发亮，脐周可见静脉迂曲。患者腹壁膨隆的最可能原因是（　）

A. 肝大　　　　　　B. 脾大

C. 大量腹水　　　　D. 腹腔枳气

E. 腹腔肿瘤

54. 患者，男，30岁。呕血2次，量约150ml，大便黑，查体发现脾大，腹部移动性浊音阳性，诊断为门静脉高压症入院，该患者非手术治疗期间最重要的护理诊断是（　）

A. 潜在并发症：肝昏迷

B. 知识缺乏：缺乏预防上消化道出血的知识

C. 体液过多

D. 潜在并发症：上消化道出血

E. 体液不足

55. 患者，女，45岁。肝硬化致门静脉高压症，分流手术前的护理措施正确的是（　）

A. 鼓励体育锻炼　　B. 高蛋白、低脂饮食

C. 注射维生素K　　D. 术晨放置胃管

E. 术前用肥皂液灌肠

56. 患者，男，65岁。有肝硬化病史6年，因上消化道大出血伴休克入院，急行门腔静脉分流术，术后1天应注意观察的并发症是（　）

A. 血管吻合口破裂出血

B. 肝性脑病　　　　C. 血小板过于增高

D. 肠系膜血管栓塞　E. 腹腔感染

57. 患者，女，45岁。因呕血黑便1天入院。查体见脾肋下2cm，移动性浊音（－），初步诊断为门静脉高压症。为防止患者上消化道出血进一步加重，下列措施哪项不妥（　）

A. 卧床休息　　　　B. 避免喝咖啡和浓茶

C. 避免进粗糙食物　D. 避免剧烈咳嗽

E. 用力排大便

58. 患者，女，68岁。有肝硬化病史5年，因呕血、黑便3小时入院。初步诊断为门静脉高压症。手术前护理措施中不妥的是（　）

A. 避免劳累　　　　B. 暂禁食

C. 绝对卧床　　　　D. 放置胃管

E. 避免用力排便

59. 患者，女，45岁。肝硬化致门静脉高压症，行分流手术治疗。术后应嘱患者卧床休息时间为（　）

A. 1天　　　　　　B. 3天

C. 1周　　　　　　D. 2周

E. 1个月

60. 患者，女，42岁。疑为胆石症而行经皮肝穿刺胆道造影（PTC），关于PTC的护理，下列说法不妥的是（　）

A. 检查前做碘过敏试验

B. 检查前需作凝血功能检查

C. 胆道急性感染期忌作此检查

D. 检查后重点观察有无胰腺炎

E. 使用维生素K预防出血

61. 患者，男，45岁。因胆总管结石合并胆管炎收入院，拟行手术治疗，术后需放置（　）

A. 胆囊造瘘管　　　B. 胸腔引流管

C. T管　　　　　　D. 空肠造瘘管

E. 腹腔双套管

62. 患儿，10岁。突然发生上腹部钻顶样疼痛2小时来院。大汗淋漓，辗转不安；疼痛停止时又平息如常。查体：剑突偏右方有压痛；无腹肌紧张及反跳痛。为明确诊断，应采取的检查是（　）

A. 腹部B超　　　　B. 右上腹X线平片

C. ERCP　　　　　D. 测血清淀粉酶

E. 十二指肠引流液检查

63. 患者，男，36岁。右上腹持续性胀痛、阵发性加重3小时，疼痛向右肩胛部放射，伴发热、呕吐，无黄疸。查体：右上腹有腹膜刺激征，Murphy征（＋）。应首先考虑为（　）

A. 急性胆囊炎　　　B. 急性胃、十二指肠穿孔

C. 急性胆管炎　　　D. 急性胰腺炎

E. 急性梗阻性化脓性胆管炎

64. 患者，男，62岁。右上腹持续性胀痛、阵发性加重10小时，疼痛向右肩背部放射，伴发热、黄疸，诊断为胆总管结石，实施胆总管切开取石＋T管引流术。在T管引流期间，提示胆道远端通畅的指征是（　　）

A. 黄疸消退，大便黄褐色，引流量减少

B. 黄疸减轻，大便陶土色，引流量增多

C. 黄疸减轻，腹痛减轻，引流量增多

D. 黄疸加深，腹痛减轻，引流量减少

E. 黄疸加深，大便陶土色，引流量减少

65. 患者，女，42岁。因右上腹绞痛、寒战、高热、黄疸入院。在非手术治疗期间，应重点观察（　　）

A. 体温      B. 白细胞计数

C. 腹痛      D. 胆囊大小

E. 血压、神志

66. 患者，女，50岁。因胆总管结石今日上午行胆总管切开探查术，术中放置T管，对T管的护理下述错误的是（　　）

A. 妥善固定      B. 保持引流通畅

C. 每周更换引流袋一次

D. 注意无菌操作      E. 观察引流量及性状

67. 患者，女，40岁。右上腹持续性疼痛伴阵发性加剧，向右肩胛部放射，并渐向全腹扩散。检查：皮肤巩膜无黄染、全腹压痛、反跳痛，尤以右上腹明显，应考虑（　　）

A. 胆囊结石      B. 单纯性胆囊炎

C. 化脓性急性胆囊炎

D. 胆总管结石      E. 胆囊坏疽穿孔

68. 患者，女，37岁。诊断为急性水肿型胰腺炎。该患者目前最适合的治疗措施，除外（　　）

A. 禁食、胃肠减压      B. 急诊手术

C. 支持治疗      D. 抗炎治疗

E. 对症治疗

69. 患者，女，41岁。因上腹部疼痛入院，确诊为急性胰腺炎。经保守治疗康复出院。出院时对患者进行健康教育，以下哪项对预防该病最重要（　　）

A. 注意饮食卫生      B. 经常用抗生素预防感染

C. 经常服用消化酶类药物

D. 控制糖尿病      E. 防治胆道疾病

70. 患者，女，45岁。因左上腹持续性胀痛，伴发热、呕吐1天入院，诊断为急性胰腺炎，经治疗后腹痛、呕吐基本消失，开始进食时应给予（　　）

A. 普食

B. 低脂低蛋白流质饮食

C. 高脂低蛋白流质饮食

D. 高脂低蛋白流质饮食

E. 低脂高蛋白饮食

71. 患者，女，48岁。因餐后腹痛1天入院，拟诊为急性水肿性胰腺炎行保守治疗。护士告知患者行胃肠减压的主要目的是（　　）

A. 减轻腹胀      B. 防止恶心、呕吐

C. 减少胰液分泌      D. 预防感染

E. 防止胰液逆流

72. 患者，男，52岁。以胰腺癌收入院。查体：皮肤巩膜黄染。患者诉全身瘙痒。给予的护理措施不包括（　　）

A. 协助患者抓挠减轻瘙痒

B. 涂抹止痒药物      C. 用温水毛巾擦拭

D. 剪除患者指甲      E. 遵医嘱使用抗组胺药

73. 患者，男，67岁。因进行性无痛性黄疸20天入院，诊断为胰头癌，拟行胰头十二指肠切除术（Whipple术）。术前应补充（　　）

A. 维生素A      B. 维生素B

C. 维生素K      D. 维生素D

E. 维生素C

74. 患者，男，67岁。诊断为胰头癌，拟行"胰、十二指肠切除术"。术后第6天，突发腹痛、发热，腹腔引流管周边流出清亮液体，应考虑该患者发生了（　　）

A. 胆道感染      B. 肠瘘

C. 内出血      D. 胰瘘

E. 胆瘘

$A_3/A_4$型题

（75～77题共用题干）

患者，男，55岁。患有肝硬化5年。今天中午进食后突然呕血，量约350ml，色暗红，急诊入院。查体：神志清，T 37.8℃，P 120次/分，BP 90/60mmHg。患者情绪高度紧张，诉说有濒死的感觉，经抢救，患者病情平稳后行门体分流术。

75. 入院时，患者主要的心理问题是（　　）

A. 抑郁      B. 恐惧

C. 焦虑      D. 淡漠

E. 悲哀

76. 患者入院后采取的处理措施中不正确的是（　　）

A. 输液、输血

B. 应用保肝药物

C. 静脉止血药物的应用

D. 三腔二囊管压迫止血

E. 应用肥皂水灌肠

77. 分流术后24小时内应指导患者采取的卧位是（　　）

A. 半坐卧位      B. 俯卧位

C. 平卧位　　　　　D. 中凹位

E. 头低足高位

（78、79题共用题干）

患者，女，57岁。因胆总管结石入院，经行胆总管切开探查、T管引流术治疗。

78. 术后针对T管引流的护理措施，不妥的是（　　）

A. 记录引流胆汁的量、色及性状

B. 每日用生理盐水冲洗T管

C. 一般留置2周

D. 拔管前经T管胆道造影

E. 拔管前夹管观察1~2天

79. 若患者出院时仍然不能将T管拔除，不妥的出院指导是（　　）

A. 穿柔软宽松衣物，以防引流管受压

B. 避免过度劳动，以防牵拉T管脱出

C. 避免淋浴，以防感染发生

D. 更换引流袋注意消毒连接口

E. 出现引流异常或管道脱出应及时就诊

（80~85题共用题干）

患者，女，48岁。诊断为急性梗阻性化脓性胆管炎、肝内胆管结石、胆总管结石，急诊行胆总管切开取石术+T管引流术。术后患者生命体征平稳，未发生重要器官功能不全及其他严重并发症。

80. 该患者术后T管应至少留置（　　）

A. 14天　　　　　B. 7天

C. 10天　　　　　D. 21天

E. 30天

81. 该患者术后第3天，T管引流胆汁量少于300ml，表明（　　）

A. 肝衰竭　　　　　B. T管阻塞

C. 胆管下端梗阻　　　D. 胆管上端梗阻

E. 胆汁流量正常

82. 发生T管阻塞，应采取的护理措施是（　　）

A. 生理盐水加压冲洗T管

B. 钳闭T管

C. 生理盐水低压冲洗T管

D. 拔出T管

E. 无须特殊处理

83. 该患者术后第8天，T管引流胆汁量达1000ml，表明（　　）

A. 肝衰竭　　　　　B. T管阻塞

C. 胆总管上端梗阻　　D. 胆总管下端梗阻

E. 胆汁流量正常

84. 该患者在拔出T管前，应行（　　）

A. PTC检查　　　　B. ERCP检查

C. B超检查　　　　D. OCG检查

E. T管造影

85. 该患者虽经手术，但肝内胆管仍残留多量结石，可考虑采取的措施是（　　）

A. 择期再次手术取出残留结石

B. 应用中药，以溶石、排石

C. 保留T管，带管回家

D. 禁食高脂肪食物

E. 拔除T管，但保留其原窦道

（86~88题共用题干）

患者，男，55岁。慢性肝炎肝硬化12年，突然发生呕血、黑便5小时入院。查体：T 36.4℃，P 90次/分，R 18次/分，BP 100/70mmHg，肝肋下未触及，脾肋下2cm，移动性浊音（-）。

86. 该患者可能的诊断是（　　）

A. 绞窄性肠梗阻　　　B. 胃溃疡

C. 十二指肠溃疡　　　D. 门静脉高压症

E. 脾大

87. 患者入院3天未解大便，需灌肠排便，应选用下列哪种灌肠液（　　）

A. 弱酸性液　　　　B. 肥皂液

C. 温开水　　　　　D. 50%硫酸镁

E. 弱碱性液

88. 患者止血无效，拟行断流术，术后护理观察重点是（　　）

A. 预防肝性脑病的发生

B. 监测血小板计数，防止脾切除后血栓形成

C. 加强腹腔引流管的护理

D. 体温监测

E. 禁食高蛋白饮食

（89、90题共用题干）

患者，男，41岁。饱餐、饮酒后突然出现左上腹持续性胀痛，伴发热、呕吐。查体：上腹部压痛，腹壁轻度紧张。实验室检查：血、尿淀粉酶明显增高。

89. 该患者此时最合适的处理措施为（　　）

A. 静脉补钙　　　　B. 禁食、胃肠减压

C. 外科手术准备　　　D. 低脂饮食

E. 肌内注射胰岛素

90. 该措施的主要目的是（　　）

A. 减少疼痛　　　　B. 减少感染

C. 减少胰液分泌　　　D. 减少呕吐

E. 减少胃黏膜的刺激

（廖武军）

161

# 第20章 外科急腹症患者的护理

**一、概述** 急腹症是一类以*急性腹痛为主要表现,需早期诊断和紧急处理的腹部疾病。具有发病急、病情重、进展快、变化多等特点,延误诊治会给患者生命带来严重危害甚至死亡。

**二、病因**

1. 感染性疾病 如急性胆囊炎、胆管炎、胰腺炎、阑尾炎、消化道或胆囊穿孔、肝或腹腔脓肿溃破。
2. 出血性疾病 如腹部外伤导致的肝脾破裂、腹腔内动脉瘤破裂、肝癌破裂等。
3. 空腔脏器梗阻 如肠梗阻、肠套叠、结石或蛔虫症引起的胆道梗阻、泌尿系结石等。
4. 缺血性疾病 如肠扭转、肠系膜动脉栓塞、肠系膜静脉血栓形成。

**三、腹痛分类**

1. 内脏性疼痛 *疼痛定位不准确,对刺、割、灼等刺激不敏感,*对压力和张力性刺激(如牵拉、膨胀、痉挛、缺血)所致疼痛较敏感,疼痛缓慢、持续。
2. 牵涉痛 又称放射痛。急腹症发生内脏疼痛时,体表另一部位也出现疼痛感觉。如急性胆囊炎出现右上腹或剑突下疼痛的同时常伴有右肩背部疼痛;肾输尿管结石疼痛可放射至下腹部、会阴部。
3. 躯体痛 在腹部即为腹壁痛,特点是*感觉敏锐,定位准确。

**四、临床表现**

1. 腹痛的缓急和发生时间
   - (1)消化道穿孔或肝脾破裂出血引起的腹痛为*突发性。
   - (2)急性胆囊炎引起的腹痛常发生于*进食油腻饮食后或夜间睡眠期间。
   - (3)急性胰腺炎腹痛常见于*暴饮暴食后。
   - (4)肠扭转所致腹痛常发生于*饱食并剧烈活动后。
   - (5)*腹痛开始轻,以后逐渐加重,多为感染性疾病(炎症性病变)。

2. 腹痛的性质
   - (1)阵发性绞痛(表20-1):*往往提示空腔脏器发生梗阻或痉挛,如机械性肠梗阻或输尿管结石等。
   - (2)持续性腹痛:*多见于腹腔内脏缺血或炎性病变,如阑尾炎、肝破裂等。
   - (3)持续性腹痛伴阵发性加重:*多表示炎症与梗阻并存,如肠梗阻发生绞窄,胆结石合并胆道感染等。

**表20-1 三种绞痛鉴别点**

| 类别 | 疼痛部位 | 其他特点 |
|---|---|---|
| 肠绞痛 | 脐周围 | 常伴有肠鸣音亢进,有时可见蠕动波 |
| 胆绞痛 | 右上腹或剑突下,放射至右肩部 | 可有寒战、发热或黄疸、胆囊肿大 |
| 肾绞痛 | 腰腹部,同侧下腹部、腹股沟、外生殖器及大腿内侧放射 | 绞痛后可伴血尿 |

3. 腹痛部位 *腹痛开始部位或疼痛最显著部位往往就是原发病变部位。
4. 外科急腹症腹痛特点 *先有腹痛,后有发热等症状。常可出现腹膜刺激征,腹痛部位较固定。

内科腹痛:先发热后腹痛,喜按,痛弥散。
外科腹痛:先腹痛后发热,拒按,固定点。

**五、辅助检查**

1. **实验室检查**　白细胞及中性粒细胞计数增高提示炎症;红细胞、血红蛋白、血细胞比容降低提示腹腔内出血;尿中大量红细胞提示泌尿系病变;疑有急性胰腺炎时,血、尿淀粉酶明显增高。

2. **诊断性穿刺** 
 - (1)*腹腔穿刺和腹腔灌洗:用于不易明确诊断的急腹症,具体内容参见急性腹膜炎章节。
 - (2)阴道穹后部穿刺:抽出脓性液体提示盆腔脓肿。

3. **影像学检查** 
 - (1)X线透视或平片:*消化道穿孔可发现膈下游离气体,机械性肠梗阻可发现多个液气平面。
 - (2)钡剂灌肠或充气造影:*肠扭转有典型"鸟嘴征",肠套叠有"杯口征"。
 - (3)*B超检查:是检查肝、胆、胰、脾、肾、输尿管、阑尾、盆腔内病变的首选方法。

4. **直肠指检**　*是判断急腹症病因及其病情变化的简易而有效的方法。如盆腔脓肿时直肠前壁饱满、触痛、有波动感;*指套染有血性黏液应考虑肠管绞窄等。

5. **其他检查**　CT、MRI、血管造影或内镜(胃镜、肠镜、腹腔镜、胆道镜)等检查,对进一步明确病变部位及性质有一定意义。

**六、治疗要点**　外科急腹症多需急症手术,参见腹部外科相关疾病的治疗要点。

**七、护理诊断/问题**
 - 1.急性疼痛　与腹腔内器官炎症、扭转、破裂、出血、损伤或手术有关。
 - 2.体液不足　与腹腔内脏破裂出血、腹膜炎导致的腹膜渗出、呕吐或禁食、胃肠减压、发热等有关。

**八、护理措施**

1. **急腹症诊断明确**　按具体疾病进行护理。
 - (1)非手术治疗的护理或术前护理,参见急性腹膜炎患者的护理。
 - (2)在没有明确诊断前,应严格执行"五禁",即*禁食禁饮、禁用止痛剂、禁服泻药、禁止灌肠、禁热敷按摩。

2. **诊断不明者**
 - (3)非手术治疗期间,加强病情观察,发现以下情况,应及时联系医生考虑手术:
   - 1)全身情况不良或发生休克。
   - 2)腹膜刺激征明显。
   - 3)有明显内出血表现。
   - 4)*经非手术治疗短期内(6~8小时)病情未见好转或趋向恶化者。
 - (4)大多数患者术后诊断明确,术后按具体疾病进行护理。

外科急腹症的处理原则:"五禁四抗"。"五禁"——禁食禁饮、禁用止痛剂、禁服泻药、禁止灌肠、禁热敷按摩,"四抗"——抗休克、抗感染、抗失水(纠正水、电解质和酸碱失衡)、抗腹胀(胃肠减压)。

**九、健康指导**
 - 1.积极控制和治疗引起急腹症的各种诱因。
 - 2.向患者、家属进行预防和治疗急腹症相关知识的宣教,早期诊治,防止并发症。
 - 3.鼓励患者早期下床活动,防止肠粘连。

**要点回顾**
 1. 急腹症患者内脏性疼痛有什么特点?躯体痛有什么特点?
 2. 外科急腹症腹痛有什么特点?
 3. 外科急腹症诊断不明者,护理的注意事项有哪些?

## 模拟试题栏——识破命题思路，提升应试能力

### 一、专业实务

**A₁型题**

1. 属于由感染性疾病引起的急腹症是( )
   A. 急性梗阻性胆管炎　　B. 脾破裂
   C. 慢性胃炎　　　　　　D. 慢性肠炎
   E. 卵巢囊肿扭转

2. 关于内脏痛特点的描述,下列说法正确的是( )
   A. 疼痛传导速度快
   B. 对压力和张力性刺激敏感
   C. 感觉迟钝,定位准确
   D. 与躯体痛同时出现
   E. 感觉敏锐

**A₂型题**

3. 患者,女,52岁。平素健康。不慎摔倒,右上腹撞及石头,感觉右腹部疼痛难忍并渐加重来急诊。神志清,痛苦表情,面色苍白,BP 80/50mmHg,P 118次/分,R 22次/分,为及时明确诊断,建议进行下列哪项检查( )
   A. X线检查　　　　　B. B超检查
   C. 腹腔穿刺　　　　　D. 肛门指检
   E. 血管造影

4. 患者,女,20岁。无明显诱因出现恶心、呕吐和转移性右下腹痛6小时。查体:体温38℃,右下腹腹肌紧张,麦氏点压痛、反跳痛明显,拟诊断为急性阑尾炎。患者疼痛始于脐周或上腹的机制是( )
   A. 胃肠功能紊乱　　B. 内脏神经反射
   C. 躯体神经反射　　D. 阑尾位置不固定
   E. 患者的错觉

5. 患者,男,41岁。半年前因坏疽性阑尾炎入院手术治疗。现因腹痛、腹胀、呕吐、停止排便排气入院。T 38.3℃,腹部压痛和反跳痛明显,肠鸣音亢进。入院后行非手术治疗,在治疗过程中,医生给患者行直肠指检,发现指套染有血性黏液,应考虑( )
   A. 合并内痔　　　　B. 消化道出血
   C. 肠管绞窄　　　　D. 合并直肠损伤
   E. 可能与患者饮食有关

6. 患者,男,45岁。因突发中上腹剧痛3小时来院急诊,体检发现板状腹,腹部立位平片示膈下有游离气体,生命体征尚平稳。既往有消化性溃疡病和不规则

服药史。目前,对该患者应采取的首要措施是( )
   A. 高浓度吸氧　　　B. 使用镇痛药
   C. 立即输血　　　　D. 禁食并胃肠减压
   E. 立即使用抗生素

7. 患者,女,34岁。剧烈腹痛、恶心、呕吐3小时入院,医生处理错误的是( )
   A. 应禁食　　　　　B. 血常规检查
   C. 哌替啶止痛　　　D. 立位X线检查
   E. 必要时腹腔穿刺

**A₃/A₄型题**

(8～12题共用题干)

患者,男,36岁。赴酒宴后突感中上腹剧痛,伴恶心、呕吐,呕吐后腹痛无减轻,发病3小时后来院急诊。体检:痛苦貌,血压85/60mmHg,P 104次/分,全腹肌紧张,压痛、反跳痛,以中上腹尤甚,白细胞16×10⁹/L,中性粒细胞比例0.90,既往身体健康,无消化性溃疡史,有胆石症病史。

8. 根据患者的情况考虑最可能为( )
   A. 急性胰腺炎　　　B. 急性胆管炎
   C. 急性阑尾炎　　　D. 十二指肠溃疡穿孔
   E. 急性肠梗阻

9. 为协助明确诊断,首选的检查为( )
   A. 静脉胆道造影　　B. 腹部CT检查
   C. 血淀粉酶　　　　D. 腹腔穿刺
   E. 腹部B超

10. 导致该患者发生此疾病的主要诱因为( )
    A. 急性外伤　　　　B. 不洁饮食
    C. 暴饮暴食和胆石症
    D. 胆石症　　　　　E. 高蛋白饮食

11. 若诊断明确,最先采取的措施是( )
    A. 禁食、胃肠减压、抗休克,同时完善各项术前准备
    B. 密切观察病情变化
    C. 积极抗休克治疗,暂不宜手术
    D. 积极抗感染治疗
    E. 解痉镇痛治疗

12. 该患者目前主要的护理诊断不包括( )
    A. 体液过多　　　　B. 体液不足
    C. 急性疼痛　　　　D. 个人应对无效
    E. 焦虑、恐惧

## 二、实践能力

$A_1$型题

13. 外科急腹症绞窄性病变的特征性表现是（　　）
    A. 腹痛、排黏液血便　B. 刀割样剧痛
    C. 腹膜刺激征　　　　D. 休克
    E. 腹腔出血

14. 下列属于外科急腹症的特点是（　　）
    A. 先有发热，后有腹痛
    B. 先有腹痛，后出现发热
    C. 一般无腹肌紧张
    D. 有月经异常
    E. 腹痛部位不固定，程度较轻

$A_2$型题

15. 患者，男，50岁。因急性腹痛来院就诊，以腹痛原因待查收入院，对该患者的护理措施不正确的是（　　）
    A. 禁食　　　　　　　B. 禁止胃肠减压
    C. 禁灌肠　　　　　　D. 禁止痛
    E. 禁导泻

16. 患者，男，38岁。急腹症体检发现肝浊音界缩小，X线见膈下游离气体，可判断该患者为（　　）
    A. 炎症性病变　　　　B. 穿孔性病变
    C. 出血性病变　　　　D. 梗阻性病变
    E. 绞窄性病变

17. 患者，男，30岁。30分钟前被汽车撞伤左上腹，诉腹痛。体检:精神紧张，面色苍白，左上腹压痛，P 106次/分，BP 80/55mmHg，最有可能是（　　）
    A. 肝破裂　　　　　　B. 脾破裂
    C. 胆囊穿孔　　　　　D. 肾破裂
    E. 肠穿孔

18. 患者，女，56岁。进食油腻食物后出现右上腹绞痛3小时。查体:T 38.8℃，巩膜轻度黄染，右上腹有压痛和反跳痛，最可能的诊断是（　　）
    A. 胰头癌　　　　　　B. 急性肝炎
    C. 肝癌　　　　　　　D. 胆道结石
    E. 阿米巴肝脓肿

19. 患者，男，55岁。行胆囊切除术后半年，出现恶心、呕吐、腹痛、腹胀4小时，发病以来未解大便，肛门

未排气。患者入院后应给予（　　）
    A. 止痛药　　　　　　B. 禁食、胃肠减压
    C. 止吐药　　　　　　D. 灌肠
    E. 留置尿管

20. 患者，女，25岁。车祸被司机急送医院急诊科，诊断为脾破裂，失血性休克，此时应给予患者（　　）
    A. X线检查
    B. 抗休克的同时做急诊术前准备
    C. 心电图
    D. 留置尿管
    E. 更换衣服

21. 患者，女，56岁。有慢性胆囊炎病史，常因进食油腻食物后出现右上腹绞痛,应该给予的健康饮食指导为（　　）
    A. 少食多餐　　　　　B. 清淡低脂饮食
    C. 发作时可服止痛药
    D. 参加跑步锻炼　　　E. 富含蛋白食物

$A_3/A_4$型题

（22～24题共用题干）

　　患者，男，28岁。2小时前骑摩托车与汽车相撞，右侧身体倒地，由旁人扶起后站立行走，感右腹部疼痛难忍，即被送医院急诊。查体:神志清，精神紧张，面色苍白，P 104次/分，R 25次/分，BP 80/50mmHg，全腹压痛、反跳痛、腹肌紧张，以右腹尤甚。

22. 此患者应考虑为（　　）
    A. 消化道穿孔　　　　B. 腹腔脏器损伤伴休克
    C. 颅脑外伤　　　　　D. 胰腺炎
    E. 盆腔炎

23. 确诊患者是否合并内脏破裂出血,最宜进行（　　）
    A. 腹腔穿刺　　　　　B. 肝、肾功能检查
    C. B超检查　　　　　D. X线检查
    E. MRI检查

24. 患者入院应立即给予的处理为（　　）
    A. 抗休克及手术准备
    B. 血生化检查　　　　C. 心电图检查
    D. 抗感染治疗　　　　E. 镇痛

（邓　颖）

## 第1节 原发性下肢静脉曲张患者的护理

一、概述 原发性下肢静脉曲张又称单纯性下肢静脉曲张,是指下肢浅静脉因血液回流障碍而引起的下肢浅静脉扩张和迂曲。*原发性下肢静脉曲张主要发生在大隐静脉,常并发小腿慢性溃疡。

二、病因 *原发性下肢静脉曲张的基本原因是静脉壁薄弱、瓣膜功能不良和浅静脉压力持续增高,如长期站立、重体力劳动、妊娠、慢性咳嗽、习惯性便秘等。

三、临床表现

1. 早期表现 久站或走长路时,感下肢沉重、发胀、酸痛、易疲劳。

2. 典型表现 *小腿部浅静脉隆起、曲张,直立时明显,多见于大隐静脉。

3. 晚期表现 可出现踝部轻度肿胀和足靴区皮肤营养不良表现:如皮肤萎缩、干燥、脱屑、瘙痒、色素沉着。*晚期常并发小腿慢性溃疡。

4. 并发症 出血、湿疹、溃疡、血栓性静脉炎、恶变。

四、辅助检查

1. 特殊检查
- (1)深静脉通畅试验(Perthes试验):患者站立,在*大腿中部扎止血带阻断浅静脉回流,嘱患者用力踢腿20次或连续下蹲3～5次,观察静脉曲张程度的变化。若曲张静脉消失或充盈度减轻表明深静脉通畅。若静脉充盈不消失或加重表明深静脉有阻塞,应禁忌手术。
- (2)大隐静脉瓣膜功能试验(Trendelenburg试验):患者*先平卧,抬高患肢,在大腿上端扎止血带阻断浅静脉回流,然后站立观察静脉充盈情况。若30秒内不充盈,松止血带后迅速充盈表示交通支瓣膜功能良好,而大隐静脉瓣膜功能不良。若30秒内即充盈,松止血带后充盈更迅速表示交通支瓣膜和大隐静脉瓣膜功能均不良。

2. 影像学检查 下肢静脉造影、血管超声检查等,可以判断病变部位、范围和程度。

五、治疗要点

1. 非手术治疗只能改善症状。
- (1)适应证
  - 1)病变局限,症状轻又不愿手术者。
  - 2)妊娠期静脉曲张。
  - 3)症状虽然明显,但不能耐受手术者。
- (2)治疗措施
  - 1)*患肢穿弹力袜或用弹性绷带。
  - 2)避免久站、久坐,注意休息,抬高患肢。

2. 硬化剂注射疗法
- (1)适应证
  - 1)手术后残留的曲张静脉。
  - 2)手术后局部复发的病例。
- (2)方法:将5%鱼肝油酸钠1～2ml注射于曲张静脉后,随即用绷带加压包扎3～6周,其间避免久站,但应鼓励行走。

3. 手术疗法 *是根本的治疗措施,包括大隐静脉或小隐静脉高位结扎与曲张静脉剥脱术。合并溃疡者,控制局部感染后再行手术。

六、护理诊断/问题

1. 焦虑 与影响正常的工作和生活等有关。

2. 皮肤完整性受损 与皮肤和皮下组织缺血缺氧导致抵抗力下降等有关。

3. 潜在并发症:血栓性浅静脉炎、小腿慢性溃疡、深静脉血栓、出血等。

4. 知识缺乏:缺乏预防或延缓静脉曲张等相关知识。

七、护理措施

1. 非手术治疗患者的护理

（1）一般护理
1)*活动时包扎弹力绷带或穿弹力袜。
2)避免久站久坐,坐时勿双膝交叉过久,以免压迫腘窝影响静脉回流。
3)患肢肿胀时卧床休息,*并抬高患肢30°～40°。
4)*保持大小便通畅,防止腹内压增高。
5)避免下肢受伤。

（2）并发症的护理
1)慢性溃疡和湿疹:抬高患肢,保持创面清洁,遵医嘱应用抗生素。
2)血栓性静脉炎:局部热敷、理疗、抗凝及预防感染,*禁止按摩。
3)出血:立即抬高患肢,加压包扎,必要时手术止血。

2. 手术治疗患者的护理

（1）术前护理
1)严格皮肤准备,*备皮范围包括患侧腹股沟区手术范围及患侧整个下肢至足趾。
2)皮肤有慢性炎症、湿疹样变或溃疡者,局部用药或换药,全身应用抗生素。
3)患肢水肿者,嘱其卧床休息,并抬高患肢,以减轻水肿。

（2）术后护理
1)促进静脉回流:*患肢抬高30°,并作足背伸屈运动。
2)预防下肢静脉血栓形成:*术后24小时鼓励患者下床活动。
3)病情观察:注意有无切口或皮下渗血,局部有无感染表现。
4)应用弹力绷带:注意松紧适度,以能扪及足背动脉搏动和保持正常皮肤温度为宜。*一般维持2周。

下肢静脉曲张患者术后患肢护理:抬高30°～40°,
术后24小时鼓励下床活动,术后应用弹力绷带维持2周。

八、健康指导

1. 让患者了解非手术或手术治疗的方法和意义。
2. 嘱咐患者注意保护患肢,防止碰伤和过度搔抓。
3. 维持良好的姿势,避免久站或久坐,定时改变体位。

**要点回顾**

1. 引起原发性下肢静脉曲张的原因有哪些?
2. 原发性下肢静脉曲张患者主要发生在什么静脉? 主要典型症状是什么?
3. 如何进行深静脉回流试验(Perthes试验)检查? (Perthes试验)检查有何临床意义?
4. 原发性下肢静脉曲张患者最根本的治疗方法是什么? 主要包括哪两种方法?
5. 原发性下肢静脉曲张患者术后,患肢应用弹力绷带应注意些什么? 包扎时间为多长?

## 第2节　血栓闭塞性脉管炎患者的护理

一、概述　血栓闭塞性脉管炎是一种累及周围血管的*慢性、炎症性、节段性和周期性发作的血管炎症病变。*主要侵袭下肢中、小动脉和静脉,好发于吸烟的男性青壮年。

二、病因　一般认为与*长期吸烟(重要因素)、寒冷与潮湿、感染与外伤、神经及内分泌功能紊乱、免疫功能异常造成血管调节功能失调,以及性激素、前列腺素失调引起血管舒缩失常等因素有关。

三、病理生理　血管壁全层呈炎症反应伴有管腔内血栓形成和阻塞。病变主要侵犯下肢血管,多见于下肢中、小动脉,伴行静脉也受累。*病变血管壁非化脓性炎症改变,病变呈节段性分布,病程发展后,血管壁和血管周围广泛纤维化并有侧支循环形成,最终可造成肢体远端坏疽或溃疡。

四、临床表现　根据病理变化程度和临床表现的轻重可将病程分为局部缺血期、营养障碍期、坏疽期。

1. 局部缺血期　肢端发凉、怕冷、麻木等异常感觉,足背动脉和胫后动脉搏动减弱,可伴有游走性血栓性静脉炎,出现*间歇性跛行现象。

2. 营养障碍期　足及小腿皮肤苍白、干冷、肌肉萎缩、趾甲增厚;足背动脉和胫后动脉搏动消失;出现*静息痛(休息痛)(图21-1)。

3. 坏疽期　远端因无血供而发生*干性坏疽;继发感染,可转变成湿性坏疽,常伴全身中毒症状。

五、辅助检查

1. 测定皮肤温度　*若两侧肢体对应部位皮温相差2℃以上,提示皮温降低侧肢体动脉血流减少。

2. 肢体抬高试验　*患者平卧,抬高患肢70°～80°,持续60秒,若出现麻木、疼痛、足部皮肤苍白或蜡黄为阳性;再让患者坐起,双足自然下垂于床沿,正常人皮肤色泽可在10秒内恢复正常,若超过45秒且足部皮肤出现色泽不均匀,提示患肢严重供血不足。

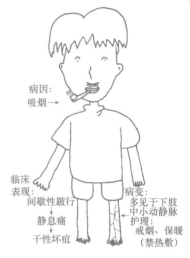

病因:吸烟→

临床表现:
间歇性跛行
静息痛
干性坏疽

病变:多见于下肢中小动静脉

护理:戒烟、保暖(禁热敷)

●● 图21-1　血栓闭塞性脉管炎 ●●

六、治疗要点

1. 治疗原则　防止病变进展,改善和促进下肢血液循环。

2. 常用措施　包括药物治疗、高压氧治疗和手术治疗。

七、护理诊断/问题

1. 疼痛　与患肢缺血、组织坏死等有关。

2. 组织灌注不良　与动脉血管闭塞、血流减少等有关。

3. 焦虑　与患肢疼痛难忍、久治不愈、需截肢治疗等有关。

4. 皮肤完整性受损　与组织缺血及营养障碍有关。

八、护理措施

1. 一般护理
(1)*需绝对戒烟(最重要)。
(2)防止外伤,*注意保暖,但不能局部直接加温。
(3)睡觉和休息时取头高足低位,避免长时间维持同一姿势不变,坐时避免跷腿,以防腘动、静脉受压。
(4)保持足部清洁干燥,防止外伤和继发感染。
(5)干性坏疽的部位,应保持干燥,每天酒精消毒包扎;已发生感染的创面,遵嘱用抗生素湿敷。

2. 疼痛的护理
(1)早期:给予血管扩张药、低分子右旋糖酐等。
(2)中、晚期:采用麻醉性镇痛药,必要时连续性硬膜外阻滞止痛。

3. 指导患者进行Buerger运动。

4. 皮肤准备　如需植皮,注意供皮区皮肤准备。

5. 术后护理
(1)体位:*静脉重建术后抬高患肢30°;动脉重建术后平放患肢。
(2)病情观察
1)观察脉搏、血压及切口情况。
2)血管重建及动脉内膜剥脱术后,观察患肢远端皮温、颜色、感觉及动脉搏动,以判断血管通畅情况。
(3)制动:*静脉重建术后卧床制动1周;动脉重建术后卧床制动2周。
(4)活动:*卧床患者应鼓励在床上作足背伸屈运动,以利深静脉血液回流。
(5)防治感染:继续给予抗生素治疗,并做切口护理。

九、健康指导

1. *绝对戒烟,以消除烟碱对血管的毒性作用。
2. 嘱患者注意防潮、保暖、坚持锻炼患肢。
3. 指导患者多食富含维生素B和维生素C的食物,多摄入水分,以降低血液黏稠度。
4. 出院后严格按照医嘱使用抗凝剂,预防血栓形成。

**要点回顾**

1. 血栓闭塞性脉管炎主要累及的血管呈哪些病理生理改变?
2. 血栓闭塞性脉管炎临床表现分哪几个期? 各期的典型表现是什么?
3. 如何进行血栓闭塞性脉管炎肢体抬高试验的检查?
4. 血栓闭塞性脉管炎患者术后应制动多长时间?
5. 预防血栓闭塞性脉管炎发生最重要的措施是什么?

**模拟试题栏——识破命题思路,提升应试能力**

## 一、专业实务

A₁型题

1. 原发性下肢静脉曲张的原因主要为(　　)
   A. 肥胖　　　　　　　B. 妊娠
   C. 先天性静脉壁薄弱　D. 深静脉阻塞
   E. 深静脉瓣膜功能不全

2. 血栓闭塞性脉管炎病变部位主要位于(　　)
   A. 上肢大、中动脉
   B. 下肢小动静脉,不发生于中动静脉
   C. 下肢中、小动脉,以动脉为主
   D. 下肢中、小动脉,以静脉为主
   E. 下肢大、中静脉

3. 血栓闭塞性脉管炎出现静息痛表示(　　)
   A. 严重的缺血状态　　B. 肌肉代谢增加
   C. 肌肉血肿　　　　　D. 交感神经功能失调
   E. 干性坏疽

4. 关于血栓闭塞性脉管炎患者治疗原则的叙述不正确的是(　　)
   A. 止痛、抗凝　　　　B. 热疗
   C. 戒烟　　　　　　　D. 高压氧疗法
   E. 改善血液循环

A₂型题

5. 患者,男,42岁。右足麻木、疼痛,在走路时出现小腿酸胀、易疲劳,足底有硬胀感,初步诊断为血栓闭塞性脉管炎。可确诊的辅助检查是(　　)
   A. 超声多普勒检查　B. 静脉注射硫酸镁10ml
   C. 仔细检查肢体各动脉搏动情况
   D. Perthes试验　　　E. 动脉造影

6. 患者,男,45岁。右下肢静脉曲张10多年。近半年感

觉症状加重来院,医生拟手术治疗,其能否行手术治疗主要取决于(　　)
   A. 浅静脉瓣膜功能是否良好
   B. 深静脉有无阻塞
   C. 交通支瓣膜功能是否良好
   D. 静脉曲张严重程度
   E. 有无经久不愈的慢性溃疡

7. 患者,男,52岁。下肢静脉曲张12年,判断其下肢深静脉瓣膜功能最可靠的方法是(　　)
   A. 下肢静脉造影术　B. 下肢静脉超声检查
   C. 大隐静脉瓣膜功能试验
   D. 屈氏试验　　　　E. 波氏试验

8. 患者,男,40岁。较长距离步行后,出现下肢疼痛,肌肉抽搐,休息后疼痛缓解,继续行走一段路后症状又出现。患者平时左足背发凉、怕冷,有麻木感。检查:左足背动脉搏动较右侧减弱。患者可能是(　　)
   A. 动静脉瘘　　　　B. 血栓静脉炎
   C. 下肢静脉阻塞　　D. 血栓闭塞性脉管炎
   E. 雷诺综合征

A₃/A₄型题

(9、10题共用题干)

患者,男,42岁。左下肢发凉、怕冷、小腿抽痛、足趾麻木半年余。2周前出现左足趾持续性疼痛难忍,夜间尤甚,常彻夜难眠,以血栓闭塞性脉管炎收入院。医生告知其应积极配合治疗,多做勃格运动,否则有截肢的危险。现患者坐卧不宁,常无故发怒,对医护人员的服务不满。

9. 此时护士给患者行心理护理,主要是减轻患者的(　　)

A. 焦虑　　　　　　B. 紧张
C. 恐惧　　　　　　D. 绝望
E. 悲观

10. 护士指导患者多做勃格运动的主要目的是(　　)

　　A. 提高日常活动能力

　　B. 减轻下肢水肿

　　C. 减慢肢体坏疽速度

　　D. 促进侧支循环建立

　　E. 促进患者舒适

（11、12题共用题干）

　　患者，女，45岁。因下肢静脉曲张入院，检查时嘱其站立，待下肢静脉曲张充盈后，在大腿上1/3扎止血带，嘱用力踢腿20次，结果显示曲张静脉充盈度明显减轻。

11. 此检查结果提示(　　)

　　A. 交通支瓣膜功能不全

　　B. 交通支瓣膜功能正常

　　C. 大隐静脉瓣膜功能不全

　　D. 下肢深静脉通畅

　　E. 下肢深静脉瓣膜功能不全

12. 治疗的根本方法是(　　)

　　A. 穿弹力袜　　　　B. 局部血管注射硬化剂
　　C. 手术治疗　　　　D. 中医治疗
　　E. 鼓励行走锻炼

二、实践能力

A₁型题

13. 下肢静脉曲张术后，鼓励患者早期活动的目的是预防(　　)

　　A. 肌肉僵直　　　　B. 深静脉血栓形成
　　C. 血管痉挛　　　　D. 术后复发
　　E. 患肢水肿

14. 下肢静脉曲张手术后护理错误的是(　　)

　　A. 抬高患肢

　　B. 1～2日后即可下床缓步行走

　　C. 包扎弹力绷带从近心端向远心端包扎

　　D. 尽早进行下肢肌肉等长收缩活动

　　E. 弹力绷带维持2周

A₂型题

15. 患者，女，53岁。因左下肢静脉曲张10年，现行大隐静脉高位结扎剥脱术。术后该患者的患肢应(　　)

　　A. 向内收　　　　　B. 向外展
　　C. 垂落床边　　　　D. 平放
　　E. 抬高

16. 患者，男，50岁。血栓闭塞性脉管炎术后，护士对患者进行肢体远端血运情况观察，观察内容不包

括(　　)

　　A. 皮肤的温度　　　B. 双侧足背动脉搏动
　　C. 皮肤的颜色　　　D. 皮肤出血
　　E. 皮肤的感觉

17. 患者，男，63岁。因右下肢静脉曲张15年，行大隐静脉高位结扎剥脱术。术后护士指导患者应用弹力绷带的正确方法是(　　)

　　A. 包扎前应下垂患肢

　　B. 包扎后应能扪及足背动脉搏动

　　C. 两圈弹力绷带之间不能重叠

　　D. 松紧以能伸进两手指为宜

　　E. 手术部位的弹力绷带应缠绕得更紧

18. 患者，女，62岁。偏瘫卧床5年。近日出现小腿疼痛、肿胀，疑深静脉血栓形成。护士指导家属禁止按摩患肢，其目的是(　　)

　　A. 预防出血　　　　B. 防止血栓脱落
　　C. 预防静脉损伤　　D. 缓解疼痛
　　E. 预防肢体水肿

19. 患者，男，40岁。下肢静脉曲张5年，近日行硬化剂注射疗法。护士对其进行健康教育内容正确的是(　　)

　　A. 绷带加压包扎期间不能走动

　　B. 绷带加压包扎期间应多站

　　C. 坐时双膝多采取交叉位

　　D. 绷带加压包扎1个月

　　E. 加穿紧身衣裤

20. 患者，女，50岁。下肢静脉曲张10年，近期加重并小腿溃疡7天。入院后拟行手术治疗，其术前护理措施中不包括(　　)

　　A. 溃疡患者需换药　　B. 抬高患肢

　　C. 备皮包括下肢、腹股沟、会阴部皮肤

　　D. 保持大便通畅　　　E. 积极下床活动

21. 患者，男，53岁。下肢静脉曲张术后，其术后护理措施中错误的是(　　)

　　A. 应用弹力绷带包扎2周

　　B. 术后24小时鼓励下床活动

　　C. 禁做足背伸屈运动

　　D. 观察患肢有无渗血和水肿

　　E. 发现异常情况及时报告

22. 患者，男，56岁。患血栓闭塞性脉管炎多年，其护理措施中不正确的是(　　)

　　A. 止痛、戒烟

　　B. 指导抬腿活动

　　C. 患肢用热水袋热敷

　　D. 保持患肢干燥

E.测皮温、观察疗效

23. 患者,男,45岁。下肢静脉曲张,拟行大隐静脉剥脱术,其手术后因害怕疼痛,不愿活动,该患者最可能发生的潜在并发症是(　　)

A.静脉炎　　　　B.动脉栓塞

C.肺栓塞　　　　D.切口感染

E.深静脉血栓形成

24. 患者,男,57岁。久站后左下肢出现酸胀感,小腿内侧可见静脉突起,诊断为下肢静脉曲张。对此患者日常保健要求中不正确的是(　　)

A.尽量避免久站　　B.尽量避免患肢外伤

C.休息时抬高患肢　D.使用弹力袜

E.尽量减少下肢活动

25. 患者,男,60岁。左下肢静脉曲张20年,行大隐静脉高位结扎加小腿静脉分段结扎术。术后3小时起立行走时,小腿伤口突然出血不止,紧急处理的措施是(　　)

A.就地包扎　　　　B.指压止血

C.用止血带　　　　D.钳夹止血

E.平卧,抬高患肢,加压包扎

A₃/A₄型题

(26～28题共用题干)

患者,女,48岁。右下肢静脉曲张已12年,劳累后患侧肢体水肿,右小腿内侧及踝部溃疡经久不愈。

26. 该患者选用的治疗措施是(　　)

A.弹性绷带包扎治疗

B.抗感染治疗　　C.手术治疗

D.局部药物治疗　E.物理治疗

27. 手术前皮肤准备范围是(　　)

A.准备大腿内侧

B.按患侧腹股沟区手术范围准备

C.准备整个大腿

D.准备曲张静脉皮肤

E.按右侧腹股沟区手术范围包括同侧整个下肢至足趾

28. 术后护理正确的是(　　)

A.卧床休息2周　　B.患肢制动

C.患肢平放　　　　D.早期下床活动

E.弹力绷带1周后拆除

(29、30题共用题干)

患者,男,45岁。长期吸烟,右下肢反复发作静脉炎,半年前有间歇性跛行,近期出现晚上睡觉时右下肢疼痛难忍,难以入睡。

29. 该患者最可能的诊断是(　　)

A.血栓闭塞性脉管炎局部缺血期

B.动脉栓塞

C.大动脉炎

D.血栓闭塞性脉管炎营养障碍期

E.动脉硬化性闭塞症

30. 估计该患者双侧下肢的皮肤温度相差约(　　)

A.1℃以上　　　　B.2℃以上

C.3℃以上　　　　D.4℃以上

E.5℃以上

(潘丽婷)

# 第22章 泌尿及男性生殖系统疾病患者的护理

★——☆★ 考点提纲栏——提炼教材精华,突显高频考点 ★☆——★

## 第1节 常见症状及诊疗操作的护理

### 一、常见症状

1. 排尿异常
- (1)尿频:每天排尿次数超过10次,但每次尿量减少。
- (2)尿急:有尿意就迫不及待地要排尿而不能自控。
- (3)尿痛:在排尿初、中、末或排尿后感尿道疼痛。
- (4)排尿困难:尿液不能通畅地排出。
- (5)尿流中断:排尿过程中突然中断并伴有疼痛。
- (6)尿潴留:膀胱内充满尿液而不能排出。分为急性与慢性两类。
- (7)尿失禁:尿液不能控制而自行由尿道口流出。分为:真性尿失禁(完全性尿失禁)、压力性尿失禁(不完全性尿失禁)、假性尿失禁(充溢性尿失禁)和急迫性尿失禁。

2. 尿液异常
- (1)血尿:尿液中含有过多的红细胞
  - 1)*镜下血尿:新鲜尿液离心后,每高倍镜视野中红细胞>3个。
  - 2)*肉眼血尿:1000ml尿液中含1ml血液即呈肉眼血尿。
- (2)*脓尿:尿液离心后,每高倍镜视野白细胞>5个即为脓尿。
- (3)乳糜尿:尿内含有乳糜或淋巴液,呈乳白色。若同时含有血液,称为乳糜血尿。
- (4)晶体尿:尿液中盐类呈过饱和状态,有机或无机物质沉淀、结晶,形成晶体尿。
- (5)少尿、无尿、多尿:24小时尿量少于400ml或每小时尿量少于17ml为少尿;24小时尿量少于100ml或12小时内无尿,称为无尿或尿闭;24小时尿量大于2500ml为多尿。

### 二、诊疗操作及护理

1. 尿液检查
- (1)尿常规检查:是诊断泌尿系统疾病最基本的检查项目,以新鲜晨尿为宜。
- (2)*尿三杯试验:用于初步判断镜下血尿或脓尿的来源和病变部位。可分为:①初始血尿(第一杯):提示病变在膀胱颈部或尿道;②终末血尿(第三杯):提示病变在膀胱颈部、膀胱三角区或后尿道;③全程血尿(三杯尿液):提示病变在膀胱或其以上部位。

2. X线检查及护理
- (1)尿路平片(KUB):做好肠道准备,摄片前2~3天禁用不透X线的药物,如铋剂、铁剂、钡剂等;摄片前1日少渣饮食并服缓泻剂;摄片日晨禁食并排空大便。
- (2)排泄性尿路造影(IVP):又称静脉尿路造影(IVU),禁用于碘过敏、妊娠、肝肾功能严重损害者,除常规做好肠道准备外,检查前应做碘过敏试验。
- (3)逆行肾盂造影(RGP、RP):禁用于急性尿路感染或严重尿道狭窄,常规肠道准备。
- (4)肾血管造影:禁用于有出血倾向、碘过敏、妊娠、肾功能严重受损者,造影前行常规肠道准备及碘过敏试验,造影后穿刺点局部加压包扎,平卧24小时,并注意观察。

3. B超检查 广泛应用于泌尿外科疾病的筛选、诊断和介入治疗,对肾占位性病变、肾积水、尿路结石、膀胱肿瘤及前列腺、睾丸疾病等均有重要诊断价值。

4. 膀胱尿道镜检查的护理 尿道狭窄、急性膀胱炎或膀胱容量小于50ml者为禁忌证。可直接窥查尿道及膀胱内有无病变,可取活体组织作病理检查、钳取异物、破碎结石。

5. *膀胱冲洗患者的护理
- (1)冲洗液温度:一般为35~37℃(前列腺术后控制在25~30℃),可防止膀胱痉挛,膀胱内出血时使用4℃冷冲洗液。
- (2)冲洗量:每次冲洗一般不超过100ml,膀胱手术后每次冲洗不应超过50ml。
- (3)常用的冲洗液:生理盐水、3%硼酸溶液、0.02%呋喃西林、抗生素溶液等。
- (4)冲洗速度:根据病情而定,一般尿色深则快,尿色浅则慢

## 要点回顾

1. 尿失禁有哪四种类型？如何区分？
2. 肉眼血尿的分类及相应的出血部位在哪？
3. 膀胱冲洗的注意事项有哪些？

## 第 2 节　泌尿系统损伤患者的护理

一、肾损伤

1. 病因
   - （1）开放性损伤：因弹片、枪弹、刀刃等锐器所致损伤。
   - （2）闭合性损伤：因直接暴力或间接暴力所致损伤。直接暴力时由于*上腹部或背腰部受到外力冲撞或挤压，是肾损伤最常见的原因。

2. 病理类型　分为*肾挫伤（最常见）、肾部分裂伤、肾全层裂伤和肾蒂损伤。

3. 临床表现
   - （1）*血尿：是肾损伤最重要的症状，血尿轻重与损伤程度不一定成正比。
   - （2）疼痛：可引起患侧腰腹部疼痛，也可有全腹痛和腹膜刺激征。
   - （3）腰、腹部肿块：出血、尿外渗积聚于肾周围而形成肿块。
   - （4）发热：尿外渗易继发感染并形成肾周脓肿，出现全身中毒症状。
   - （5）休克：因严重失血或创伤导致休克。

4. 辅助检查
   - （1）实验室检查：*血尿是诊断肾损伤的重要依据，白细胞增多提示有感染。
   - （2）影像学检查：B超、CT、排泄性尿路造影检查、动脉造影，*CT为首选检查。

5. 治疗要点　多数闭合性肾损伤采用非手术治疗，少数需要手术治疗。
   - （1）紧急处理伴休克者：应迅速给予输血、输液，积极抢救生命。
   - （2）非手术治疗：*绝对卧床休息2～4周，过早过多下地活动可能再度出血，给予止血、抗感染药物治疗，密切观察生命征、血尿颜色和腰腹部肿块的变化。
   - （3）手术治疗：包括肾修补、肾部分切除或肾切除术；引起肾周脓肿时行肾周引流术。

6. 护理诊断/问题
   - （1）急性疼痛　与肾损伤后肾周围血肿、肾包膜紧张、血块堵塞输尿管等有关。
   - （2）组织灌注量改变　与肾损伤引起大出血、尿外渗或腹膜炎有关。
   - （3）恐惧/焦虑　与外伤打击、害怕手术和担心肾切除等有关。
   - （4）潜在并发症：休克、感染。

7. 护理措施
   - （1）*休息：绝对卧床2～4周，待病情稳定、血尿消失7天后才可离床活动，肾切除术后需卧床2～3天，肾修补术、肾部分切除术或肾周引流术后需卧床2～4周。
   - （2）病情观察
     - 1）严密监测血压、脉搏、呼吸、神志，并注意患者全身症状。
     - 2）*动态观察血尿情况，若血尿颜色加深，说明出血加重；反之病情好转。
     - 3）观察疼痛部位及程度，准确测量并记录腰腹部肿块大小，观察腹膜刺激征的轻重。
     - 4）定时检测血红蛋白和血细胞比容，以了解出血情况及其变化；定时观察体温和血白细胞计数，以判断有无继发感染。
   - （3）维持水、电解质及血容量的平衡：遵医嘱输液、输血，应用止血药物和抗生素。
   - （4）有手术指征者，在抗休克同时，积极进行各项术前准备。

8. 健康指导
   - （1）恢复后2～3个月不宜从事重体力劳动和参加剧烈运动。
   - （2）多饮水，保持尿路通畅，减少尿液对损伤创面的刺激。发现异常及时复查。
   - （3）5年内定期复查。*一侧肾脏切除后，注意保护对侧肾，禁用对肾有毒性的药物。

二、膀胱损伤

1. 病因
   - （1）闭合性损伤：发生率最高，可由直接或间接暴力所致，可合并腹部其他器官损伤或尿道损伤。*大多数闭合性膀胱破裂是因骨盆骨折所致。
   - （2）开放性损伤：大多数为火器、利刃损伤，多见于战时。
   - （3）医源性损伤：常见的原因是分娩异常，膀胱镜检查或手术等误伤膀胱。

2. 病理　详见表22-1、图22-1。

**表22-1 膀胱破裂的病理类型**

| 闭合性 | 挫伤 | 膀胱壁未穿透,无尿外渗,可出现血尿 |
|---|---|---|
| | 破裂 | 腹膜内型 膀胱壁和腹膜均破裂,尿液流入腹腔引起腹膜炎 |
| | | 腹膜外型 膀胱壁破裂而腹膜完整,尿液渗入膀胱周围和耻骨后间隙 |
| 开放性 | 尿瘘 | |

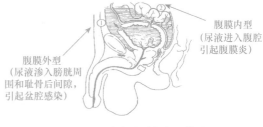

●● 图22-1 膀胱破裂的病理类型 ●●

3. 临床表现
- (1)休克:尿外渗、腹膜炎及骨盆骨折大出血等可导致休克。
- (2)腹膜刺激征和腹痛:*腹膜内破裂时,尿液流入腹腔引起全腹压痛、反跳痛及肌紧张,并有移动性浊音。腹膜外破裂时,下腹部疼痛、压痛及肌紧张。
- (3)排尿困难和血尿:患者有尿意但不能排尿,或仅排少量血尿。
- (4)尿瘘:如膀胱直肠瘘、膀胱阴道瘘。

4. 辅助检查
- (1)*膀胱造影:是确诊膀胱破裂的主要手段。可鉴别腹膜内、外型破裂。
- (2)导尿试验:对膀胱破裂有诊断价值;并与尿道损伤有鉴别诊断价值。
- (3)膀胱注水试验:从导尿管注入灭菌生理盐水200ml,片刻后吸出。*若液体进出量差异很大,提示膀胱破裂。
- (4)X线检查:可发现骨盆骨折。

5. 治疗要点 膀胱挫伤或早期较小的膀胱破裂,*留置导尿管持续引流尿液7~10天。较重的膀胱破裂,须尽早手术。对严重损伤、出血导致休克者,积极抗休克治疗。

6. 护理诊断/问题
- (1)潜在并发症:急性腹膜炎、休克等。
- (2)疼痛 与组织损伤、尿外渗后并发腹膜炎等有关。
- (3)组织灌注量改变 与创伤、骨盆骨折损伤血管引起大出血、尿外渗有关。
- (4)排尿异常 与膀胱损伤、尿路感染有关。

7. 护理措施
- (1)病情观察:生命征、排尿情况、疼痛的程度和部位。
- (2)*任何原因引起的腹膜内膀胱破裂和开放性膀胱损伤应首先防治休克,根据损伤的部位、程度,积极准备手术治疗。
- (3)做好留置导尿管及耻骨上膀胱造瘘的护理
  - 1)妥善固定造瘘管和引流袋;保持引流管通畅。
  - 2)正确膀胱冲洗:①方法:连续滴入、间断开放法;②速度:*每分钟60滴,每隔30分钟开放导管1次,待血色变淡时,可改为间断冲洗或每日2次;③用量:*每次不宜超过100ml,膀胱部分切除术者每次应少于50ml;④造瘘口周围皮肤用氧化锌膏保护。
  - 3)拔管时间:膀胱造瘘管一般留置10日左右。膀胱修补术后,应留置导尿管或耻骨上膀胱造瘘管,持续2周。拔管前先夹管,观察尿道排尿通畅才可拔管。拔管后,造瘘口有少许漏尿为暂时现象,患者取仰卧位,局部换药,即可自愈。
- (4)遵医嘱输液、输血,应用止血药物和抗生素,并鼓励患者多饮水。

三、尿道损伤

1. 概述 是最常见的泌尿系统损伤。尿道损伤多见于男性。男性尿道损伤以尿生殖膈为界,分为前、后两段。前尿道包括球部和阴茎海绵体部,损伤以球部多见;后尿道包括膜部和前列腺部,损伤以膜部多见。

2. 病因
- (1)开放性损伤:因弹片、锐器伤所致。
- (2)闭合性损伤
  - 1)*尿道球部损伤:最多见。多由会阴部骑跨伤引起。
  - 2)*尿道膜部损伤:多由骨盆骨折引起。

3. 病理
- (1)尿道挫伤:仅有尿道黏膜或海绵体部分损伤,阴茎和筋膜完整,有水肿和出血。
- (2)尿道裂伤:部分尿道壁断裂,尿道周围有血肿和尿外渗。
- (3)尿道断裂:尿道完全离断,断端退缩、分离,引起尿道周围血肿和尿外渗。

4. 临床表现
- （1）休克：尿道损伤合并骨盆骨折时可引起损伤性或失血性休克。
- （2）尿道出血：前尿道破裂见尿道外口流血；后尿道破裂无尿道流血或仅有少量血尿。
- （3）疼痛：尿道球部损伤时会阴部肿胀、疼痛；后尿道损伤表现为下腹部疼痛。
- （4）排尿困难与尿潴留。
- （5）血肿与尿外渗：尿道球部损伤者，血液和尿液外渗至阴茎、阴囊、会阴和下腹壁。尿道膜部损伤时，血液和尿液外渗至前列腺和膀胱周围。

5. 辅助检查
- （1）诊断性导尿：可以检查尿道是否连续、完整。一旦插入导尿管，应留置导尿。如插入困难说明尿道可能裂伤或断裂，不应反复试插，以免加重损伤和引发感染。
- （2）逆行尿道造影：是确定尿道损伤程度的主要方法，可确定尿道损伤的部位。

6. 治疗要点
- （1）紧急处理：合并休克者首先应抗休克治疗。
- （2）非手术治疗：试插导尿管若成功，*留置导尿管7～14天，引流尿液并支撑尿道。
- （3）手术治疗：试插导尿管不成功者考虑手术治疗。

7. 护理诊断/问题
- （1）疼痛　与局部受伤、尿液刺激损伤的尿道等有关。
- （2）有感染的危险　与尿道损伤、尿外渗等有关。
- （3）排尿异常　与尿道损伤等有关。
- （4）焦虑　与担心尿道损伤影响排尿及生育功能等有关。

8. 护理措施
- （1）密切观察生命征，防治休克。还应注意尿外渗切开引流处的护理。
- （2）*尿道修补术或吻合术后留置导尿管2～3周，拔除尿管后，观察排尿情况。

9. 健康指导
- （1）尿道损伤经手术治疗修复后，患者常出现尿道狭窄，*需定期进行尿道扩张（先每周1次，持续1个月后逐渐延长间隔时间）。
- （2）继发性功能障碍的患者应训练心理性勃起加辅助治疗。

会阴骑跨伤球部，骨盆骨折伤膜部；
肾伤卧床2～4周，观察血尿记心头。
尿管留置时间杂，尿道损伤看手术；
非术留置1～2周，术后留置2～3周；
膀胱损伤怎么办，尿管留置7～10天。

**要点回顾**
1. 肾损伤、膀胱损伤、尿道损伤各自的临床表现是什么？
2. 如何区分腹膜内型膀胱破裂和腹膜外型膀胱破裂？
3. 尿道球部损伤和膜部损伤的区分要点是什么？
4. 膀胱注水试验的方法和意义是什么？
5. 肾损伤患者的卧床时间有何不同？为什么？

## 第 3 节　泌尿系统结石患者的护理

一、概述　根据结石的位置，分为上尿路结石（肾结石、输尿管结石）和下尿路结石（膀胱结石和尿道结石）。

二、病因

1. 流行病学　与年龄、性别、职业、饮食成分和结构、气候、代谢和遗传等有关。

2. 尿液因素
- （1）形成结石物质排出过多：尿液中钙、草酸或尿酸排出量增加。
- （2）尿pH改变：*酸性尿中形成尿酸和胱氨酸结石，碱性尿中形成磷酸钙及磷酸镁铵结石。上尿道结石大多为草酸钙结石，膀胱结石以磷酸镁铵结石为主，以草酸钙结石最多见。
- （3）尿液浓缩及尿中抑制晶体形成物质不足。

3. 泌尿系局部因素　尿路梗阻、尿路感染可诱发结石形成，并且三者相互促进。

### 三、临床表现

1. 肾和输尿管结石
   - （1）*疼痛：是最突出症状。**较大结石多为肾区隐痛或钝痛；小结石引起肾绞痛，其典型表现为突发性剧痛，可沿输尿管放射至下腹部、会阴部和大腿内侧。**
   - （2）*血尿：多为镜下血尿。肾和输尿管结石的典型表现是疼痛后血尿。
   - （3）其他症状：肾积水、继发急性肾盂肾炎或脓肿、肾功能不全。

2. 膀胱结石　*主要表现是膀胱刺激征和排尿困难；典型症状是排尿突然中断，改变体位尿可继续排出。还可发生血尿、脓尿、急性尿潴留，排尿时疼痛明显。

3. 尿道结石　*典型表现为排尿困难，甚至造成急性尿潴留伴会阴部剧痛（图22-2）。

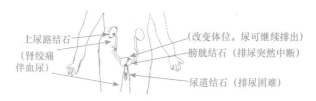

» » 图22-2　泌尿系统结石的临床表现 « «

### 四、辅助检查

1. 实验室检查　尿液和血生化检查、结石成分分析。若运动后尿中红细胞增多，有重要意义。

2. 影像学检查
   - （1）*KUB平片：90%以上的结石能在正、侧位平片中发现。
   - （2）排泄性尿路造影：可明确结石的位置、有无梗阻、对侧肾功能情况。
   - （3）逆行肾盂造影：仅适用于其他方法不能确诊时。
   - （4）B超：能显示各种结石，还能显示肾积水和萎缩情况，*是目前尿石症首选检查。
   - （5）肾图：可了解泌尿系梗阻程度和双肾功能。

3. *膀胱镜检查　是判断有无膀胱结石最可靠的方法。

### 五、治疗要点

1. *非手术治疗　适用于肾结石小于0.6cm、光滑、无尿路梗阻或感染、肾功能正常者。
   - （1）解痉止痛：主要治疗肾绞痛，给予*阿托品＋哌替啶，或吲哚美辛、黄体酮等止痛。
   - （2）调节代谢：别嘌醇可降低血和尿的尿酸含量，D青霉胺、乙酰半胱氨酸有降低尿胱氨酸含量及溶石作用。
   - （3）*调节尿液pH：口服枸橼酸钾、碳酸氢钠等碱化尿液，可治疗与尿酸和胱氨酸相关的结石，口服氯化铵使尿液酸化，有利于防止磷酸钙及磷酸镁铵结石的生长。
   - （4）中医中药：金钱草和车前子有溶石作用，针灸三阴交、肾俞穴位，有助结石排出。

2. 体外冲击波碎石（ESWL）　大多数上尿路结石、结石以下输尿管通畅、无狭窄适用此法，*最适宜于直径<2.5cm的结石。两次治疗间隔时间>7天。

3. 手术治疗　非开放手术和开放手术。经尿道膀胱镜取石或碎石，适用于膀胱结石<2～3cm者。前尿道结石在局麻下，手法取石，避免尿道切开以防尿道狭窄。

### 六、护理诊断/问题

1. 急性疼痛　与梗阻存在或结石活动刺激等有关。
2. 排尿异常　与下尿路结石梗阻有关。
3. 潜在并发症：出血、感染、肾功能不全等。
4. 知识缺乏：缺乏尿路结石的致病因素和治疗过程，以及家庭治疗和预防复发的知识。

### 七、护理措施

1. 非手术治疗的护理
   - （1）促进排石：大量饮水，*每日饮水量在3000ml以上，保持每日尿量在2000ml以上，睡前应饮250ml。在病情允许的情况下指导患者进行适当跳跃运动，增加结石排出的机会。
   - （2）控制感染：当结石合并感染时，应注意体温及全身情况，遵医嘱给予抗生素。

1. 非手术治疗的护理 {
（3）肾绞痛护理：卧床休息，*诊断明确者可遵医嘱给予哌替啶、阿托品等缓解疼痛。
（4）调节尿液pH：根据结石成分碱化或酸化尿液，并观察结石排出情况。
（5）调节饮食：根据结石的性质指导患者合理调节饮食。
}

2. 体外冲击波碎石术的护理 {
（1）碎石前护理：术前3日禁食产气食物，术前晚服缓泻剂或灌肠，术晨禁食禁饮。
（2）碎石中护理：嘱患者在治疗过程中不可移动体位。
（3）碎石后护理 {
1）先卧床休息6小时，而后可适当活动。注意碎石排出情况，宜用过滤网过滤尿液，*一般需4～6周才能排完碎石。多饮水，每天3000ml以上，促进碎石排出。
2）碎石后体位：*肾结石碎石后，取健侧卧位，同时叩击肾区，有利于结石排出。*巨大肾结石者取患侧卧位48～72小时，以后逐渐间断起立以防碎石在输尿管内形成"石街"。结石位于中肾盏、肾盂、输尿管上段者，碎石后取头高足低位；结石位于肾下盏者取头低位。
}
}

3. 手术治疗的护理 {
（1）手术前护理：了解疼痛部位、性质，观察血尿情况及有无结石排出。对于输尿管切开取石的患者，术前1小时拍摄腹平片，进行结石定位。
（2）手术后护理 {
1）做好伤口及引流管的护理。观察有无出血、漏尿情况。
2）肾实质切开取石术及肾部分切除的患者，应绝对卧床2周，以防继发出血。
3）*肾盂造瘘者，不常规冲洗，以免引起感染。必须冲洗时，应严格无菌操作，低压冲洗，冲洗量不超过5～10ml，如有出血，用冷冲洗液冲洗。肾盂造口管一般置管10日以上，拔管前应先夹管2～3天，拔管后向健侧卧位，造瘘口向上。防止拔管后漏尿。
4）双"J"管护理：鼓励患者尽早下床活动，但避免剧烈活动、过度弯腰、突然下蹲等不当活动，以免双"J"管滑脱或移位，一般留置4～6周。
}
}

八、健康指导

1. 饮水防石　常规每日需饮水3000ml以上，全天均匀摄入，尤其是睡前及半夜饮水效果更好。为预防结石的复发，每天尿量应维持在2000～3000ml。

2. *饮食指导　根据结石成分调节饮食。 {
（1）含钙结石：限制含钙丰富的食物，如牛奶、奶制品、豆制品、巧克力、坚果等。
（2）草酸结石：限制浓茶、菠菜、甜菜、番茄、土豆、花生、芦笋等富含草酸的食物。
（3）尿酸结石：不宜服用含嘌呤高的食物，如动物内脏、豆类、啤酒等。
（4）磷酸盐结石：宜用低磷、低钙食物，少食蛋黄及牛奶等。
（5）胱氨酸结石：限制富含蛋氨酸的食物，如蛋、禽、鱼、肉等，增加纤维丰富的食物。
}

3. 药物预防　草酸盐结石者，维生素$B_6$可减少草酸盐排出，氧化镁可增加尿中草酸盐的溶解度；尿酸结石者，别嘌醇和碳酸氢钠可抑制尿酸结石形成；胱氨酸结石者，α-巯丙酰甘氨酸、乙酰半胱氨酸、碳酸氢钠可促进甘氨酸结石溶解。

4. 预防骨脱钙　伴甲状旁腺功能亢进者，必须摘除腺瘤或增生组织。鼓励长期卧床者功能锻炼，防止骨脱钙，减少尿钙排出。

**要点回顾**
1. 上尿路结石和下尿路结石的主要表现各是什么？
2. 上尿路结石药物治疗和ESWL治疗各自的适应证是什么？
3. 体外冲击波碎石后的护理要点是什么？
4. 肾盂造瘘管的护理要点有哪些？
5. 如何根据结石成分指导患者的饮食？

## 第4节　良性前列腺增生症患者的护理

一、概述　前列腺增生是老年男性的常见病，*为老年人排尿困难最常见的原因。前列腺增生能引起尿路梗阻，最终可导致患者肾功能的损害。

## 二、病因病理

1. *老龄和有功能的睾丸是前列腺增生重要的发病因素。

2. 体内性激素平衡失调与前列腺增生有一定的关系。前列腺增生主要发生于前列腺尿道周围的移行带。尿道梗阻程度与前列腺体积增大不成比例,而与增生位置有关。

## 三、临床表现

1. *尿频 是最早出现的症状,尤以夜间为甚。

2. *进行性排尿困难 是最主要的症状。典型表现为排尿迟缓、断续、滴沥、时间延长。

3. 尿潴留、尿失禁 梗阻严重者膀胱残余尿增多,可导致膀胱收缩无力,发生慢性尿潴留和充溢性尿失禁。因受凉、劳累、饮酒等使前列腺突然充血、水肿,导致急性尿潴留。

4. 继发症状 合并感染时出现膀胱刺激征;合并膀胱结石表现为尿流中断;若排尿困难易导致肾积水、肾衰竭。长期腹压排尿还可合并疝、痔或脱肛。

## 四、辅助检查

1. *直肠指检 是最简单、最直接有效的方法。

2. B超检查 可测量前列腺体积,检查内部结构是否突入膀胱。

3. 尿流动力学检查 正常尿流率为25ml/s,最大尿流率<15ml/s,说明排尿不畅;<10ml/s,提示梗阻严重,是手术指征之一。

4. 测定膀胱残余尿量 当残余尿量超过50ml时为手术指征。

5. 血清前列腺特异抗原(PSA)测定 有助于排除前列腺癌。

## 五、治疗要点

1. 前列腺增生未引起尿道梗阻者,无须特殊处理。

2. 药物治疗 对梗阻症状较轻或不能耐受手术者,可给予α受体阻滞剂、5α还原酶抑制剂、雌激素、降胆固醇类药物及中草药等治疗。

3. 手术治疗 尿路梗阻严重、残余尿量超过50ml,出现并发症者和非手术治疗无效者,可采用手术治疗。*目前最常用的术式是经尿道前列腺电切术(TURP)。

## 六、护理诊断/问题

1. 排尿障碍 与下尿路梗阻、逼尿肌损害有关。

2. 睡眠型态紊乱 与夜尿次数多有关。

3. 疼痛 与手术切口、术后膀胱痉挛有关。

4. 潜在并发症:感染、出血、TURP综合征、尿失禁等。

## 七、护理措施

1. 急症护理 对急性尿潴留的患者,应首先配合医生留置导尿或行耻骨上膀胱造瘘术。

2. 术前护理
 (1)全面检查:前列腺增生患者都是老年人,术前应做全面检查。
 (2)*指导饮食:告知患者进食粗纤维、易消化食物,以防便秘;戒烟酒,忌辛辣,多饮水,严禁憋尿;避免受凉、过度劳累、久坐等,以防发生急性尿潴留。
 (3)引流尿液:对残余尿量多、尿潴留患者,需留置导尿管引流尿液。

3. 术后护理
 (1)观察病情:严密观察意识、生命征、引流情况。
 (2)饮食:术后6小时无恶心、呕吐,可进流质饮食,1~2天后无腹胀可恢复正常饮食。
 (3)导尿管的护理:*手术后利用三腔气囊尿管压迫止血,将30~50ml生理盐水注入气囊内,稍牵引尿管,固定在大腿的内侧,使水囊压迫在前列腺窝的上方,嘱患者不可自行移开,直至解除牵引为止。一般牵引压迫时间为8~10小时。
 (4)*维持膀胱冲洗通畅:术后用生理盐水持续冲洗1~2天,以防血块堵塞尿管。若尿色深红或逐渐加深,说明有活动性出血。若引流不畅应及时冲洗,抽吸血块。准确记录冲洗量和排出量,尿量=排出量-冲洗量。

3. 术后护理

（5）不同手术方式的护理
1）经尿道前列腺切除术（TURP）：观察有无*TURP综合征,原因是术中大量的冲洗液被吸收使血容量急剧增加,形成稀释性低钠血症,患者可在术后几小时内出现烦躁、恶心、呕吐、抽搐、昏迷,严重者出现肺水肿、脑水肿、心力衰竭。此时应减慢速度,给予高渗盐水、利尿剂、脱水剂,对症处理。*TURP术后3～5天尿液颜色清澈,即可拔除导尿管。

2）开放手术:耻骨后引流管一般术后3～4天待引流量很少时拔除;耻骨上前列腺切除术后5～7天,耻骨后前列腺切除术后7～9天拔出导尿管;膀胱造瘘管一般术后10～14天、排尿通畅时拔除。

（6）预防感染:遵医嘱使用抗生素;每日用消毒棉球擦拭尿道外口2次,以防感染。

（7）并发症的预防及护理
1）出血:术后最初几天出现血尿,术后第1天有鲜血,以后逐渐清澈。*术后1周内禁止肛管排气或灌肠,以免增加腹压造成前列腺窝出血。

2）血栓和栓塞:鼓励患者翻身和适当地施行腿部活动,下床活动时加强陪护。

3）膀胱痉挛:嘱患者做深呼吸,以放松腹部肌肉;严重者遵医嘱给予解痉药物。

八、健康指导

1. 生活指导
（1）避免因受凉、劳累、饮酒、便秘而引起急性尿潴留。多饮水,勤排尿。
（2）*术后1～2个月内避免剧烈活动、负重、久坐等,防止继发性出血。

2. 康复指导
（1）术后前列腺窝的修复需3～6个月,因此术后可能仍会有排尿异常现象,应多饮水。出现排尿困难、尿道狭窄、附睾炎等,应及时回院就诊。
（2）如有尿失禁,应进行肛提肌锻炼。方法:吸气时缩肛,呼气时放松肛门括约肌。

3. 心理指导　经尿道前列腺切除术后1个月,经膀胱前列腺切除2个月后可以过性生活。

**要点回顾**

1. 前列腺增生的病因和加重症状的诱因是什么?
2. 前列腺增生患者最早的症状和最典型的症状各是什么?
3. 前列腺增生最简单的检查方法和最常用的手术方法是什么?
4. 前列腺手术后留置三腔气囊尿管的目的和时间、方法和注意事项是什么?
5. 什么是TURP综合征? 如何观察处理?

## 第5节　泌尿系统肿瘤患者的护理

一、概述　泌尿系统各部位都可发生肿瘤,最常见的是膀胱癌,其次是肾肿瘤。肾肿瘤多为恶性,包括肾癌、肾母细胞瘤、肾盂癌。小儿最常见的是肾母细胞瘤,其最常见和最重要的表现是无意中发现的腹部肿块。

二、肾癌

1. 病因　肾癌*是最常见的肾恶性肿瘤。高发年龄为50～70岁,占原发性肾肿瘤的85%。目前研究显示,吸烟是发病的危险因素。淋巴转移的首站为肾蒂淋巴结,*最常见的转移部位是肺。

2. 临床表现
（1）肾癌三联征:血尿、肿块和腰痛。*无痛性间歇性肉眼血尿是最早出现的症状,也是主要症状;腰腹部扪及肿块,*肾母细胞瘤常以肿块为首发症状;腰部钝痛或隐痛。
（2）肾外表现:低热、高血压、红细胞沉降率加快、贫血、精索静脉曲张等。

3. 辅助检查　B超、X线检查、CT、MRI、肾动脉造影等检查。其中B超能鉴别肾实质性肿块与囊性病变,目前已经作为一种普查肾肿瘤的方法。

4. 治疗要点　*根治性肾切除术是最主要的方法。肾癌直径<3cm,行肾部分切除术。

5. 护理诊断/问题
（1）恐惧/焦虑　与癌症、手术治疗、担心愈后有关。
（2）营养失调:低于机体需要量　与长期血尿、癌肿消耗、手术创伤等有关。
（3）疼痛　与肾癌的生长刺激或压迫有关。

6. 护理措施
- （1）术前护理：一般护理、心理护理、病情观察。
- （2）术后护理
  - 1）观察生命征，注意有无呼吸困难；做好引流管的观察和护理。
  - 2）监测肾功能，准确记录24小时尿量。适当应用镇静剂，减轻疼痛。
  - 3）体位：*根治性肾切除者待血压平稳，取半卧位；肾部分切除术者应卧床1～2周；肾癌根治、腹膜后淋巴清扫者卧床5～7天，腹膜后引流管1周后拔出，以防下床活动引起手术部位出血。

7. 健康指导
- （1）注意尿液颜色的变化，如有血尿出现，及早到医院就诊。
- （2）嘱患者慎用对肾功能有损害的药物，保护健侧肾功能；坚持不吸烟。
- （3）遵医嘱定期复查胸部X线，可及早发现肺部转移灶。
- （4）指导患者坚持生物治疗及免疫治疗。

## 二、膀胱癌

1. 概述　*膀胱癌是最常见的泌尿系统肿瘤。好发于50～70岁，男性多于女性。

2. 病因
- （1）长期接触苯胺类化学物质：染料、橡胶、塑料、油漆等，容易诱发膀胱癌。
- （2）吸烟：是重要的致癌因素，大约1/3膀胱癌与吸烟有关。
- （3）其他因素：如膀胱黏膜白斑、慢性膀胱炎、尿结石、长期尿潴留。

3. 病理
- （1）组织类型：绝大多数是移行细胞癌，多见于侧壁和后壁。
- （2）分化程度：分三级，Ⅰ级低度恶性；Ⅱ级中度恶性；Ⅲ级分化不良属高度恶性。
- （3）生长方式：原位癌、乳头状癌和浸润性癌。
- （4）转移途径：*淋巴转移是最主要的转移途径，血行转移主要转移至肝、肺等处。

4. 临床表现
- （1）*血尿：无痛性间歇性全程肉眼血尿是膀胱癌最早和最常见的症状。
- （2）膀胱刺激症状：尿频、尿痛属晚期症状。
- （3）排尿困难和尿潴留：发生于肿瘤较大或堵塞膀胱出口时。

5. 辅助检查
- （1）影像学检查：B超、X线检查、CT、MRI。
- （2）实验室检查：尿脱落细胞检查可找到肿瘤细胞，可作为初步筛选。
- （3）*膀胱镜检查：为最直接、最重要的检查手段，并可取活组织做病理检查。

6. 治疗要点　*以手术为主的综合治疗，结合放疗、膀胱灌注化疗和生物治疗。

7. 护理诊断/问题
- （1）焦虑/恐惧　与恐惧癌症、害怕手术、担心术后排尿方式改变有关。
- （2）排尿异常　与术后膀胱造瘘有关。
- （3）自我形象紊乱　与膀胱全切除、手术后所致尿流改道有关。
- （4）知识缺乏　与缺乏膀胱癌的治疗、护理方面的知识有关。

8. 护理措施
- （1）术前护理
  - 1）观察血尿程度；观察有无膀胱刺激症状。
  - 2）饮食：高蛋白、易消化、营养丰富食品，多饮水稀释尿液，以免血块引起尿路堵塞。
  - 3）行膀胱全切回肠代膀胱术的患者，按肠切除术前准备。
- （2）术后护理
  - 1）病情观察：生命征；膀胱全切术后应持续胃肠减压，密切观察。
  - 2）造口护理：如果造口灰暗或发紫，可能是血供障碍，需立即通知医生。
  - 3）*膀胱冲洗：膀胱肿瘤电切术后常规冲洗1～3天，根据引流液颜色调整冲洗速度，防止血块堵塞尿管。停止膀胱冲洗后应指导患者多饮水，起到自然冲洗的作用。肠道代膀胱者，术后第3日应行代膀胱冲洗，患者取平卧位，注射器抽取36℃生理盐水或5%碳酸氢钠溶液30～50ml，从代膀胱造瘘管低压缓慢注入。
  - 4）引流管护理：①各种引流管应标志清楚，妥善固定，保持通畅，分别记录；②输尿管末端皮肤造口术后2周，皮瓣愈合后拔出输尿管引流管；③回肠膀胱术后10～12天拔除输尿管引流管和回肠膀胱引流管，改为佩戴皮肤造口袋；④可控膀胱术后8～10天拔除肾盂输尿管引流管，12～14天拔除贮尿囊引流管，2～3周拔除输出道引流管，训练自行导尿。
  - 5）膀胱肿瘤电切术后6小时，患者即可进食，忌辛辣刺激食物，防止便秘。

（1）术后适当锻炼，加强营养，增强体质。

（2）禁止吸烟，对密切接触致癌物质者加强劳动保护。

（3）用药指导：病情允许，术后半个月行放疗和化疗。膀胱保留术后患者能憋尿者，即行*膀胱灌注化疗，是预防或推迟肿瘤复发的措施。每周灌注1次，共6次，以后每月1次，持续2年。以蒸馏水或等渗盐水稀释的卡介苗或抗癌药（丝裂霉素、多柔比星、羟喜树碱等）灌入膀胱后平、俯、左、右侧卧位，每15分钟轮换体位1次，保留2小时后排出。灌注后每日饮水2500～3000ml，以起到内冲洗作用。

9. 健康指导

（4）定期复查
1）浸润性膀胱癌术后定期复查脏器功能。放、化疗期间，定期查血、尿常规。
2）任何保留膀胱手术的患者，术后第1年应每3个月做膀胱镜1次。

（5）自我护理
1）尿流改道术后腹部佩戴集尿袋者，应指导患者正确地使用集尿袋，学会自我护理。
2）可控膀胱术后，开始每2～3小时导尿1次，逐渐延长间隔时间至每3～4小时一次。

痛后血尿常结石 无痛血尿慎肿瘤

**要点回顾**

1. 肾癌和膀胱癌的发病因素有哪些？

2. 膀胱癌最常见的组织类型和转移途径各是什么？确诊最可靠的检查方法是什么？

3. 肾癌和膀胱癌的临床表现有何异同？最早出现的症状是什么？

4. 膀胱灌注化疗的常用药物和方法是什么？

5. 膀胱肿瘤电切术后的护理要点是什么？

★ ★ ★ 模拟试题栏——识破命题思路，提升应试能力 ★ ★ ★

**一、专业实务**

A₁型题

1. 经产妇大笑时出现的尿失禁属于（　　）

A. 完全性尿失禁　　　B. 充盈性尿失禁

C. 假性尿失禁　　　D. 压力性尿失禁

E. 急迫性尿失禁

2. 老年男性尿潴留最常见的原因是（　　）

A. 尿道结石　　　B. 良性前列腺增生

C. 肾功能损害　　　D. 膀胱肿瘤

E. 尿道狭窄

3. 最严重的肾损伤病理类型是（　　）

A. 肾挫伤　　　B. 肾蒂断裂

C. 肾皮质裂伤　　　D. 肾全层裂伤

E. 肾盂裂伤

4. 尿道膜部外伤的最常见原因是（　　）

A. 骨盆骨折　　　B. 会阴部骑跨伤

C. 器械操作不当引起　　　D. 击打伤

E. 锐器伤

A₂型题

5. 患者，男，70岁。行前列腺肥大摘除术。术后进行膀胱冲洗时，应选择的溶液是（　　）

A. 抗生素溶液　　　B. 3%硼酸溶液

C. 0.9%氯化钠溶液　　　D. 0.1%新霉素溶液

E. 0.02%呋喃西林

6. 患者，女，70岁。近段时间排尿开始时有血，排尿中末段没有血液，该患者病变部位可能在（　　）

A. 前尿道　　　B. 膀胱

C. 输尿管　　　D. 膀胱三角区

E. 肾

7. 患者，男，26岁。车祸后2小时入院。查体：下腹部疼痛，肉眼血尿。确诊为膀胱破裂的主要手段是（　　）

A. 导尿试验　　　B. 膀胱造影

C. 膀胱注水试验　　　D. 膀胱穿刺

E. 排泄性尿路造影

8. 患者，男，70岁。无不良嗜好，身体健康，体检发现有良性前列腺增生，与下列哪项密切相关（　　）

A. 肿瘤　　　　　　　B. 结石

C. 感染　　　　　　　D. 老龄和有功能的睾丸

E. 体内性激素水平失调

9. 患者,男,60岁。因膀胱癌行保留膀胱术,为预防复发,术后应用膀胱灌注法。常用灌注药物为(　　)

A. 干扰素　　　　　　B. 苯扎溴铵

C. 生理盐水　　　　　D. 卡介苗

E. 抗生素

10. 患者,女,20岁。因外伤致肾损伤住院治疗。应特别引起护士注意的信息是(　　)

A. 血尿颜色变浅　　　B. 腹围增加

C. 面色苍白　　　　　D. 持续疼痛

E. 体温稍高

11. 患者,男,50岁。自己摸到右腰部一肿块3天,来院行CT扫描,结果示右肾上极一3cm×4cm实性占位性病变。考虑为肾癌,以下关于肾癌的描述不正确的是(　　)

A. 多累及双侧肾　　　B. 是最常见的肾恶性肿瘤

C. 亦称肾细胞癌　　　D. 50～70岁为高发年龄

E. 男女发病比约为2:1

12. 患者,男,60岁。因进行性排尿困难4个月入院,确诊为前列腺增生。最简便的检查方法是(　　)

A. 血清SPA测定　　　B. 直肠指检

C. CT　　　　　　　D. 前列腺B超

E. 尿流动力学检查

13. 患者,男,21岁。因外伤致膀胱破裂行膀胱修补术和耻骨上膀胱造瘘,正确的术后护理是(　　)

A. 造瘘管并固定在大腿内侧

B. 引流不畅时应及时高压冲洗

C. 膀胱冲洗量不超过5～10ml

D. 术后1周可拔除造瘘管

E. 每次冲洗量不宜超过100ml

14. 患者,男,32岁。右下腹突发性绞痛伴血尿。诊断为输尿管结石,关于保守排石的陈述正确的是(　　)

A. 每日饮水量3000ml左右

B. 有尿频尿急时避免使用抗生素

C. 为减轻疼痛减少运动

D. 疼痛时不能用药物止痛

E. 进食高蛋白低纤维素饮食

$A_3/A_4$型题

(15～17题共用题干)

　　患者,男,60岁。突发性左腰部刀割样绞痛,并向下腹部和外阴部放射。入院查体:左肾区叩击痛,尿常规镜检见血尿。

15. 该患者可能是(　　)

A. 肾癌　　　　　　　B. 上尿路结石

C. 膀胱癌　　　　　　D. 膀胱结石

E. 尿道结石

16. 上述疾病首选的检查方法是(　　)

A. 排泄性尿路造影　　B. 输尿管肾镜

C. B超　　　　　　　D. CT

E. 逆行肾盂造影

17. 若患者需接受ESWL治疗,两次间隔时间为(　　)

A. 3天　　　　　　　B. 5天

C. 7天　　　　　　　D. 10天

E. 2周

## 二、实践能力

$A_1$型题

18. 闭合性肾损伤的患者需绝对卧床休息(　　)

A. 1～2周　　　　　　B. 3～4周

C. 3～5周　　　　　　D. 4～5周

E. 2～4周

19. 肾和输尿管结石的主要症状是(　　)

A. 尿失禁　　　　　　B. 疼痛和血尿

C. 无痛性血尿　　　　D. 排尿困难

E. 尿急和血尿

20. 膀胱癌与下列哪一项因素无关(　　)

A. 吸烟　　　　　　　B. 食用糖精

C. 在橡胶厂工作多年

D. 长期尿失禁　　　　E. 长期慢性膀胱炎症

21. 输尿管结石患者若为含钙结石,宜多食用(　　)

A. 番茄　　　　　　　B. 坚果

C. 韭菜　　　　　　　D. 牛奶

E. 菠菜

22. 尿酸结石患者不宜食用(　　)

A. 菠菜　　　　　　　B. 土豆

C. 动物内脏　　　　　D. 牛奶

E. 番茄

23. 膀胱癌最具意义的临床症状是(　　)

A. 尿急、尿频、尿痛　B. 排尿困难

C. 活动后血尿　　　　D. 无痛性肉眼血尿

E. 尿潴留

24. 良性前列腺增生患者最早出现的症状是(　　)

A. 尿频　　　　　　　B. 排尿困难

C. 尿线变细　　　　　D. 尿潴留

E. 血尿

25. 关于前列腺增生患者术后健康教育的叙述错误的是(　　)

A. 进行肛提肌锻炼

B. 宜进食易消化、富含纤维的食物

C. 多饮水

D. 术后2个月可以性生活

E. 尽早锻炼如跑步等

26. 关于膀胱癌患者术后化疗的护理，不正确的是（　　）

A. 化疗期间，定期查血、尿常规

B. 灌注时先插导尿管排空膀胱

C. 膀胱保留术后，患者能憋尿者，即行膀胱灌注

D. 药液灌入膀胱后，患者取头低足高位

E. 以等渗盐水稀释的药液灌入膀胱后取平、俯、左、右侧卧位

A₂型题

27. 患者，女，36岁。因左腰部撞击后伴左腰部疼痛2小时入院。查体：左腰部可扪及包块，肉眼血尿，神志淡漠，脉搏120次/分，血压80/50mmHg，应初步考虑为（　　）

A. 肾挫伤　　　　B. 膀胱损伤

C. 输尿管损伤　　D. 尿道损伤

E. 肾全层裂伤

28. 患者，女，38岁。车祸后3小时入院。查体：下腹部疼痛伴排尿困难。置导尿管顺利，注入200ml无菌生理盐水，而抽出不足80ml，应考虑为（　　）

A. 后尿道损伤断裂　B. 前尿道损伤

C. 膀胱挫伤　　　　D. 肾损伤

E. 膀胱破裂

29. 患者，男，20岁。从高处跌落，骑跨在脚手架上，会阴部疼痛，稍肿胀，排尿不畅，尿道口仅少量血液流出，查体无特殊体征，应考虑为（　　）

A. 膀胱损伤　　　　B. 尿道球部损伤

C. 会阴部软组织损伤　D. 尿道膜部损伤

E. 输尿管损伤

30. 患者，男，20岁。会阴部被踢伤5小时，会阴部疼痛肿胀，排尿不畅，且排尿时疼痛加重，伴轻度血尿，考虑为前尿道损伤，关于尿道损伤的护理，不正确的是（　　）

A. 密切观察生命征，防治休克

B. 做好引流管护理，预防尿路感染

C. 拔除尿管后，定期做尿道扩张术

D. 术后常规留置导尿2～3周

E. 术后1周禁用缓泻剂

31. 患者，女，50岁。肾结石治愈出院，既往有高血压和痛风病史，其医嘱中有口服别嘌醇，护士对患者解释服用该药的作用正确的是（　　）

A. 帮助降低血压　　B. 缓解术后疼痛

C. 预防肾绞痛　　　D. 预防结石形成

E. 预防骨脱钙

32. 患者，女，40岁。右输尿管上段结石1.2cm×0.8cm大小，伴右肾轻度积水，经1个月药物治疗后，摄片提示结石位置无变动、无增大，其治疗应改为（　　）

A. 继续用药治疗　　B. 腹腔镜输尿管取石

C. ESWL　　　　　D. 输尿管镜取石术

E. 经膀胱镜行输尿管套石

33. 患儿，男，10岁。出现尿频、尿急、终末血尿，排尿时突感疼痛，尿流中断，用手牵拉阴茎，变换体位后疼痛缓解，又能继续排尿，多见于（　　）

A. 膀胱结石　　　　B. 输尿管结石

C. 肾结石　　　　　D. 尿道狭窄

E. 尿道结石

34. 患者，男，58岁。因前列腺肥大行经尿道前列腺切除术，术后3小时护士发现患者出现烦躁、恶心呕吐、咳粉红色泡沫样痰，其可能原因是（　　）

A. 术前患者服用过利尿剂

B. 患者手术中有失血

C. 患者出现稀释性低钠血症

D. 术前禁食

E. 术后伤口出血

35. 患者，男，60岁。因左肾结石行ESWL治疗，1周内排出数枚米粒大小结石，结石成分为磷酸钙结石。下列预防结石再发的措施中不正确的是（　　）

A. 多饮水

B. 补充钙剂，多食含钙丰富的食物

C. 少食牛奶、蛋黄等食物

D. 防止尿路感染

E. 酸化尿液

36. 患者，男，70岁。尿频、尿线细、夜尿增多，家宴饮酒后，小便不能自解，体检发现膀胱区明显膨隆，最可能的诊断是（　　）

A. 尿道结石　　　　B. 尿道狭窄

C. 膀胱结石　　　　D. 肾衰竭

E. 前列腺增生

37. 患者，男，70岁。因良性前列腺增生造成排尿困难、尿潴留，已12小时未排尿。目前正确的护理措施是（　　）

A. 热敷下腹部　　　B. 让患者听水声试排尿

C. 温水冲会阴部　　D. 让患者坐起排尿

E. 行导尿术

38. 患者，男，30岁。肾绞痛3小时，向下腹部及会阴部放射，并出现肉眼血尿，确诊为左输尿管结石，一般止痛药不能缓解，此时宜选用（　　）
A. 肌内注射阿托品和哌替啶
B. 输液　　　　C. 肌内注射黄体酮
D. 口服吲哚美辛　　E. 肾区热敷

39. 患者，男，58岁。近3个月来尿频，进行性排尿困难，夜间为重，影响睡眠。查体：下腹部膨隆，触痛。患者现存的最主要护理诊断/问题是（　　）
A. 睡眠形态紊乱　　B. 排尿障碍
C. 疼痛　　　　D. 生活自理缺陷
E. 潜在并发症：感染

40. 患者，男，70岁。因前列腺增生造成排尿困难，尿潴留。行经尿道前列腺切除术。术后早期护理的重点是（　　）
A. 观察和防治出血　　B. 防止感染
C. 防止尿道狭窄　　D. 防止血栓形成
E. 防止尿失禁

41. 患者，男，65岁。无痛性肉眼血尿3个月，膀胱镜检查见右侧壁一3cm×3cm菜花状新生物。IVP双肾功能良好，诊断为膀胱癌，关于膀胱癌患者的术后护理，不正确的是（　　）
A. 导尿管每日更换一次
B. 给予高蛋白、易消化、营养丰富的饮食
C. 膀胱全切术后应持续胃肠减压
D. 嘱多饮水，以免血块引起尿路堵塞
E. 膀胱肿瘤电切术后常规冲洗1～3天

42. 患者，男，21岁。因翻越栏杆导致会阴部骑跨伤，引起局部疼痛、肿胀，尿道口有流血。行经会阴尿道修补术，术后护理措施中错误的是（　　）
A. 定时膀胱冲洗　　B. 常规留置尿管2～3周
C. 术后第3天开始服用缓泻剂
D. 绝对卧床2～4周　　E. 定期尿道扩张

43. 患者，男，40岁。因反复出现无痛性肉眼血尿1个月来院检查，B超、CT均提示右肾癌，病史中提示与肾癌发病相关的信息是（　　）
A. 做过搬运工3年　　B. 14岁开始吸烟至今
C. 父亲有高血压　　D. 有尿道结石病史
E. 喜饮酒

44. 患者，男，32岁。因外伤导致膀胱破裂，行膀胱修补术和耻骨上膀胱造瘘，正确的术后护理是（　　）
A. 强力牵引造瘘管并固定在大腿内侧
B. 引流不畅，应及时高压冲洗
C. 膀胱冲洗量不超过5～10ml

D. 术后1周可拔除造瘘管
E. 拔管前夹管证实排尿通畅

45. 患者，男，40岁。左下腹突发性绞痛，左肾区酸胀感，恶心呕吐，伴肉眼血尿，诊断为肾结石。关于保守排石的陈述不正确的是（　　）
A. 积极应用止痛剂镇痛
B. 必要时使用抗生素
C. 每日饮水1000ml左右
D. 加强运动
E. 蛋白质摄入要注意适量

46. 患者，女，60岁。诊断为晚期肾癌，因考虑经济原因，不打算治疗。现患者严重营养不良，其中最主要原因是（　　）
A. 血尿和肿瘤消耗
B. 恶心呕吐和消化不良
C. 高血压和低蛋白血症
D. 尿频尿急
E. 长期低热和继发感染

$A_3/A_4$型题
（47～50题共用题干）
患者，男，25岁。因左腰部被刺伤2小时入院，血压70/50mmHg，伤口持续溢出淡红色液体。左上腹触痛，但无肌紧张及反跳痛。

47. 诊断首先考虑是（　　）
A. 脾破裂　　　　B. 肠破裂
C. 胃穿孔　　　　D. 肝破裂
E. 肾损伤

48. 为明确诊断应首选的检查是（　　）
A. B超检查　　　　B. 实验室检查
C. 胃镜检查　　　　D. 钡剂灌肠
E. 伤口溢出液淀粉酶测定

49. 护士发现血液检查血红蛋白与血细胞比容持续降低提示（　　）
A. 肾损伤严重　　　　B. 细菌感染
C. 有活动性出血　　　D. 血液被稀释
E. 失血性休克

50. 该患者的处理原则是（　　）
A. 非手术治疗
B. 立即手术探查
C. 再次出现休克时手术
D. 出现肉眼血尿时手术
E. 出现腹膜炎表现时手术

（51～54题共用题干）
患者，男，70岁。进行性尿频、排尿困难5年，饮酒

后出现小便不能自解8小时,急诊入院。主诉下腹部胀痛,检查下腹膨隆,叩诊呈浊音,右侧腹股沟区有一囊性半球形包块,可以回纳入腹腔,直肠指检触及前列腺增大,表面光滑,质地中等,中央沟消失。

51. 该患者右侧腹股沟区出现囊性包块的主要原因是（　　）

    A. 腹壁肿瘤　　　　　B. 腹壁肌肉萎缩

    C. 腹壁缺损　　　　　D. 腹股沟管内口扩大

    E. 长期腹压增加

52. 该患者小便不能自解的主要原因是（　　）

    A. 腹股沟疝　　　　　B. 良性前列腺增生

    C. 前列腺癌　　　　　D. 膀胱肿瘤

    E. 尿道结石

53. 入院后立即行导尿术,第5天施行了TURP术,术后第4天患者出现便秘,不正确的处理方法是（　　）

    A. 嘱患者多饮水

    B. 嘱患者适当多吃水果

    C. 嘱患者适当多吃蔬菜

    D. 灌肠和肛管排气

    E. 口服缓泻剂

54. 对患者进行出院指导不正确的是（　　）

    A. 正确使用疝带　　　B. 避免提取重物

    C. 经常锻炼肛提肌　　D. 多饮水

    E. 可骑车锻炼身体

（55～58题共用题干）

患者,男,50岁。上腹部隐痛2月余,伴肾区叩击痛,镜下血尿。B超示右肾有一结石,为$1.2cm\times0.9cm$。肾盂静脉造影（IVP）示肾功能正常,双侧输尿管通畅。

55. 目前适宜的治疗方法是（　　）

    A. 中药排石　　　　　B. 药物溶石

    C. 体外冲击波碎石（ESWL）

    D. 经皮肾镜取石　　　E. 肾切开取石

56. 上述治疗后患者应取的体位是（　　）

    A. 平卧位　　　　　　B. 健侧卧位

    C. 头高足低位　　　　D. 患侧卧位

    E. 头低足高位

57. 患者碎石当天出现血尿,且有碎石排出,次日出现肾绞痛、发热,尿闭。考虑患者出现了（　　）

    A. 肾挫伤　　　　　　B. 急性肾盂肾炎

    C. 形成"石街"　　　　D. 急性肾小管坏死

    E. 血块梗阻

58. 目前的处理方法是（　　）

    A. 补液,保证尿量　　B. 抗感染

    C. 中药排石　　　　　D. 解痉止痛

    E. 手术

（杨　俊）

## 第1节 骨科患者的一般护理

**一、一般护理**

1. **卧床休息** 骨科患者一般卧硬板床,床板中央开孔,便于患者排便。

2. **饮食** 长期卧床患者的胃肠蠕动减慢,应多吃水果及含钙食物,预防骨质疏松及便秘。鼓励患者多饮水,预防泌尿系感染及结石。

3. **功能锻炼** 对于骨折患者应让其充分认识功能锻炼的重要性,积极发挥患者的主观能动性,遵循动静结合、主动与被动结合、循序渐进的原则。
   - (1)**早期**:骨折2周内,主要以患肢肌肉主动舒缩活动为主。骨折部位上、下关节暂不锻炼。而除患肢外的其他部位要进行锻炼。
   - (2)**中期**:骨折3～6周,在进行患肢肌肉舒缩活动的基础上,骨折部位上、下关节开始锻炼,并逐步增加活动范围和锻炼时间。
   - (3)**后期**:是指骨折已达到临床愈合标准、外固定已拆除阶段,此期是康复治疗的关键时期,应加强患肢关节的活动范围,并进行负重锻炼,以尽快恢复肢体及各关节的正常功能。

**二、小夹板固定术**

1. **小夹板固定的特点** *临床上主要用于四肢长骨的稳定性骨折。优点是固定范围不包括骨折处的上下关节,利于早期功能锻炼;缺点是捆绑太松骨折容易移位,导致畸形愈合,捆绑太紧可影响肢体血运,引起严重并发症。

2. **小夹板固定患者的护理**
   - (1)**配合固定**:根据骨折的部位选择相应规格的小夹板,准备衬垫物、固定垫和捆绑缚带等;复位后保持患者肢体于固定位,便于医生固定。
   - (2)**固定后护理**
     - 1)*抬高患肢:以利于肢体静脉、淋巴回流,减轻肿胀和疼痛。
     - 2)固定后观察:*注意捆绑缚带的松紧,以缚带结能向近、远端方向各移动1cm为宜。观察患肢远端的颜色、感觉、运动、肿胀、温度及动脉搏动等,以判断有无神经、血管受压或骨筋膜室综合征。
   - (3)**健康指导**:*告知患者若出现患肢远端肿胀、发凉、疼痛、麻木、青紫、活动障碍、脉搏减弱或消失,应及时告知医生;小夹板的松紧可随着肢体的肿胀程度而变化,若发现过松或过紧,应请医生调整;遵医嘱定期拍摄X线片复查,骨折愈合后拆除小夹板;固定期间及拆除小夹板后,按要求进行功能锻炼。

**三、石膏绷带固定术**

1. **石膏绷带固定的特点** 其优点是固定可靠,其缺点是无弹性,固定范围大,不利于患者肢体活动锻炼,且有关节僵硬等并发症。临床上用于骨折固定,畸形矫正,肢体制动,骨结核、骨肿瘤及骨关节成形术后的肢体固定等。

2. **石膏绷带固定术患者的护理**
   - (1)**石膏绷带包扎法**:根据需要选用管型石膏或石膏托固定。
     - 1)患者皮肤准备:一般不剃毛,骨骼隆突部需加衬垫。
     - 2)石膏绷带准备:石膏卷放入30～40℃水内(也可用冷水,特别当室温高时),待气泡出净后,双手握住绷带的两端,轻轻挤出多余的水分即可用。
     - 3)包扎方法:①助手先将*患肢保持在功能位或按治疗需要的特殊位置;②*由肢体近心端开始向肢体远心端包扎。③*用手掌托扶患肢,不能用手指托扶患肢,避免石膏绷带不平整。
   - (2)**石膏绷带包扎后的护理**
     - 1)*石膏硬化后才能搬运,干固前禁止搬动和压迫。为加速石膏干固,可以采用提高室温、加强通风、灯泡烘烤、红外线照射等措施。
     - 2)*患肢抬高至稍高于心脏水平,肢体远端保暖。

2. 石膏绷带固
定术患者的
护理
{
　（2）石膏绷带包
扎后的护理
{
（3）*观察肢体远端的感觉、运动、血运。
4）应进行固定范围内的肌肉屈伸活动。
5）拆除石膏后用温水洗患肢,加强功能锻炼。
}
}

**四、牵引术**

1. 牵引的原理及分类　牵引是利用适当的持续牵引力和反牵引力以达到整复和维持复位的目的。牵引的种类包括皮肤牵引、骨牵引和兜带牵引等。

2. 牵引患者
的护理
{
（1）*根据需要床头或床尾抬高15～30cm。
（2）皮牵引时注意胶布有无松动、滑脱,皮肤有无水疱、糜烂、撕脱等。*牵引重量一般不超过5kg。
（3）*骨牵引时应避免牵引针左右移动,70%乙醇滴入骨牵引针孔1～2次/日。牵引重量为体重的1/12～1/7。
（4）注意牵引方向、角度、重量达到有效牵引;*经常测定肢体长度,避免牵引过度。
（5）观察肢体远端感觉、运动和血运,鼓励功能锻炼。
（6）长期卧床患者预防压疮、尿路感染、呼吸系统感染。
}

骨科护理要注意,功能锻炼最重要。早期舒筋动关节,后期全身要练功。
治疗护理要注意,观察循环最重要。石膏固定应平整,勿留指痕勿过紧。
骨牵固定要抬高,目的是要增对抗。勿除血痂勿移动,预防感染与损伤。

**要点回顾**

1. 骨科患者功能锻炼如何分期?怎样进行功能锻炼?
2. 小夹板固定的适应证是什么?如何护理?
3. 石膏绷带包扎应如何准备?护理注意事项有哪些?
4. 牵引患者如何增强对抗牵引力?如何防止过度牵引?

---

## 第 2 节　骨折患者的护理

**一、概述**　骨骼的完整性和连续性发生中断称为骨折。

**二、病因**

{
1. *直接暴力　暴力作用的部位发生骨折,常合并软组织损伤。
2. *间接暴力　暴力经传导、杠杆、旋转或肌肉收缩,使远离暴力作用的部位发生骨折。
3. 肌肉牵拉　肌肉突然强烈收缩时,造成肌肉附着部位骨折。
4. 积累劳损　长期、反复、轻微的暴力作用于肢体某部位,使该处发生骨折,称疲劳骨折。*常发生在第2、3跖骨和腓骨下1/3处。
5. 骨骼病变　骨肿瘤、骨髓炎或骨结核等骨骼疾病导致骨质破坏,遭受轻微外力即发生骨折,称病理性骨折。
}

**三、分类**

1. 按骨折处是
否与外界相
通分类
{
（1）闭合性骨折:骨折处皮肤或黏膜完整,骨折断端与外界不相通。
（2）开放性骨折:骨折处皮肤或黏膜破损,断端直接或间接与外界相通。如★颅底骨折、骨盆骨折断端刺入膀胱,皆属于开放性骨折。
}

2. 按骨折程度
和形态分类
{
（1）完全性骨折:骨的完整性和连续性完全中断。
（2）不完全骨折:骨的完整性或连续性部分中断,如青枝骨折、裂缝骨折等。
}

3. 按骨折复位后的
稳定程度分类
{
（1）稳定性骨折:骨折复位后经适当外固定不易发生移位者,如裂缝骨折、横行骨折、青枝骨折、嵌插骨折等。
（2）不稳定性骨折:骨折复位后,虽经固定仍易发生再移位者,如斜行骨折、螺旋形骨折、粉碎性骨折等。
}

**4. 按照骨折的时间分类**
- （1）*新鲜性骨折：骨折时间在2周内。
- （2）陈旧性骨折：骨折时间超过2周。

## 四、临床表现

**1. 全身表现**
- （1）休克：骨折所致大量出血是主要原因。
- （2）体温升高：血肿吸收时可有体温升高，一般不超过38℃。开放性骨折患者出现体温升高时应警惕是否发生了感染。

**2. 局部表现**
- （1）一般症状：①疼痛和压痛：骨折局部疼痛；环绕骨折线平面可有固定压痛；骨折肢体纵向叩击痛阳性（沿患肢长轴由远心端向近心端叩击时，骨折部位出现疼痛）；②功能障碍：肢体丧失部分或全部活动功能；③局部肿胀与瘀斑。
- （2）*专有体征：①畸形：肢体短缩、成角或旋转畸形；②反常活动（假关节活动）：在肢体没有关节的部位出现类似于关节的活动；③骨擦音或骨擦感：骨折断端移位和相互摩擦可产生骨擦音或骨擦感。

## 五、辅助检查
*X线检查对骨折诊断、确定治疗方案和判断疗效有重要价值。

## 六、骨折的并发症

**1. 早期并发症**
- （1）休克：出血量大时，易引起休克。
- （2）血管神经损伤：*如桡骨中下1/3段骨折易发生桡神经损伤，肱骨髁上骨折伴发肱动脉和正中神经损伤，脊柱骨折导致脊髓损伤等。
- （3）*脂肪栓塞综合征：见于股骨干等粗大骨发生骨折时，容易发生肺动脉和脑动脉栓塞。
- （4）*骨筋膜室综合征：好发于前臂掌侧和小腿中段。骨筋膜室内压力增高，使软组织血液循环障碍，肌肉、神经缺血而引起。主要表现为肢体剧烈疼痛、皮肤苍白、感觉异常、动脉搏动减弱或消失、被动牵引指（趾）引起剧痛。*应紧急手术切开减压，防止肢体缺血坏死；同时肢体应平放，禁止抬高患肢。
- （5）感染：开放性骨折若清创不彻底可发生化脓性感染和厌氧菌感染。

**2. 晚期并发症**
- （1）骨化性肌炎：以肘关节最多见，因赘生骨痂引起。
- （2）*缺血性肌挛缩：又称福克曼（Volkmann）肌挛缩。最终形成爪形手或爪形足畸形。它是骨筋膜室综合征的严重后果。
- （3）*关节僵硬：最常见，主要由长时间固定，缺少功能锻炼引起。
- （4）创伤性关节炎：多见于膝和踝等负重关节，主要是关节部位骨折未达到解剖复位，关节面不平整，愈合后负重不平衡引起。
- （5）缺血性骨坏死：*如股骨颈骨折后容易并发股骨头缺血性坏死，老年女性患者多见。

## 七、骨折愈合过程（骨折愈合约3个月）

1. 血肿机化演进期　骨折断端经过2～3周，可达纤维愈合（要求患者骨折在2周内复位，就是要在血肿纤维化前复位）。
2. 原始骨痂形成期　*需4～8周，达到临床愈合，此时可拆除外固定。
3. 骨痂改造塑形期　需8～12周，达到骨性愈合。

## 八、影响愈合的因素

**1. 全身因素**
- （1）年龄：儿童生长活跃，骨折愈合较成人快，高龄则愈合慢。
- （2）健康状况：营养不良、钙磷代谢紊乱、糖尿病和恶性肿瘤等健康状况欠佳者骨折愈合较慢。

**2. 局部因素**
- （1）血液供应：血供好者骨折愈合快。
- （2）软组织损伤程度：软组织损伤严重时，影响骨痂生长。
- （3）骨折断端接触面：接触面越大、越紧密则越容易愈合。
- （4）软组织嵌入：影响骨折复位和两骨折端对合。
- （5）感染：可形成化脓性骨髓炎，直接影响愈合。

3. 治疗因素　反复多次手法复位、过度牵引、术中剥离软组织和骨膜过多、固定不确切、过早或不恰当的功能锻炼等均可影响骨折愈合。

九、骨折的急救

1. 处理原则　抢救生命、减少搬动患肢。
2. 创口包扎　纱布、绷带压迫包扎止血。当大血管出血时,可用止血带止血。上肢大出血扎在上臂中上1/3交界处,下肢大出血扎在大腿中部;扎止血带前皮肤需加垫敷料或软布料。*每隔1小时要放松2~3分钟,放松期间手指压迫近心端动脉,并抬高患肢以减少出血。对于骨折端戳出创口,未压迫重要血管和神经,*现场不复位,但应局部包扎和固定。
3. 妥善固定　*最重要。固定的目的是减少疼痛和避免进一步损伤。
4. 迅速转运　患者经妥善固定后应迅速运往医院。

十、治疗要点　*复位、固定和功能锻炼是骨折治疗的三大基本原则。

1. 复位　是骨折固定和功能锻炼的基础。
2. 固定　良好的固定是骨折愈合的关键。固定方法包括外固定和内固定。
3. 功能锻炼　是恢复患肢功能的重要保证。*缺少功能锻炼,容易引起关节僵硬、肌肉萎缩等并发症。

十一、护理诊断/问题

1. 疼痛　与骨折、软组织损伤有关。
2. 有周围神经血管功能障碍的危险　与骨和软组织损伤有关。
3. 有感染的危险　与软组织损伤、开放性骨折有关。
4. 潜在并发症:肌萎缩、关节僵硬及深静脉血栓形成。

十二、护理措施

1. 一般护理　取合适体位,促进静脉回流。根据骨折的部位、程度、有无合并其他损伤等采取不同的体位。注意保暖,以改善微循环。
2. 病情观察　观察患者的意识、体温、脉搏、呼吸、血压和末梢循环。
3. 治疗配合　配合医生手法复位,石膏或夹板外固定,维持肢体合适体位。减轻疼痛,按医嘱给予物理或药物止痛。加强伤口护理,及时换药,保持敷料干燥,预防感染。
4. 健康指导
 (1)安全指导:指导患者及家属评估家庭环境的安全性,有无影响患者活动的障碍物。
 (2)长期坚持功能锻炼:告知患者出院后继续功能锻炼的方法和重要性。
 (3)定期复查:告知患者若出现肢体肿胀、疼痛明显加重,或肢端麻木、发凉,夹板、石膏松动时,应立即到医院复查。

**要点回顾**

1. 什么是骨折?病因是什么?
2. 按照骨折处是否与外界相通及骨折复位后的稳定性如何分类?
3. 骨折的一般表现是什么?有哪些专有体征?
4. 骨折的早期并发症有哪些?骨筋膜室综合征的好发部位是哪里?
5. 骨折的晚期并发症有哪些?最常见的晚期并发症是什么?

# 第3节　常见骨折

一、肱骨髁上骨折

1. 定义　是指肱骨干与肱骨髁交界处发生的骨折。*常发生于10岁以下的儿童。
2. 临床表现　肘关节明显肿胀,功能障碍,局部疼痛和压痛。肘部后突或半屈曲畸形,*肱动脉损伤或受压后可发生前臂骨筋膜室综合征,晚期出现前臂缺血性肌挛缩表现,"爪形手"改变。神经损伤多见于正中神经。

3. 处理原则 根据伤情选择手法复位、尺骨鹰嘴骨牵引或切开复位。固定:手法复位后用石膏托固定4～5周;手术切开复位者用加压螺钉或2枚克氏针交叉内固定。

4. 护理要点 复位固定后,保持屈肘60°～90°,用悬吊带悬吊前臂于胸前4～5周。

*早期观察是否有骨筋膜室综合征:前臂及手部是否严重肿胀及水疱,有无患侧桡动脉搏动减弱或消失,手部皮肤是否有苍白、发凉、感觉异常等情况,被动牵引患侧手指是否剧烈疼痛等。晚期应观察有无骨化性肌炎、肘内翻畸形或缺血性肌挛缩等并发症。指导患者进行功能锻炼。

二、桡骨远端伸直型骨折(又称Colles骨折)

1. 定义 *距桡骨下端关节面3cm以内的伸直型骨折统称Colles骨折,以中老年人多见。

2. 临床表现 患者腕关节明显肿胀、疼痛,功能障碍。*患者手腕侧面观呈"餐叉"畸形,正面观呈"枪刺刀"畸形。

3. 处理原则 局麻下手法复位,*以小夹板或背侧石膏托将腕关节固定在屈腕、尺偏、旋前位2周,之后改用中立位固定2周。

4. 护理要点 复位固定后,屈肘、前臂置于功能位,悬吊于胸前3～4周。固定期间观察手部血液循环情况。2周内进行手指伸屈活动、2周后可进行腕关节的背伸及前臂旋转活动,解除固定后加强全腕关节活动范围锻炼。

三、股骨颈骨折

1. 定义 是指股骨头部以下大、小转子以上的颈部骨折,常发生于老年人,以女性多见。

2. 临床表现 患者髋部肿胀、疼痛,不敢站立或行走。患肢呈屈曲、缩短、外旋畸形。

3. 处理原则 持续牵引,对于无明显移位的外展型骨折或嵌插型骨折者,*患肢30°外展中立位持续皮牵引或骨牵引6～8周。对于不稳定骨折者可切开复位后行内固定,也可做人工关节置换术(使用时间约15年)。

4. 护理要点
(1)维持持续牵引:保持患肢外展中立位,变动体位时,应保持肢体伸直,避免出现内收、外旋及髋部屈曲动作,以防骨折移位。
(2)非手术疗法:患者卧床时间较长,可能出现压疮、坠积性肺炎、尿路感染等并发症,应做好皮肤护理,帮助患者定时翻身;定时叩背、指导深呼吸和有效咳嗽,促进排痰,鼓励患者多饮水,预防尿路感染和结石。
(3)指导患者进行功能锻炼:牵引治疗8周后可在床上坐起,3个月后可扶拐下地不负重行走,6个月后逐渐弃拐行走。手术内固定治疗后3周后可坐起,活动膝、踝关节,6周后扶拐下地不负重行走,骨折愈合后可弃拐行走。人工股骨头置换术后1周开始下地活动。

四、股骨干骨折

1. 定义 股骨干骨折指股骨小转子以下、股骨髁以上部位的骨折,多见于青壮年。

2. 临床表现 局部疼痛、肿胀,*出现成角、缩短或旋转等畸形,髋及膝关节不能活动,有异常活动和骨擦音。可因损伤胫神经、腓总神经、腘动脉或腘静脉造成肢体远端血液循环、皮肤感觉或运动功能障碍。失血较多者可有休克表现。

3. 处理原则
(1)*骨牵引:适用于成人股骨稳定性骨折,可行胫骨结节或股骨髁上骨牵引。
(2)*皮牵引:适用于3岁以内儿童,采用垂直悬吊牵引,牵引重量以使儿童臀部刚好离开床面为宜(牵引时间约4周)。
(3)手术治疗:适用于非手术治疗失败、伴有血管神经损伤者。可切开复位后做内固定。

4. 护理要点
(1)病情观察:观察患肢肿胀、出血情况,是否有休克表现等。
(2)指导患者进行功能锻炼:2周内进行股四头肌等长收缩训练和踝、趾伸屈活动,2周后开始膝关节伸直活动,5～6周后可扶拐下地不负重行走,去除外固定后进行膝关节和髋关节全活动范围锻炼,并逐渐进行负重行走。
(3)小儿行双下肢垂直悬吊皮肤牵引时,应保持臀部悬离床面,并注意观察双侧下肢末梢血运、感觉和运动情况。

### 五、骨盆骨折

1. **定义**　骨盆是由骶骨、尾骨和两侧髋骨（髂骨、坐骨、耻骨）连接而成的坚强骨环,上述任何部位的断离都属于骨盆骨折。

2. **临床表现**　伤后局部疼痛、肿胀、瘀斑、畸形、骨盆反常活动、会阴部瘀斑、肢体不对称。★ 严重的骨盆骨折伴有大量出血时,常合并休克。查体可有骨盆挤压和分离试验阳性。

3. **治疗要点**　*首先处理休克和各种危及生命的合并症,再处理骨折。
   - （1）非手术治疗:根据骨盆骨折损伤的程度,卧硬板床休息3~4周,以保持骨盆的稳定;对于不稳定性骨折可用骨盆兜悬吊牵引、髋人字石膏、骨牵引等。
   - （2）手术治疗:骨外固定架固定或切开复位钢板内固定术等。

4. **护理要点**
   - （1）补充血容量和维持正常的组织灌注:骨盆骨折易致失血性休克,应注意观察患者的意识、脉搏、血压和尿量等;建立通畅的输液通道,做好输血、输液等抗休克治疗和护理。
   - （2）维持排尿、排便通畅:*对于尿道损伤致排尿困难者,给予导尿或留置导尿,保持导尿通畅。

> **要点回顾**
> 1. 肱骨髁上骨折好发于什么人群? 可出现哪些并发症? 如何进行观察?
> 2. 伸直型桡骨远端骨折有何典型表现? 如何指导患者进行功能锻炼?
> 3. 股骨颈骨折患者典型表现是什么? 如何维持有效牵引?

## 第4节　脊椎骨折和脊髓损伤患者的护理

**一、概述**　脊椎骨折又称脊柱骨折,常合并脊髓损伤或马尾神经损伤,重者可致残,甚至危及生命。

**二、病因**　绝大多数由间接暴力引起,如自高处坠落于地或重物直接打击肩背部可使脊柱猛烈屈曲而产生椎体压缩性骨折,而脊柱骨折及脱位常致脊髓损伤;少数由直接暴力所致,如撞击、火器等可直接作用于脊椎而引起脊椎骨折及脊髓损伤。

**三、临床表现**　主要表现为受伤局部疼痛、肿胀、瘀斑,脊柱活动受限,*骨折处棘突明显压痛和纵轴叩击痛,脊椎常有局部后突畸形。由于腹膜后血肿刺激自主神经,可出现腹胀、便秘等肠蠕动减弱症状。胸、腰段骨折合并脊髓损伤,可出现受伤平面以下的感觉、运动、反射及括约肌功能完全或部分丧失,临床上称为 *截瘫,完全丧失时称完全截瘫,部分丧失时称不完全截瘫。颈椎骨折合并颈髓损伤,可出现 *四肢瘫,因肋间肌瘫而出现呼吸困难等。

**四、辅助检查**　X线片可确定损伤的部位、类型和移位情况;CT扫描可显示骨折情况及椎管内有无出血及碎骨片;MRI能显示脊髓损伤的程度及范围。

**五、治疗要点**　对于颈椎骨折,轻者可用颌枕带卧位牵引复位,有明显压缩或脱位者,采用持续颅骨牵引复位;对于单纯压缩性胸、腰椎骨折,椎体压缩不到1/3者,应平卧硬板床,*骨折部位垫厚枕使脊柱过伸;对于椎体压缩超过1/3和后突畸形明显者,可采用两桌法或双踝悬吊法复位,随后行石膏背心固定3个月;对于合并脊髓损伤者,尽早解除脊髓压迫和稳定脊柱功能。

**六、护理诊断/问题**

1. 低效性呼吸型态　与肌肉瘫痪有关。
2. 清理呼吸道无效　与无力咳嗽、痰液黏稠等有关。
3. 自理缺陷　与骨折后治疗限制、脊髓损伤后瘫痪等有关。
4. 体温过高或体温过低　与高位颈髓损伤致自主神经系统功能紊乱有关。
5. 潜在并发症:压疮、尿路感染、坠积性肺炎、便秘等。

**七、护理措施**

1. **一般护理**　安置脊柱骨折患者卧硬板床,取仰卧或俯卧位;指导患者摄取营养丰富、易于消化的饮食,多食新鲜水果和蔬菜、多饮水,以保持大便通畅;做好口腔、皮肤、会阴的清洁护理。

2. *病情观察　重点观察肢体受压部位皮肤情况,注意感觉及肌力、肢体活动等变化,观察有无压疮、肺部感染、尿路感染、便秘等并发症,发现异常及时通知医生,并协助处理。

3. 治疗配合
- (1)脊椎骨折:配合医生做好颌枕带卧位牵引或颅骨牵引复位,做好石膏背心患者的护理。
- (2)脊髓损伤:①对脊髓损伤者,*遵医嘱给予地塞米松、20%甘露醇静脉滴注,以减轻脊髓水肿和继发损伤。②对于腹膜后血肿所致严重腹胀,做好胃肠减压护理,以减轻腹胀。③*对于高热者采取降温措施,如降低室内温度、采用物理降温等,对体温过低者采取保温措施,如提高室内温度、加盖棉被,或使用热水袋或电热毯等,但应注意预防烫伤。
- (3)防治并发症:①*预防压疮:每2小时进行一次轴式翻身,并保持床单清洁干燥,使用气垫、气圈等使骨突部悬空,对受压部位进行按摩等。②*坠积性肺炎:每2小时为患者翻身、叩背1次,促进痰液的松动与排出;指导患者进行深呼吸、用力咳嗽和排痰,促进肺膨胀和排痰,对痰液黏稠者,给予雾化吸入,以稀释分泌物,使之易于排出;对不能自行咳嗽排痰或有肺不张时,应行鼻导管吸痰;对呼吸肌无功能、呼吸困难者,应配合气管切开,这是预防肺部并发症的重要措施,同时做好气管切开的护理。③*尿路感染:对于早期截瘫患者应常规留置导尿管持续膀胱引流,2周后改为间隔4~6小时放尿一次,以训练膀胱收缩功能;嘱患者多饮水,保证每日尿量在1500ml以上,以冲刷尿路;遵医嘱使用抗菌药物。④便秘:顽固性便秘者,遵医嘱给予灌肠或缓泻药物。

4. 健康指导
- (1)做好家庭护理:患者出院后长期在家卧床,应教会家属为患者安置卧位、翻身、喂饭、喂水、喂药、使用便器的方法。
- (2)做好皮肤、口腔、外阴等护理:保持皮肤、口腔、外阴清洁,及时更换床单。
- (3)*教会家属挤压排尿的方法。
- (4)随诊:若发现皮肤发红和肿胀、体温过高、呼吸困难、尿液混浊等情况,应及时与医院取得联系,以利及早诊治。

### 要点回顾

1. 何谓截瘫?如何分类?
2. 脊柱骨折与脊髓损伤患者有哪些主要护理问题?
3. 脊柱骨折与脊髓损伤患者有哪些并发症?如何防治?

## 第5节　关节脱位患者的护理

一、概述　组成关节各骨的关节面失去正常的对合关系称关节脱位。如部分失去对合关系称半脱位。

二、分类

1. 依据脱位发生的原因分为
- (1)创伤性脱位:正常关节受到外来暴力作用发生脱位。
- (2)先天性脱位:因关节发育不良出生后即出现脱位。
- (3)病理性脱位:病变关节结构受损而难以维持正常对合关系。
- (4)习惯性脱位:创伤性脱位后,关节囊及韧带松弛,或在骨附着处被撕脱,使关节结构不稳定,轻微外力即可导致再次脱位。

2. 依据脱位发生时间
- (1)新鲜脱位:*脱位发生在3周以内。
- (2)陈旧性脱位:脱位发生在3周以上。

三、临床表现

1. 一般症状　关节疼痛、肿胀和功能障碍。

2. *专有体征
- (1)畸形:脱位关节明显畸形,如肩关节脱位的"方肩畸形"。
- (2)关节盂空虚:由于骨端移位,触诊可以感到关节内空虚感。
- (3)弹性固定:关节脱位后,由于关节囊周围韧带及肌肉的牵拉,使患肢固定于异常位置,被动活动时感到弹性阻力。

四、辅助检查　X线检查可确定脱位的方向、程度及有无合并骨折等。

五、处理原则　★复位、固定、功能锻炼。

六、护理诊断/问题

{ 1. 疼痛　与软组织损伤和关节脱位有关。
{ 2. 躯体活动障碍　与关节脱位、疼痛、制动等有关。

七、护理措施

1. 一般护理　若髋关节脱位需卧硬床。

2. 病情观察　严密观察肢体肿胀、血运情况,复位后观察固定是否稳定,疼痛、肿胀有无减轻,肢体感觉、运动是否正常等。

3. 治疗配合

（1）减轻疼痛:关节脱位后所致疼痛,一般在复位后减轻或消失。*脱位后24小时内可冷敷, 2~3日后改热敷,以减轻肿痛。在移动患者时,应帮助患者托扶固定患肢,动作轻柔,以免加重疼痛。必要时,遵医嘱应用镇痛剂。

（2）协助复位和固定:①手法复位与外固定:复位前向患者说明复位的方法,取得患者的合作。安置患者于复位所需体位,复位后协助固定关节于功能位,并观察固定是否妥当、稳定。②手术复位与内固定:手术前按骨科手术做好准备。手术后固定关节于所需位置;用牵引或石膏固定的患者,按牵引或石膏固定后护理。

4. 健康指导　向患者讲授有关骨科知识,固定与关节功能锻炼兼顾,预防习惯性脱位。嘱习惯性脱位者加强自我防护,防止发生再脱位。

要点回顾

1. 何谓关节脱位? 其专有体征是什么?
2. 关节脱位的处理原则是什么? 如何减轻患者的疼痛?

## 第6节　常见关节脱位

一、肩关节脱位

1. 概述　*是最常见的关节脱位。

2. 病因病理　肩关节活动范围大,稳定性差,脱位机会多,肱骨头向前下方脱出形成前脱位,此型临床多见。

3. 临床表现　肩关节疼痛,活动障碍,*有方肩畸形;肩峰下有空虚感,肩前方可扪到肱骨头;*杜加(Dugas)征阳性(患肢肘部贴紧胸前,手搭不到对侧肩膀);肩部X线摄片可确诊。

4. 治疗原则　早期复位,方法有足蹬法和旋转法;*复位后将患肢悬托固定于胸前3周。

5. 护理要点　固定期间指导患者进行腕部与手指活动;解除固定后,进行肩关节各方向的锻炼,*如作手指爬墙外展、爬墙上举、举手摸顶锻炼等。

二、肘关节脱位

1. 概述　肘关节脱位仅次于肩关节脱位。

2. 病因病理　后脱位多见,常因跌倒时手掌撑地所致。

3. 临床表现　肘后饱满,*肘关节弹性固定于半伸位,肘后三点关系失常(*可与肱骨髁上骨折鉴别),关节活动障碍。

4. 治疗原则　*手法复位,石膏托固定于屈肘90°,固定时间3周,加强手腕功能活动。

5. 护理要点　*固定期间进行固定部位肌肉的收缩锻炼及腕、指和肩关节活动;解除固定后进行全方位的肘关节功能锻炼。

### 三、髋关节脱位

1. **病因病理** 髋关节比较稳定,多由强大暴力撞击膝部引起,以后脱位多见。
2. **临床表现** 髋部疼痛,髋关节活动障碍;*髋关节呈屈曲、内收、内旋畸形,伤肢缩短畸形。
3. **治疗原则** 麻醉下手法复位,*复位后皮牵引2～3周,注意功能锻炼,3个月后逐渐负重。
4. **护理要点** 固定期间指导患者进行股四头肌收缩锻炼、患侧趾和踝关节及身体其他部位的锻炼。拆除皮牵引后,先卧床活动髋关节数日,再逐渐扶双拐下地活动,*但3个月内患肢不可负重,以免发生股骨头缺血性坏死。

**要点回顾**
1. 最常见的关节脱位是哪个关节?有何临床表现?如何固定?
2. 如何区分肘关节脱位和肱骨髁上骨折?固定期间如何进行功能锻炼?
3. 髋关节脱位有什么畸形?如何指导患者进行功能锻炼?

## 第7节 血源性骨髓炎患者的护理

### 一、急性血源性化脓性骨髓炎

1. **概述** 急性血源性化脓性骨髓炎是由身体其他部位化脓病灶中的致病菌经血液循环停留在骨膜、骨皮质和骨髓,引起上述部位的急性化脓性炎症。

2. **病因**
   - (1)最常见的致病菌是金黄色葡萄球菌。
   - (2)细菌随血液播散,停留在*长骨干骺端,以股骨和胫骨干骺端最多见。

3. **临床表现**
   - (1)多见于12岁以下儿童。
   - (2)全身表现:化脓性感染的全身表现,血培养可能阳性。
   - (3)局部症状:①患处持续性疼痛及深压痛,初期局部红肿不明显。②肌肉保持性痉挛,患肢活动受限,关节呈屈曲位。③局部红肿疼痛加剧表示骨膜下脓肿形成。④脓肿可穿破皮肤形成经久不愈的窦道。

4. **辅助检查** *X线摄片早期(起病2周内)无诊断意义,首选患肢分层穿刺检查,如抽出脓性分泌物可确诊,2周后表现为干骺端模糊及轻度骨膜反应。

5. **治疗要点**
   - (1)抗生素:早期、联合、足量使用,*持续至症状消失后3周左右。
   - (2)局部制动。
   - (3)早期手术开窗引流。
   - (4)全身支持疗法。

6. **护理诊断/问题**
   - (1)体温过高 与化脓性感染、毒素吸收等有关。
   - (2)疼痛 与炎症刺激、骨髓腔内压力增高等有关。
   - (3)躯体移动障碍 与患肢疼痛、制动、畸形等有关。

7. **护理措施**
   - (1)术前护理
     - 1)降温:①体温高于39℃时,采取物理降温,必要时药物降温。②发热患者鼓励多饮水,维持水、电解质及酸碱平衡。
     - 2)控制感染:①抗生素应现配现用,以免降低疗效。②注意药物配伍禁忌,按计划滴入,以保持血液中抗生素的浓度。③观察有无药物的过敏反应及毒副作用。
     - 3)缓解疼痛:①制动,局部用皮牵引或石膏托妥善固定,以减轻疼痛和预防病理性骨折。②抬高患肢,以利静脉血回流,减轻肿胀或疼痛。③保护患肢,减少物理刺激。④搬动肢体时,支托上、下关节,动作轻柔,以防病理性骨折。⑤床上安置支架,避免棉被直接压迫患处,加重疼痛。
   - (2)术后护理
     - 1)引流管:①保持通畅,防止扭曲、受压。②*滴入管应高出床面60～70cm,引流瓶应低于患肢50cm。③术后12～24小时内快速滴入,以后减慢至50～60滴/分。

7. 护理措施 { (2)术后护理 { 2)促进伤口愈合:保持石膏、敷料干燥、整洁。
3)*预防肢体畸形和病理性骨折:患肢制动,但制动肢体可进行肌肉的等长收缩,未制动部位进行功能锻炼,以免肌肉萎缩和关节僵硬。

## 二、慢性血源性化脓性骨髓炎

1. 病因 { (1)多继发于急性血源性骨髓炎,由于急性感染期未能彻底控制,反复发作演变成慢性。
(2)低毒性细菌感染,在发病时即为慢性骨髓炎。

2. 病理　*病灶区内遗留无效腔、死骨、窦道是慢性骨髓炎的基本病理改变。

3. 临床表现　患肢在病变静止期可无症状,仅见患肢增粗、变形。病变局部常有反复发作的红肿、疼痛、窦口排脓和小的死骨排出等,窦道周围皮肤色素沉着或有湿疹样皮炎。全身可有衰弱、贫血、消瘦等症状。

4. 辅助检查　首选X线检查,其他检查如血常规、红细胞沉降率、CT等有一定意义。

5. 治疗要点　*本病以手术治疗为主,原则是清除死骨和炎性肉芽组织,消灭无效腔。

6. 护理诊断/问题 { (1)肢体活动障碍　与患肢疼痛、畸形等有关。
(2)焦虑　与病程长、反复发作等有关。
(3)潜在并发症:病理性骨折。

7. 护理措施 { 1)一般护理:卧床休息,加强陪护,避免患肢产生病理性骨折。给予患者高蛋白、高热量、高维生素饮食等。
2)病情观察:观察患肢是否有增粗、变形;病变局部是否有反复发作的红肿、流脓;窦口是否排出脓性物质;窦口周围皮肤是否有色素沉着或湿疹样皮炎。
3)治疗配合:①非手术疗法配合:慢性骨髓炎发作时,以抗生素治疗为主;做好药敏试验及细菌培养;做好术前准备。②手术后配合:做好手术切口的观察和护理。③*闭式冲洗:对于小儿,清除病灶后,用含抗生素的溶液进行闭式冲洗2~4周,待引流液清亮时拔管。

---

**要点回顾**

1. 急性血源性骨髓炎最常见的致病菌是什么?X线表现有何特点?抗生素使用有何特点?
2. 如何护理好骨髓腔冲洗引流?拔管指征是什么?
3. 如何护理患肢以减轻疼痛、预防病理性骨折?

---

## 第8节　骨关节结核患者的护理

### 一、脊柱结核

1. 概述　*脊柱结核占全身骨关节结核的首位,而以椎体结核占大多数,椎体中又以*腰椎发病率最高,本病以儿童为多见。

2. 病因　*多继发于肺结核,经血行感染引起。

3. 临床表现 { (1)症状:本病起病缓慢,可伴有全身乏力、低热、盗汗、消瘦、贫血等症状;局部疼痛及脊柱活动受限,严重者可出现截瘫。
(2)体征:可有脊柱侧弯、后突畸形;*腰椎结核有拾物试验阳性;可有腹股沟等流注脓肿。

4. 辅助检查 { (1)病变活动期白细胞正常或稍增高,红细胞沉降率多增快,常有轻度贫血。
(2)*脓肿穿刺结核杆菌培养或病变部分组织学检查对确诊有重要价值。

5. 治疗要点　全身抗结核病治疗用药2年以上,局部治疗用石膏固定,手术治疗主要是切开排脓和病灶清除等。

6. 护理诊断/问题 { (1)营养失调:低于机体需要量　与疾病的慢性消耗有关。
(2)疼痛　与局部炎症刺激等有关。
(3)自理缺陷　与疼痛、关节功能障碍、治疗限制等有关。
(4)潜在并发症:截瘫、寒性脓肿、畸形。

7. 护理措施
- （1）一般护理：叮嘱患者注意休息；给予高热量、高蛋白、高维生素饮食，多食新鲜蔬菜、水果等。
- （2）治疗配合
  - 1）抗结核病药治疗配合：遵医嘱给予抗结核药物。要警惕药物的不良反应，如多发性神经炎、肾和听神经损害等；告知患者不可随意停药、更换药物或增减剂量，一般需要坚持用药至少2年。
  - 2）手术前、手术后治疗配合：手术前，对于未用抗结核药物治疗的患者，*术前应抗结核治疗至少2周，还应做好皮肤准备、药物过敏试验、交叉配血等；*手术后可取侧卧位或俯卧位，必须保持脊柱伸直，避免扭曲。
- （3）健康指导：指导患者加强营养，积极进行身体锻炼，戒烟；出院后告知*用药期间应每3个月来医院复查1次，一般用药满2年达到痊愈标准后，方可在医生的指导下停止用药。

## 二、髋关节结核

1. 概述　髋关节结核在全身骨关节结核的发病率中居第三位，以儿童为多见，大多单侧发病。

2. 病因　多继发于肺结核。

3. 临床表现　本病的主要临床特点是起病隐匿，早期可有局部疼痛，随后*可出现跛行。体格检查可出现"4"字征试验阳性、髋关节过伸试验阳性、托马征阳性等；后期当寒性脓肿溃破后形成慢性窦道，窦口可有干酪样坏死组织流出。

4. 辅助检查　X线片可见局限性骨质疏松、关节肿胀、关节间隙变窄及边缘性骨破坏。晚期可见死骨、空洞甚至股骨头影消失、病理性脱位。

5. 治疗要点　本病需抗结核药物治疗2年以上；局部治疗有皮肤牵引、石膏固定；手术治疗主要是病灶清除等。

6. 护理诊断/问题　同脊柱结核。

7. 护理措施
- （1）一般护理：当患肢皮肤牵引固定时要求患者卧床；做好大、小便护理等。
- （2）治疗配合
  - 1）抗结核病药治疗配合：同脊柱结核。
  - 2）患肢制动与固定治疗配合：患肢行皮肤牵引或髋部人字形石膏固定1～3个月，要做好牵引及石膏固定的护理。
- （3）健康指导：指导患者加强营养，积极进行肢体功能锻炼，*尤其是活动下肢各关节，以防肌肉萎缩、关节粘连。

## 三、膝关节结核

1. 概述　*膝关节结核在全身骨关节结核的发病率中居第二位，以儿童和青少年为多见。

2. 病因　多继发于肺结核。

3. 临床表现　本病的主要临床特点：早期可有局部疼痛、肿胀，甚至呈梭状畸形，又称"鹤膝"征，浮膑试验阳性，后期当寒性脓肿溃破后形成慢性窦道。

4. 辅助检查
- （1）红细胞沉降率增快。
- （2）X线摄片：①早期滑膜结核表现不明显，仅见髌上囊肿胀及骨质疏松。②后期可见关节间隙狭窄、消失或半脱位。
- （3）关节镜：对早期滑膜结核具有重要诊断价值。

5. 治疗要点　全身治疗和局部治疗都很重要，局部治疗主要是膝关节内注药、滑膜切除、病灶清除术等，术后石膏固定等。

6. 护理诊断/问题　同脊柱结核。

7. 护理措施
- （1）一般护理：同脊柱结核。
- （2）治疗配合
  - 1）抗结核病药治疗配合：同脊柱结核。
  - 2）患膝关节内抽液与注药：先将关节内积液抽吸干净，再将抗结核药直接注入关节腔内。
- （3）病情观察：观察膝关节疼痛及活动情况；观察患肢肌肉萎缩情况及缩短情况；观察药物的毒副作用；术后应观察生命征及切口情况。

**要点回顾**

1. 脊柱结核最常见的部位是哪里？有何特殊体征？抗结核用药有何特点？
2. 髋关节结核有何临床特点？护理要点是什么？
3. 膝关节结核发病率怎样？有何临床特征？

## 第9节　颈肩痛与腰腿痛患者的护理

**一、颈椎病**

**1.定义**　*因颈椎间盘退行性变及其继发性改变刺激或压迫脊髓、神经根、椎动脉、交感神经等而引起相应的临床症状和体征。发病年龄多在50岁以上，好发部位依次为 $C_5 \sim C_6$、$C_4 \sim C_5$、$C_6 \sim C_7$。

**2.病因**
（1）颈椎间盘退行性变：*是颈椎病发生和发展的最基本原因。
（2）损伤：慢性损伤如长久地伏案工作，对已发生退变的颈椎可加速退变过程而发病；急性损伤如颈椎不协调的活动，可加重已退变的颈椎和椎间盘的损害而诱发本病。
（3）先天性因素：少数患者因先天性颈椎畸形或发育性椎管狭窄，而较早出现颈椎病。

**3.临床表现**
（1）神经根型颈椎病：*此型发病率最高。常先有颈部疼痛及僵硬感，继而向肩部及上肢放射；检查发现颈部肌肉痉挛，颈肩部有压痛。颈部、肩关节有不同程度的活动受限。
（2）脊髓型颈椎病：主要为手足发麻、四肢乏力，手部活动不灵活，尤其精细活动失调；下肢步态不稳，有踩棉花样感觉；躯干有紧束感。随着病情加重，可出现排尿功能障碍。查体可有感觉障碍，肌力减退，Hoffman、Babinski征阳性等。
（3）椎动脉型颈椎病：由椎动脉受牵拉或压迫所致。主要表现为眩晕、头痛、视觉障碍、耳鸣、耳聋、恶心、呕吐、猝倒等一过性脑或脊髓缺血的表现。
（4）交感神经型颈椎病：特点是临床症状多而客观体征少，如偏头痛、头晕、视物模糊、畏光、流泪、眼球发胀、眼睑下垂、耳鸣、耳聋、面部发麻、出汗异常、心律失常、心前区疼痛、血压增高或降低、恶心、呕吐、腹胀等。

**4.辅助检查**
（1）X线摄片：X线正侧位片显示颈椎生理性前凸消失、椎间隙变窄、椎体前后缘骨质增生；左右斜位片显示椎间孔变形、缩小；前屈后伸片可见颈椎不稳征象。
（2）CT和MRI检查：显示椎间盘突出，脊髓、脊神经受压情况。
（3）椎动脉造影：可显示椎动脉局部受压、梗阻、血流不畅迹象。

**5.治疗要点**
（1）非手术治疗：原则是祛除压迫因素，消炎止痛，恢复颈椎的稳定性。主要包括颌枕带牵引、颈托和围领固定、推拿和按摩、理疗、药物对症治疗等。*对脊髓型颈椎病不宜行颌枕带牵引、推拿和按摩。
（2）手术治疗：对诊断明确、经非手术疗法无效、反复发作、压迫症状进行性加重，尤其是脊髓型颈椎病者，应考虑手术治疗。颈椎病的手术有前路手术、前外侧手术及后路手术。手术的目的是解除压迫、稳定脊柱。

**6.护理诊断/问题**
（1）疼痛　与神经、血管受刺激或压迫有关。
（2）自理缺陷　与颈肩痛、活动障碍、肌肉无力、眩晕等有关。
（3）有受伤的危险　与椎动脉供血不足所致的眩晕有关。
（4）潜在并发症：术后出血、呼吸困难。

**7.护理措施**
（1）非手术治疗患者护理：告知患者非手术治疗的目的和方法。指导患者做好自我保健，如选择合适的枕头、纠正不良姿势、进行颈肩部锻炼等。
　1）颌枕带牵引者：应指导患者取坐位或卧位，头微屈，牵引重量为 $2 \sim 6$kg，每日 $1 \sim 2$ 次，每次1小时 若无不适，也可行持续牵引，每日 $6 \sim 8$ 小时，2周为一疗程。
　2）药物治疗者：应说明药物治疗只是对症处理，不能祛除病因。
（2）手术前患者的护理：按骨科手术做好术前常规准备；指导患者适应手术卧位的练习；*前路手术者，术前 $3 \sim 5$ 天开始训练推移气管，以适应术中牵拉气管操作。

7. 护理措施

（3）手术后护理

1）注意颈部伤口渗血及引流情况,保持切口引流通畅,若渗血较多时应更换敷料。

2）*观察呼吸变化,尤其在前路手术后1～3天应严密观察其呼吸情况,当患者出现呼吸费力,呈张口状、发绀等症状时,应立刻通知医生,做好气管切开和手术处理的准备。前路手术后1～3天内易发生呼吸困难,其原因包括切口内出血形成血肿压迫、手术刺激及气管牵拉致喉头水肿、手术中不慎损伤脊髓、植骨块松动或脱落压迫气管。

3）防治喉头水肿,手术后2～3天给予雾化吸入,每天1～2次。

4）避免受凉感冒,卧床期间鼓励患者深呼吸、咳嗽、排痰。定时翻身,翻身时保持头、颈、躯干中立位,预防并发症。

5）防止植骨块脱落移位:手术后保持稳定的头颈部体位,颈部用颈围或颈托制动,头颈两侧垫枕或沙袋。避免头过度屈伸,控制旋转运动。在用力咳嗽、喷嚏或排便时,用手轻按颈部切口处,以防植骨块脱落移位。当植骨块移位时,向前可压迫气管致呼吸困难甚至窒息,向后可压迫脊髓造成感觉、运动障碍。

6）鼓励早期四肢功能锻炼,防止肌肉萎缩和静脉血栓形成。

（4）健康指导

1）养成良好的坐、站、行及工作姿势,睡眠调整枕高,平常转头动作要轻而慢,避免头颈过伸或过屈。

2）一般手术后2～3周协助患者下床活动,坚持四肢肌肉锻炼;1年内避免负重劳动、便秘、受凉及过度颈部活动。

二、肩关节周围炎

1. 概述　肩关节周围炎是肩关节囊、滑囊、肌腱及肩周肌的慢性损伤性炎症,多发生于50岁左右的人群,女性多于男性。

2. 病因　多为继发性。中老年人多因软组织退变及对外力承受力减弱引起。此外,肩部的急慢性损伤、手术、肩关节的长期固定亦是诱发因素。

3. 临床表现　*早期肩部疼痛,逐渐加重。可放射至颈部和上臂中部;夜间明显,影响睡眠。后期肩关节僵硬,逐渐发展至各个方向均不能活动。检查肩关节活动受限,以外展、外旋、后伸受限最明显。三角肌轻度萎缩,斜方肌痉挛。

4. 辅助检查　X线摄片可见颈肩部骨质疏松征象;肩关节造影见关节囊体积明显缩小。

5. 治疗要点　以非手术治疗为主。急性期肩部制动,局部温热治疗。慢性期坚持锻炼并配合理疗、针灸、推拿。疼痛明显者口服或外用非甾体抗炎药,指导患者作被动肩关节牵拉训练,恢复关节活动度。

6. 护理诊断/问题

（1）躯体活动障碍　与肩关节损伤或粘连有关。

（2）卫生、穿衣等自理缺陷　与肩关节疼痛和活动受限有关。

7. 护理措施

（1）肩关节功能锻炼:*坚持有效的肩关节功能锻炼。早期被动做肩关节牵拉训练,恢复关节活动度。后期坚持按计划自我锻炼,如爬墙外展、爬墙上举、弯臂垂臂旋转及滑车带臂上举等。

（2）日常生活能力训练:随着肩关节活动范围的逐渐增加,指导患者进行日常生活能力训练,如穿衣、梳头、洗脸等。

三、腰椎间盘突出症

1. 概述　腰椎间盘突出症是指由于腰椎间盘变性、纤维环破裂、髓核突出刺激和压迫马尾神经或神经根所引起的一种综合征。*是腰腿痛最常见的原因之一。好发于20～50岁人群,男性多于女性。*以$L_4$～$L_5$与$L_5$～$S_1$间盘多见。

2. 病因

（1）椎间盘退行性变:*是腰椎间盘突出症的基本病因。

（2）腰部急、慢性损伤:尤其是反复弯腰、扭转等积累伤力是椎间盘突出的重要诱发因素;妊娠时体重突然增长,腹压增高,肌肉、韧带相对松弛,易于使椎间盘膨出。

3. 临床表现

（1）症状

1）腰痛:*是最先出现和最常见的症状。表现为急性剧痛或慢性隐痛,弯腰、咳嗽、排便等用力动作可使疼痛加剧。

3. 临床表现
- (1) 症状
  - (2) *坐骨神经痛：疼痛从下腰部向臀部、大腿后方、小腿外侧、足背或足外侧放射，并伴麻木感、咳嗽、打喷嚏、排便等导致腹压增高的活动可使疼痛加剧。
  - 3) 马尾神经受压综合征：表现为双侧大小腿、足跟后侧及会阴部感觉迟钝，大、小便和性功能障碍等。
- (2) 体征
  - 1) 脊柱变形和活动受限：因疼痛致腰部各方向活动受限，以前屈受限最明显；可出现腰部强直，生理前凸消失，腰椎侧弯。
  - 2) 压痛和叩痛：在病变椎间隙的棘突旁侧1cm处有深压痛、叩痛，并伴有向下肢的放射痛。
  - 3) *直腿抬高试验及加强试验阳性。
  - 4) 感觉、肌力和腱反射改变：主要为受压神经支配部位的感觉异常或麻木、肌力减退、肌肉萎缩、膝或跟腱反射减弱等。

4. 辅助检查　X线平片可显示腰椎及椎间盘退化改变；CT、MRI可显示髓核突出、神经根受压的部位和程度。

5. 治疗要点
- (1) 非手术治疗：主要包括绝对卧床休息，持续骨盆水平牵引，硬膜外隙封闭，推拿按摩及对症治疗。*对中央型椎间盘突出不宜推拿。
- (2) 手术治疗：经正规的非手术治疗无效或不适合非手术治疗者，马尾神经受压者需手术治疗。行髓核摘除或经皮穿刺髓核切吸术等。

6. 护理诊断/问题
- (1) 疼痛　与腰椎间盘突出神经根受压迫有关。
- (2) 躯体移动障碍　与腰腿痛及限制躯体活动等有关。
- (3) 潜在并发症：下肢静脉血栓形成、肌肉萎缩、手术后神经根粘连等。

7. 护理措施
- (1) 非手术疗法护理
  - 1) *卧应休息：急性期需绝对卧硬板床休息，卧床4周或至疼痛症状缓解，然后带腰围下床活动，3个月内不做弯腰持物活动。
  - 2) 持续骨盆水平牵引的护理：根据个体差异牵引重量在7~15kg，床尾抬高15~30cm，每日牵引2次，每次1~2小时。
  - 3) 硬脊膜外封闭：常用醋酸泼尼松龙加利多卡因硬膜外封闭，以减轻神经根周围的炎症和粘连。
- (2) 手术治疗的护理
  - 1) 体位：手术后平卧硬板床，根据手术创伤情况，一般需卧床1~3周。
  - 2) 伤口及引流的护理：注意观察伤口渗血、渗液情况，引流是否通畅，引流液的量、质，有无脑脊液漏出等。
  - 3) *功能锻炼：术后2~3天指导并鼓励、督促患者进行腰背肌锻炼，预防肌肉萎缩，增强脊柱的稳定性；逐步练习直腿抬高动作，防止神经根粘连。
- (3) 健康指导：保持良好的姿势，加强腰背肌及腿部的肌肉锻炼，增强脊柱的稳定性。

**要点回顾**

1. 颈椎病好发部位是什么？最基本病因是什么？发病率最高的是哪型？
2. 颈椎病前路手术者术前要做的特殊准备是什么？手术后最重要的是观察什么？如何防止植骨块脱落？
3. 肩周炎好发人群是什么？如何指导患者进行功能锻炼？
4. 腰椎间盘突出症好发部位是哪里？基本病因是什么？有何临床特点？
5. 腰椎间盘突出症急性期如何护理？如何指导患者进行功能锻炼？

## 第 10 节　骨肿瘤患者的护理

一、概述

1. 定义　骨肿瘤是指发生于骨骼或其附属组织的肿瘤。
2. 病因　本病病因不明，男性多于女性，按组织学可分良性骨肿瘤和恶性骨肿瘤；良性骨肿瘤如骨瘤、骨软骨瘤、骨巨细胞瘤等；恶性骨肿瘤如骨肉瘤、软骨肉瘤、纤维肉瘤等。

3. **临床表现** 良性骨肿瘤主要表现为局部肿块,无压痛,生长慢。恶性骨肿瘤主要表现为疼痛、肿块、压痛,伴有全身恶病质等。

4. **辅助检查**
(1)X线检查:能反映骨与软组织的基本病变。
(2)CT、MRI、ECT:可协助诊断,帮助制订手术方案、评价手术效果等。

5. **治疗要点** 良性骨肿瘤以局部刮除、肿瘤切除为主;恶性肿瘤采用以手术为主的综合疗法。

6. **护理诊断/问题**
(1)焦虑 与担忧疾病预后有关。
(2)疼痛 与肿瘤压迫神经有关。
(3)营养失调:低于机体需要量 与疾病的慢性消耗有关。
(4)潜在并发症:病理性骨折或关节脱位。

7. **护理措施**
(1)一般护理
①休息与体位:肿瘤手术或化疗后应卧床休息,保持患肢舒适位,必要时固定、制动。
②饮食:肿瘤患者营养低下,应供给高蛋白质、高能量、高维生素饮食。
(2)病情观察:观察患肢疼痛、肿胀、畸形等情况;观察是否有肿瘤转移症状;观察化疗、放疗的副作用;手术后应观察生命征是否平稳;伤口是否有渗血;观察引流情况等。
(3)治疗配合
①手术治疗的配合:做好手术前准备;手术后患肢抬高,保持患肢关节功能位;做好截肢护理等。
②化疗、放疗的配合:化疗、放疗前检查血象、肝肾功能等;化疗、放疗期间应严密观察胃肠道反应、肝肾功能;严密观察皮肤黏膜是否有出血、糜烂、溃疡及头发脱落情况等。
(4)健康指导:消除不良的生活习惯,保持乐观、积极向上的心理状态;指导患者康复功能训练。

## 二、骨软骨瘤

1. **概述** 骨软骨瘤又称骨疣,是一种常见的良性肿瘤。*好发于长骨的干骺端,多发生于青少年。

2. **临床表现** 本病分单发和多发两型,肿瘤可遍及全身,但以膝关节附近最多,除了可触及肿块外,一般无症状。

3. **治疗要点** 无症状、病变范围小者,一般不需要治疗;若肿瘤生长过快,有疼痛及压迫症状者,应行手术切除术。

## 三、骨巨细胞瘤

1. **概述** 骨巨细胞瘤是一种介于良性与恶性肿瘤之间的溶骨性肿瘤。好发于20～40岁的青壮年,女性多于男性,*多发生于股骨下端、胫骨上端。

2. **分类** 本病可分为三级:Ⅰ级,基质细胞少,巨细胞多,偏良性;Ⅱ级,基质细胞多,巨细胞少,为侵袭性;Ⅲ级,以基质细胞为主,为恶性。

3. **临床表现** *疼痛和肿胀为主要症状,局部可触及包块,压之有乒乓球样感觉及压痛,病变的关节活动受限。*X线检查可见长骨端偏心性溶骨样破坏,血管造影显示肿瘤血管丰富,并有动静脉瘘形成。

4. **治疗要点** 本病以手术治疗为主,采取切除术及灭活处理,植入自体骨或骨水泥。本病易复发,加强复诊。

## 四、骨肉瘤

1. **概述** 骨肉瘤又称为成骨肉瘤,是最常见的原发性恶性骨肿瘤,恶性程度高,预后差,*好发于青少年,多见于股骨下端、胫骨上端。

2. **病因** 骨肉瘤是由肿瘤细胞直接形成骨和类骨。

3. **临床表现** *主要是局部疼痛,多为持续性,夜间为甚。肿瘤表面皮温增高,静脉怒张。

4. **辅助检查** X线检查示骨质表现为成骨性、溶骨性或混合性破坏,*病变多起于干骺端,因肿瘤生长及骨膜反应可见三角状新骨,称Codman三角,或垂直呈放射状排列,称日光射线现象。

5. **治疗要点** 以手术治疗为主的综合疗法。

6. **护理诊断/问题**
(1)躯体活动障碍 与疼痛、肢体活动受限及制动有关。
(2)活动无耐力 与恶病质、长期卧床及化疗等有关。
(3)自我形象紊乱 与截肢和化疗引起的副作用有关。

（1）化疗护理：化疗药物一般经静脉给药，药物应现配现用。联合使用多种药物时，每种药物之间应用等渗溶液间隔。化疗药物对血管的刺激较大，注意保护血管，防止药液外渗。一旦外渗，应立即停止静脉滴注，局部用50%硫酸镁湿敷，防止皮下组织坏死。

（2）化疗后的观察和护理
1）胃肠道反应：最常见，可在化疗前半小时给予止吐药物。
2）*骨髓抑制：定期检查血常规，一般用药后7～10天白细胞和血小板会出现下降。若白细胞降至3×10⁹/L、血小板降至80×10⁹/L，应停止用药。
3）*脱发：可在头部放置冰袋，降低毛囊血运与头皮血药浓度，预防脱发。
4）*定期检查肝肾功能及心电图，鼓励患者多饮水，尿量保持在每日3000ml以上。

7. 护理措施

（3）截肢术后护理
1）*体位：下肢截肢者，每间隔3～4小时俯卧20～30分钟，并将残肢以枕头支托，压迫向下；仰卧时不可抬高患肢，以免造成膝关节的屈曲挛缩。
2）观察和预防术后出血：注意观察肢体残端渗血情况，创口引流液的性质和量。若渗血较多，可用棉垫弹性绷带加压包扎；若出血较大，应立即扎止血带止血。
3）幻肢痛：绝大多数截肢患者在术后相当一段时间内感到已经切除的肢体仍然有疼痛或其他异常感觉，称为幻肢痛。*属精神因素性疼痛。应用放松疗法等心理治疗手段逐渐消除幻肢感。
4）残肢功能锻炼：一般术后2周，伤口愈合后开始功能锻炼。

## 要点回顾

1. 骨巨细胞瘤好发于哪些部位？其主要临床表现是什么？X线检查有何特征？
2. 骨肉瘤好发人群和好发部位是什么？有何临床特征？X线检查有何特征？
3. 化疗药物外渗如何处理？出现什么指征应暂停化疗？
4. 截肢术后如何护理残肢？
5. 什么叫作幻肢痛？应如何护理？

## 模拟试题栏——识破命题思路，提升应试能力

### 一、专业实务

A₁型题

1. 在外力作用部位发生骨折的病因为（　　）
   A. 间接暴力　　　　B. 旋转暴力
   C. 直接暴力　　　　D. 肌肉牵拉
   E. 积累劳损

2. 关于骨牵引的叙述错误的是（　　）
   A. 牵引力较大　　　B. 牵引日期长
   C. 骨感染可能小　　D. 可能致牵引过度
   E. 可能致血管神经受压

3. 骨折牵引术的作用不包括（　　）
   A. 骨折复位作用　　B. 骨折固定作用
   C. 防止骨质脱钙　　D. 矫正畸形
   E. 解除肌肉痉挛

4. 关于肢体的功能位置下述错误的是（　　）
   A. 肘关节屈曲90°　　B. 腕关节背伸30°
   C. 指间关节呈伸直位　D. 膝关节屈曲10～15°
   E. 足与小腿成90°角

5. 下列属于不稳定型骨折的是（　　）
   A. 横行骨折　　　　B. 斜行骨折
   C. 嵌插骨折　　　　D. 青枝骨折
   E. 裂缝骨折

6. 下列属于不完全性骨折的是（　　）
   A. 青枝骨折　　　　B. 横行骨折
   C. 斜行骨折　　　　D. 螺旋形骨折
   E. 粉碎性骨折

7. 临床上最常见的关节脱位部位是（　　）
   A. 肘关节　　　　　B. 肩关节
   C. 髋关节　　　　　D. 踝关节
   E. 腕关节

8. 腓骨上端骨折常见的并发症是（　　）
   A. 畸形愈合　　　　B. 腘血管损伤
   C. 腓总神经损伤　　D. 骨不连接
   E. 骨延迟愈合

9. 易引起缺血性肌挛缩的创伤是（　　）
   A. 肩关节脱位　　　B. 肱骨髁上骨折

C. 肘关节脱位　　　　　D. 桡骨下端骨折

E. 锁骨骨折

10. 易发生失血性休克的骨创伤是(　　)

　　A. 肱骨髁上骨折　　　B. 尺、桡骨双骨折

　　C. 骨盆骨折　　　　　D. 股骨颈骨折

　　E. 脊柱骨折

11. 评估肱骨髁上骨折损伤肱动脉的主要依据是(　　)

　　A. 手部麻木　　　　　B. 肢端发绀

　　C. 桡动脉无搏动　　　D. 肢端温度下降

　　E. 手功能障碍

12. Colles骨折正面观呈"枪刺样"外观是因为(　　)

　　A. 桡骨远折端向桡侧移位

　　B. 桡骨远折端向背侧移位

　　C. 桡骨近折端向桡侧移位

　　D. 桡骨近折端向背侧移位

　　E. 局部成角畸形

A₂型题

13. 患儿，3岁。不小心被碰撞，发生闭合性股骨干骨折，处理上宜选用(　　)

　　A. 悬吊式皮肤牵引术

　　B. 滑动式皮肤牵引术

　　C. 骨牵引术

　　D. 切开复位术

　　E. 长腿石膏固定术

14. 患者，男，38岁。头部碰撞发生颈椎骨折，行颅骨牵引时应采取的体位是(　　)

　　A. 俯卧位　　　　　　B. 头低足高位

　　C. 头高足低位　　　　D. 侧卧位

　　E. 中凹卧位

15. 患者，男性，股骨干骨折行持续骨牵引，错误的是(　　)

　　A. 抬高床头15～30cm

　　B. 每天用酒精滴牵引针孔

　　C. 保持有效的牵引作用

　　D. 定时测量肢体长度

　　E. 指导患者功能锻炼

16. 患者，男，32岁。因脊椎骨折行躯体石膏固定。固定后患者出现持续性恶心，反复呕吐，腹胀及腹痛，可能为(　　)

　　A. 急性阑尾炎　　　　B. 急性肠梗阻

　　C. 骨筋膜室综合征　　D. 石膏综合征

　　E. 急性胃肠炎

17. 患者，男，30岁。胫腓骨骨折，给予小夹板固定，护

理中下列描述不妥的是(　　)

　　A. 缚夹板的带结以不能上下移动为宜

　　B. 前1周内应随时调整缚带松紧度

　　C. 指导患者早期进行患肢功能练习

　　D. 肢端疼痛、发绀等应立即复诊

　　E. 抬高患肢至稍高于心脏水平

18. 患者，女，40岁。被石头砸伤胫骨和腓骨，给予小夹板固定，患者1～2周内进行早期功能锻炼是指(　　)

　　A. 活动范围扩大到各大关节

　　B. 可进行引体抬臀动作

　　C. 扶拐下床伤肢不着地活动

　　D. 进行伤肢肌肉舒缩活动

　　E. 逐步进行以重点关节为主的全面功能锻炼

19. 患者，男，33岁。车祸导致骨盆骨折、股骨骨折，臀部、腰部肿胀、皮下淤血，出现脸色苍白、出冷汗，R 27次/分，P 130次/分，BP 81/52mmHg，引起休克的原因，下列哪项是错误的(　　)

　　A. 广泛的软组织损伤

　　B. 严重的周围神经损伤

　　C. 剧烈疼痛

　　D. 大量出血

　　E. 并发内脏损伤

20. 患者，女，34岁。从高楼上跌下导致骨盆骨折，骨折端刺入膀胱、直肠，医生诊断为开放性骨折的依据是(　　)

　　A. 骨折的病因　　　　B. 骨折后的稳定程度

　　C. 骨折发生的时间　　D. 骨折处是否与外界相通

　　E. 骨折的程度

21. 患儿，男，12岁。一年来在日常活动中反复发生右肩关节前脱位，其主要原因是(　　)

　　A. 缺少自我保护意识

　　B. 年龄较小　　　　　C. 初次脱位未行固定

　　D. 体质较差　　　　　E. 右侧易习惯性脱位

22. 患者，男，22岁。用上肢作剧烈投掷动作时，造成肱骨内上髁骨折，其骨折的原因是(　　)

　　A. 直接暴力　　　　　B. 间接暴力

　　C. 肌肉牵力　　　　　D. 骨骼病变

　　E. 长期劳损

23. 患者，女，34岁。车祸导致胫腓骨粉碎性骨折，下面哪项不属于骨折后晚期并发症(　　)

　　A. 血管损伤　　　　　B. 关节僵硬

　　C. 迟缓愈合　　　　　D. 骨不愈合

　　E. 畸形愈合

24. 患者,男,35岁。因外伤致左股骨干闭合性骨折3小时后急诊入院。查体:T 37.9℃,左大腿明显肿胀、短缩畸形,该患者体温升高的原因可能是(  )
    A. 感染          B. 精神紧张
    C. 血肿吸收热    D. 药物过敏
    E. 骨髓炎

$A_3/A_4$型题

(25、26题共用题干)

患者,男,20岁,70kg。上体育课时不慎大腿骨折,入院后行股骨干骨折持续骨牵引。

25. 该患者行牵引时应将床尾抬高(  )
    A. 10~15cm        B. 15~30cm
    C. 20~40cm        D. 30~45cm
    E. 45~60cm

26. 该患者骨牵引措施中不正确的是(  )
    A. 床尾抬高15~30cm
    B. 牵引针不可左右移动
    C. 及时去除牵引针孔的血痂
    D. 维持肢体在整复或固定的位置
    E. 每日测量下肢长度

(27~30题共用题干)

患者,女,42岁,45kg。在山上劳作时,不慎发生小腿骨折,采用石膏包扎固定术。

27. 石膏包扎固定技术中,错误的是(  )
    A. 包扎时禁用手指抓捏石膏型
    B. 包扎时宜用手掌按抚妥帖
    C. 包扎时先固定远端,随后向近端缠绕
    D. 包扎时松紧适宜,每周重叠1/3
    E. 包扎时应露出远端指(趾)

28. 石膏管型固定后,不妥当的做法是(  )
    A. 用热灯烤石膏管型
    B. 用吹风器热吹石膏管型
    C. 让患肢置于床旁的方凳上
    D. 提供一块防水布垫在床单上
    E. 提供一个垫枕支持患肢

29. 石膏管型内疼痛时,正确的做法是(  )
    A. 给止痛药        B. 向痛处塞垫棉花
    C. 抬高患肢        D. 痛处开窗观察和减压
    E. 拆掉石膏管型

30. 护理石膏固定患者时,不妥的是(  )
    A. 固定48小时内重点注意肢体受压症状
    B. 固定期间抬高患肢
    C. 常练习石膏型内肌肉舒缩活动
    D. 拆除石膏型前,应摄X线片

E. 拆除石膏后,保持肢体低垂

(31~33题共用题干)

患者,男,75岁。有50年吸烟史。因右股骨转子间骨折行右股骨髁上牵引。

31. 若右股骨髁上牵引过度可造成(  )
    A. 肌肉萎缩        B. 骨愈合障碍
    C. 肢体畸形        D. 剧烈疼痛
    E. 骨质脱钙

32. 直接影响到患者骨折愈合的相关因素,哪项除外(  )
    A. 年龄            B. 局部感染
    C. 身体营养状态    D. 性别
    E. 骨折及时复位、固定

33. 该患者牵引6周后出现了发热、咳嗽,估计患者发生了(  )
    A. 尿路感染        B. 泌尿系结石
    C. 感冒            D. 坠积性肺炎
    E. 结核

(34~36题共用题干)

患者,女,25岁。不慎跌倒时以手掌撑地,自觉右肘上部剧烈疼痛,被立即送往医院。体检见上臂成角畸形,轻度肿胀,肘后三角关系正常,不敢用右手取物。

34. 该患者受伤的病因为(  )
    A. 直接暴力        B. 间接暴力
    C. 肌肉牵拉        D. 骨骼劳损
    E. 骨骼疾病

35. 有助于骨折诊断的临床表现是(  )
    A. 局部剧烈疼痛    B. 上臂成角畸形
    C. 肘部轻度肿胀    D. 不敢用右手取物
    E. 跌倒时以手掌撑地

36. 该患者的观察重点为是否合并(  )
    A. 伤口感染        B. 皮肤划伤
    C. 脊髓损伤        D. 软组织损伤
    E. 肱动脉损伤

(37~41题共用题干)

患者,男,29岁。因下坡不慎摔伤,右手掌着地,当时觉左肩部疼痛,活动障碍,伤后30分钟到医院就诊。检查见左侧方肩畸形,肩关节空虚,弹性固定,诊断为肩关节脱位。

37. 该患者先作下列哪项检查(  )
    A. X线摄片        B. CT
    C. MRI            D. B超
    E. 三大常规

38. 在肩关节脱位中,下列哪种脱位最为常见(  )

A. 前脱位　　　　　B. 后脱位

C. 中心型脱位　　　D. 半脱位

E. 习惯性脱位

39. 该肩关节脱位应属于(　　)

A. 习惯性脱位　　　B. 新鲜性脱位

C. 陈旧性脱位　　　D. 先天性脱位

E. 病理性脱位

40. 该患者治疗应首选(　　)

A. 手法复位,石膏外固定

B. 手法复位,夹板外固定

C. 手术复位

D. 持续牵引

E. 手法复位,三角巾悬托于胸前

41. 复位后三角巾悬吊。指导患者进行垂臂、甩肩锻炼的时间是(　　)

A. 复位固定后即开始

B. 复位固定1周后

C. 复位固定2周后

D. 复位固定3周后

E. 复位固定4周后

(42~44题共用题干)

患者,男,20岁,军人。在没有做好运动准备的情况下,在一次练习远距离投掷手榴弹后突然觉右上臂剧烈疼痛,1小时后去医院就诊。查体见右上臂较左上臂短2cm,上臂成角畸形,有异常活动。患者腕关节背伸障碍,手背及桡侧皮肤感觉消失,经X线摄片诊断为肱骨中下1/3段骨折。

42. 该患者右上臂缩短的原因是(　　)

A. 骨折两断端分离　　B. 骨折两断端成角

C. 骨折两断端重叠　　D. 骨折两断端旋转

E. 骨折处肿胀

43. 根据病史估计该患者出现了哪种并发症(　　)

A. 骨筋膜室综合征　　B. 尺神经损伤

C. 正中神经损伤　　　D. 肱动脉损伤

E. 桡神经损伤

44. 若出现桡神经损伤其典型表现是(　　)

A. 爪形手　　　　　B. 垂腕

C. 腕关节运动障碍　　D. 猿手

E. 手掌部感觉运动消失

(45~47题共用题干)

患者,女,55岁。高处坠落后出现严重呼吸困难、四肢不能自主活动。查体:颈椎明显后突畸形及压痛,大小便失禁,四肢瘫痪,高热,有较重痰鸣音。X线摄片提示:$C_4$~$C_5$骨折,合并脱位。

45. 导致其呼吸困难的最主要原因为(　　)

A. 腹胀引起膈肌上移

B. 呼吸肌麻痹

C. 水肿压迫呼吸中枢

D. 痰液堵塞气道

E. 气管受压

46. 应如何搬运患者(　　)

A. 一人背起患者搬运

B. 一人抱起患者搬运

C. 两人搬运,其中一人抬头,一人抬腿

D. 三人将患者平托到木板上搬运

E. 四人搬运,三人将患者平托到木板上,一人固定头颈部

47. 为预防该患者因气道分泌物阻塞而并发坠积性肺炎及肺不张,措施不包括(　　)

A. 翻身叩背　　　　B. 辅助咳嗽排痰

C. 吸痰　　　　　　D. 人工机械通气

E. 雾化吸入

二、专业实践

A₁型题

48. 对骨科患者哪项护理不妥(　　)

A. 抬高患肢　　　　B. 保持关节功能位

C. 每日限制饮水量　　D. 术前3天开始皮肤准备

E. 注意饮食,保持大便通畅

49. 骨科手术前应特别重视的准备是(　　)

A. 选择麻醉　　　　B. 胃肠道准备

C. 手术区皮肤准备　　D. 药物过敏试验

E. 配血

50. 对石膏固定术后患者护理哪项不对(　　)

A. 观察肢体末梢血运情况

B. 躯干石膏影响呼吸应及时处理

C. 石膏型内疼痛时可填棉花

D. 协助患者翻身、避免压疮

E. 将患肢抬高至高于心脏水平

51. 护理胸腰椎轻度压缩骨折的患者,下列哪项方法是错误的(　　)

A. 平卧硬板床

B. 骨折处垫厚枕

C. 脊柱后伸

D. 局部疼痛消失,开始腰背肌锻炼

E. 早期下床活动

52. 截瘫患者足底置一护架,作用是(　　)

A. 便于功能活动　　B. 便于整理床铺

C. 便于观察血运　　D. 便于保持肢体功能位

E. 便于预防压疮

53. 骨折的治疗原则是(　　)

　　A. 复位、固定、功能锻炼

　　B. 手法复位、石膏外固定、功能锻炼

　　C. 手法复位、持续牵引、功能锻炼

　　D. 切开复位、钢板内固定、功能锻炼

　　E. 手法复位、夹板外固定、功能锻炼

54. 关于关节脱位手术复位的指征，叙述错误的是(　　)

　　A. 伴有关节内骨折　　B. 有软组织嵌入

　　C. 陈旧性脱位　　D. 手法复位失败

　　E. 新鲜脱位

55. 关于髋关节后脱位下述不正确的是(　　)

　　A. 局部明显疼痛

　　B. 髋部呈屈曲、内收、内旋畸形

　　C. 伤肢弹性固定

　　D. 伤肢长度相对延长

　　E. 臀部呈异常隆起，有时合并坐骨神经损伤

56. 骨折晚期并发关节僵硬、肌肉萎缩的主要原因是(　　)

　　A. 神经损伤　　B. 血肿机化

　　C. 组织缺血　　D. 长期卧位

　　E. 缺乏功能锻炼

57. 治疗骨折和脱位最常用的方法是(　　)

　　A. 切开复位与内固定

　　B. 手法复位与外固定

　　C. 手法复位与内固定

　　D. 经皮穿针骨外固定

　　E. 持续牵引

58. 骨折和脱位共有的专有体征是(　　)

　　A. 畸形　　B. 异常活动

　　C. 疼痛、肿胀、功能障碍

　　D. 骨擦音、骨擦感　　E. 弹性固定

A₂型题

59. 患者，男，25岁。胫骨骨折，生命征平稳，石膏固定后应采取的体位是(　　)

　　A. 半坐位

　　B. 平卧，患肢抬高至高于心脏水平

　　C. 平卧，患肢抬高至平心脏水平

　　D. 平卧位

　　E. 头低足高斜坡卧位

60. 患者，男，38岁。前臂行石膏绷带包扎后1小时，自觉手指麻木剧痛，护士观察见手指发凉、发绀，主动活动不能。最可能的原因是(　　)

A. 室内温度过低　　B. 石膏绷带包扎过紧

C. 神经损伤　　D. 体位不当

E. 静脉损伤

61. 患者，男，35岁。因肱骨干骨折入院。伤后局部软组织肿胀明显。手法复位后行石膏固定。护士应注意观察肢端血运。若有血运障碍，下面哪种表现最不可能发生(　　)

　　A. 疼痛　　B. 发绀

　　C. 肿胀　　D. 皮温升高

　　E. 脉搏减弱或消失

62. 患儿，男，8岁。胫骨中段骨折，拆除石膏绷带后发现小腿肌肉萎缩，膝关节屈伸障碍，应考虑(　　)

　　A. 骨化性肌炎　　B. 缺血性肌挛缩

　　C. 关节僵硬　　D. 神经损伤

　　E. 愈合障碍

63. 患者，男，31岁。左股骨中段骨折，闭合复位及局部小夹板外固定3个月后，骨折畸形愈合，其影响治疗效果的主要原因是(　　)

　　A. 未及时行切开复位内固定

　　B. 未行石膏绷带固定

　　C. 未应用中西医药物治疗

　　D. 未再次闭合复位

　　E. 未进行适当的持续骨牵引

64. 患儿，男，8岁。右肱骨髁上伸直型骨折，手法复位后屈肘位石膏托固定第1天。患儿诉右手疼痛，见手指苍白发凉。X线复查骨折整复良好。现应采取的主要措施是(　　)

　　A. 给予安慰和关怀

　　B. 给予止痛剂

　　C. 抬高患肢，活动手指

　　D. 减小右肘屈曲度

　　E. 立即手术探查肱动脉

65. 患者，男，32岁。小腿骨折行石膏管型固定后，诉小腿疼痛、发麻。查体：足部皮肤凉，足背动脉搏动减弱，可能压迫了(　　)

　　A. 腓总神经　　B. 胫神经

　　C. 坐骨神经　　D. 动脉

　　E. 静脉

66. 患者，男，35岁。股骨干骨折16天，护士在指导患者进行功能锻炼时应以哪种锻炼活动为主(　　)

　　A. 以患肢肌肉舒缩活动为主

　　B. 以骨折远端关节活动为主

　　C. 以骨折近端关节活动为主

　　D. 以重点关节活动为主

E. 以骨折远、近关节活动为主

67. 患者,女,60岁。4周前滑倒右手撑地,后摄片证实为右桡骨远端粉碎性骨折,经闭合复位后石膏固定,今日拆除石膏后发现右手各手指屈伸均明显受限,其主要原因是(　　)
   A. 骨折时合并有桡神经损伤
   B. 骨折时合并有尺神经损伤
   C. 骨折时合并有正中神经损伤
   D. 石膏压迫引起右手缺血性肌挛缩
   E. 石膏固定期间缺少功能锻炼

68. 患者,男,30岁。左尺骨中段骨折行钢板内固定术后3周,此时指导患者进行功能锻炼应以下列哪项为主(　　)
   A. 以左前臂肌肉舒缩活动为主
   B. 以全身功能锻炼为主
   C. 以左腕、肘关节功能锻炼为重点
   D. 以右上肢功能锻炼为重点
   E. 以左上臂功能锻炼为重点

69. 患者,男,34岁。因右胫腓骨开放性骨折行手术复位钢板内固定,术后第二天,观察右下肢血运障碍情况,以下哪项不符合右下肢血运障碍的表现(　　)
   A. 右足部皮肤发凉
   B. 右踝部肿胀、疼痛
   C. 右足背皮肤温度升高
   D. 右足踝部感觉麻木
   E. 右足踝部苍白

70. 患者,男,60岁。股骨颈骨折行牵引术,患者卧床期间,为预防泌尿系结石应(　　)
   A. 使用利尿剂　　　B. 应用钙剂
   C. 多饮水　　　　　D. 膀胱按摩
   E. 使用抗生素

71. 患者,女,20岁。打球时跌倒手掌撑地,间接暴力导致肱骨髁上骨折,对患者骨折的叙述有误的是(　　)
   A. 伸直型骨折最多见
   B. 肘后三点关系失常
   C. 可手法复位后屈肘位固定
   D. 易发生骨化性肌炎
   E. 易发生缺血性肌挛缩

72. 患者,男,35岁。在山上劳动时不慎摔下山谷,发生脊柱骨折。关于脊椎骨折叙述有误的是(　　)
   A. 典型的体征是后突畸形
   B. 高位截瘫可能呼吸停止
   C. 常需CT或MRI检查

D. 平卧硬板床运送
E. 及时指导腹肌锻炼

73. 患者,男,50岁。跌倒时右手掌撑地,当时右腕剧痛,渐肿胀,活动障碍,局部呈"餐叉"及"枪刺样"畸形。可能发生了(　　)
   A. 桡骨远端伸直型骨折
   B. 桡骨远端屈曲型骨折
   C. 腕骨骨折
   D. 掌骨骨折
   E. 腕关节扭伤

74. 患者,女,51岁。车祸发生外伤性截瘫,预防该患者压疮的关键是(　　)
   A. 定时翻身,变换体位
   B. 保持皮肤清洁
   C. 预防性使用抗生素
   D. 受压的骨突部敷中草药
   E. 加强功能锻炼,促进血液循环

75. 患者,男,34岁。塌方事故中发生骨盆、左股骨及胫腓骨多处骨折,最可能引起的并发症是(　　)
   A. 休克　　　　　B. 脂肪栓塞
   C. 骨筋膜室综合征　D. 骨折部位感染
   E. 缺血性肌挛缩

76. 患者,女,35岁。车祸后左股骨闭合性骨折,神志清醒,生命征尚平稳,给予临时骨折固定然后转运。下面哪项不是固定的目的(　　)
   A. 避免进一步损伤周围组织
   B. 减少疼痛　　　C. 止血
   D. 便于搬运　　　E. 预防休克

77. 患者,女,40岁。外伤性截瘫,为建立反射性膀胱,为其留置导尿管,应间隔几小时开放一次(　　)
   A. 1~2小时　　　　B. 2~3小时
   C. 4~6小时　　　　D. 7~8小时
   E. 10小时

78. 患者,男,26岁。外伤致左肩关节前脱位,经手法复位后固定,其肩关节固定的位置应是(　　)
   A. 肩关节置于内收、内旋位,屈肘90°
   B. 肩关节置于外展、外旋位,屈肘90°
   C. 肩关节置于外展、内旋位,屈肘90°
   D. 肩关节置于外展、外旋、伸肘位
   E. 肩关节置于内收、内旋、伸肘位

79. 患者,女,22岁。胫骨开放性骨折,该患者最重要的治疗措施是(　　)
   A. 早期彻底清创　　B. 早期使用抗生素
   C. 及时使用TAT　　D. 及时复位固定

E. 镇静、止痛

80. 患者，女，38岁。汽车撞伤，左大腿下段向后成角畸形，局部肿胀，不能扪及足背动脉搏动，足趾发凉，此时应考虑(　　)
    A. 股骨下1/3骨折　　　B. 大腿巨大血肿
    C. 股骨下1/3骨折合并血管损伤
    D. 股动脉断裂　　　E. 软组织损伤

81. 患者，男，42岁，建筑工人。右上臂被砖块击伤1小时。查体：右上臂肿胀，有异常活动，拇指、腕及掌指关节不能背伸、垂腕，可能是骨折损伤了(　　)
    A. 肱动脉　　　　　B. 桡神经
    C. 正中神经　　　　D. 尺神经
    E. 桡动脉

82. 患者，男，34岁。从4m高处跌下，诉腰背部疼痛，双下肢不能活动，怀疑脊柱骨折合并截瘫，应除外哪项检查(　　)
    A. X线摄片　　　　B. 血常规
    C. CT　　　　　　　D. 血管造影
    E. 腰椎穿刺

83. 患儿，女，12岁。半小时前从自行车后座上摔下，右肘着地，肘上肿痛，医生检查后即诊断为肱骨髁上骨折，其主要依据是(　　)
    A. 肘上明显肿胀　　B. 局部有皮下瘀斑
    C. 压痛明显　　　　D. 局部有反常活动
    E. 肘关节功能障碍

84. 患者，女，30岁。因车祸受伤，急诊至医院。见右股部下段明显肿胀、青紫，患处有假关节活动。X线检查示右股骨干下段粉碎性骨折。其他检查未见明显异常。急诊科护士为她做的最有价值的工作是(　　)
    A. 临时夹板固定　　B. 传呼医师来处理
    C. 给用止痛剂　　　D. 提供一张床铺
    E. 送去一杯水，做好安慰

85. 患者，男，28岁。车祸1小时送来医院就诊。查体：神清，面色苍白，大汗淋漓，右小腿外侧15cm×10cm皮肤逆向掀起，骨折端露出，诊断为胫腓骨中段粉碎性骨折，创面有少量泥沙污染，此时，首要的措施是(　　)
    A. 包扎伤口
    B. 测血压、脉搏、补充血容量
    C. 固定患肢
    D. X线摄片
    E. 询问病史

86. 患者，男，25岁。外伤后出现肘关节肿胀，下列可以帮助鉴别肱骨髁上骨折和肘关节脱位的是(　　)
    A. 手臂功能障碍
    B. 肘部剧烈疼痛
    C. 是否可摸到尺骨鹰嘴
    D. 肘后三点关系正常与否
    E. 跌倒后因手掌撑地而受伤

87. 路遇一车祸患者，成年男性，右小腿开放性骨折，伤口流血，肢体畸形，最佳处理措施是(　　)
    A. 积极联系救护车运送
    B. 寻找木板、树枝将肢体妥善固定
    C. 包扎止血，固定患肢
    D. 告知医院地址，以便伤员能尽快就诊
    E. 不知所措，束手无策，继续围观

88. 患者，男，29岁。打球时不慎跌倒，经摄片证实为肱骨髁上骨折，因手法整复不良需手术治疗，以下麻醉方式最适宜的是(　　)
    A. 区域阻滞麻醉　　B. 神经干(丛)阻滞麻醉
    C. 硬膜外阻滞麻醉　D. 蛛网膜下腔阻滞麻醉
    E. 静脉麻醉

89. 患者，男，40岁。因车祸致伤，有骨折和多处开放性损伤大出血，并疑有内出血。首要措施是(　　)
    A. 清创术　　　　　B. 包扎固定
    C. 输液抗休克　　　D. 大量抗生素
    E. 注射TAT

90. 患者，女，29岁。双侧股骨干粉碎性骨折，伤后48小时出现发绀、呼吸困难，肺部有啰音，此时应考虑(　　)
    A. 脂肪栓塞　　　　B. 坠积性肺炎
    C. 感染　　　　　　D. 休克
    E. 挤压综合征

91. 患者，男，25岁。2周前不慎从6m高处坠落，造成第10胸椎椎体骨折伴完全性截瘫，近2天来体温升高达39.5℃，其原因可能是(　　)
    A. 天气炎热，患者体温调节功能差
    B. 骨折部位血肿吸收所致
    C. 泌尿道或呼吸道感染
    D. 精神因素
    E. 压疮

92. 患者，女，60岁。走路不慎滑倒，右臀部着地，初步诊断为股骨颈骨折，下列哪种表现对判断是否有骨折最具有诊断意义(　　)
    A. 患髋疼痛，活动时加重
    B. 患髋肿胀青紫
    C. 大转子及其周围均有压痛

D. 患肢呈外旋畸形

E. 走路跛行

93. 患者,男,30岁。郊游时不慎摔伤颈部,伤情不详,可选用下面何种方法搬运患者( )

A. 担架　　　　　B. 让患者坐在自行车后坐

C. 背着患者　　　D. 让患者平躺在门板上

E. 扶着患者走

94. 患者,男,35岁。因车祸致胸部损伤、右股骨开放性骨折,患者有明显的呼吸困难,右大腿有活动性出血。对该患者现场急救时,最好的次序是( )

A. 妥善固定、包扎伤口、抢救生命、平稳运送

B. 包扎伤口、妥善固定、抢救生命、平稳运送

C. 平稳运送、包扎伤口、妥善固定、抢救生命

D. 抢救生命、包扎伤口、妥善固定、平稳运送

E. 平稳运送、包扎伤口、妥善固定、初步检查

95. 患者,女,68岁。因股骨颈骨折行皮牵引,需长时间卧床,有关该患者的护理以下哪项错误( )

A. 增强患者战胜疾病的信心

B. 防止发生压疮

C. 适当活动以防肌肉萎缩

D. 少食蔬菜水果以防腹泻

E. 多饮水以防泌尿系结石

A₃/A₄型题

(96～98题共用题干)

患者,男,65岁。桡骨下端伸直型骨折行前臂超腕关节石膏外固定术后。

96. 该患者腕关节应固定于( )

A. 伸直位　　　　B. 屈曲位

C. 功能位　　　　D. 任意位

E. 掌屈尺偏位

97. 石膏固定后,最应注意观察的是( )

A. 石膏是否松脱　　B. 石膏变形

C. 肘关节血液循环　D. 手部血液循环

E. 压迫性溃疡

98. 该患者如果石膏绷带固定时间过长,最易出现的并发症是( )

A. 肘关节僵硬　　　B. 肘、腕关节僵硬

C. 腕、掌关节僵硬　D. 腕关节僵硬

E. 压迫性溃疡

(99～101题共用题干)

患者,男,40岁。乘坐公共汽车跷起二郎腿(右腿搭在左腿上),突遇急刹车,向前冲撞倒地,右髋疼痛,活动障碍。查体:右下肢缩短,呈内收、内旋畸形。

99. 应首先考虑的是( )

A. 股骨颈骨折　　　B. 股骨粗隆间骨折

C. 骨盆骨折　　　　D. 髋关节后脱位

E. 髋关节前脱位

100. 根据患者情况,应选择以下哪一种治疗方案( )

A. 闭合复位内固定

B. 切开复位

C. 持续骨牵引,闭合复位6周

D. 手法复位,持续皮肤牵引固定4周

E. 手法复位,石膏固定3个月

101. 该患者治疗4周后,自行下地负重行走,预计可能发生哪一种情况( )

A. 关节强直　　　　B. 神经损伤

C. 习惯性关节脱位　D. 股骨头缺血性坏死

E. 髋部骨化性肌炎

(102～106题共用题干)

患者,男,37岁。右小腿被汽车轧伤3天就诊。查体:右小腿严重肿胀畸形,足趾苍白、发凉,足背动脉搏动消失,被动活动足趾感剧痛。X线片示右胫腓骨严重粉碎性骨折。

102. 首先应考虑并发了( )

A. 感染　　　　　　B. 骨筋膜室综合征

C. 破伤风　　　　　D. 挤压综合征

E. 胫骨骨髓炎

103. 这时最适当的处理是( )

A. 急诊开放复位内固定

B. 继续观察

C. 立即切开深筋膜减压

D. 抬高患肢,配合高压氧治疗

E. 抬高患肢加跟骨牵引

104. 产生上述并发症的主要因素是( )

A. 骨折端移位阻碍血液循环

B. 骨折端刺破胫前后动脉

C. 骨折端损伤腓总神经

D. 小腿中段肌肉较丰富

E. 骨折端血肿及周围软组织水肿导致骨筋膜室压力增高

105. 骨筋膜室综合征表现中哪项不对( )

A. 局部剧烈疼痛

B. 局部肿胀、严重压痛

C. 指或趾活动受限,感觉麻木

D. 局部及远端皮色苍白

E. 早期远端动脉搏动消失

106. 此类并发症还常见于下列哪种损伤( )

A. 股骨中段骨折　　B. 肱骨中段骨折

C. 骨盆骨折　　　D. 尺桡骨双骨折

E. 髌骨骨折

（107～109题共用题干）

　　患者，男，42岁，建筑工人。不慎从高楼坠落，疑有脊柱、骨盆骨折，左肱骨开放性骨折，伤口有活动性出血。

107. 急救治疗时应首先(　　)

A. 骨折复位　　　B. 清创缝合

C. 包扎止血　　　D. 抗感染

E. 输血输液

108. 关于现场急救，错误的是(　　)

A. 重点检查有无内脏损伤

B. 开放性骨折应现场复位

C. 取清洁布类包扎伤口

D. 就地取材，固定伤肢

E. 平托法搬移脊柱骨折患者

109. 骨折急救包扎伤口若使用止血带正确的是(　　)

A. 记录时间，每20分钟放松2～3分钟

B. 记录时间，每30分钟放松2～3分钟

C. 记录时间，每45分钟放松2～3分钟

D. 记录时间，每60分钟放松2～3分钟

E. 记录时间，每120分钟放松2～3分钟

（申飘扬）

# 模 拟 试 题

## 专 业 实 务

A₁型题

1. 护士应具备护理职业素养,其核心是( )
   A. 职业礼仪　　　　B. 职业自豪感和成就感
   C. 职业纪律　　　　D. 职业道德
   E. 职业理想

2. 护理工作的对象是( )
   A. 所有的人　　　　B. 不健康的人
   C. 有生理或心理疾患的人
   D. 有残疾的人　　E. 需要帮助的人

3. 护理程序以何为理论框架( )
   A. 需要层次论　　B. 系统论
   C. 压力与适应理论　D. 信息交流论
   E. 自理理论

4. 在护理程序中,指导护理工作的核心是( )
   A. 以提高护理工作效率为中心
   B. 以执行医嘱为中心
   C. 以医院管理质量的重点为中心
   D. 以护理对象为中心
   E. 以维护医患双方的利益为中心

5. 急诊抢救患者时,医生未到之前,护士可采取的紧急处理不包括( )
   A. 测量生命体征　　B. 吸痰、吸氧
   C. 静脉输入药物　　D. 止血、配血
   E. 人工呼吸、胸外按压

6. 病区护士接到住院处通知后,应立即根据病情准备( )
   A. 治疗饮食　　　　B. 分级护理
   C. 病床单位　　　　D. 抢救药品
   E. 测量血压

7. 在煮沸消毒时,为提高沸点达105℃,可在水中加入( )
   A. 1%～2%碳酸氢钠　B. 2%～3%乳酸钠
   C. 0.1%硫酸钠　　　D. 0.5%亚硝酸钠
   E. 1%～2%氢氧化钠

8. 高热患者退热期出现下列何项提示可能发生虚脱
   A. 皮肤苍白、寒战、出汗
   B. 脉速、面部潮红、无汗
   C. 缓脉、呼吸渐慢、无汗

   D. 脉细速、四肢湿冷、出汗
   E. 头晕、恶心、无汗

9. 下列哪项为脾的生理功能( )
   A. 藏神　　　　　　B. 藏血
   C. 藏精　　　　　　D. 统血
   E. 主气

10. 在五脏中"心开窍于"( )
    A. 目　　　　　　　B. 鼻
    C. 口　　　　　　　D. 舌
    E. 耳

11. 急性呼吸窘迫综合征的病理基础是( )
    A. 低氧血症　　　　B. 肺动脉高压
    C. 碱中毒　　　　　D. 肺淤血
    E. 高碳酸血症

12. 室性心动过速最常见的病因是( )
    A. 心脏瓣膜病　　　B. 冠心病
    C. 心肌病　　　　　D. 心肌炎
    E. 感染性心内膜炎

13. 以下各因素中,对消化性溃疡发病起决定作用的是( )
    A. 胃酸-胃蛋白酶增高
    B. 吸烟　　　　　　C. 饮食失调
    D. 遗传因素　　　　E. 全身性疾病

14. 甲状腺性甲亢中最多见的是( )
    A. 毒性结节性甲状腺肿
    B. 毒性腺瘤
    C. 甲状腺癌
    D. 碘甲亢
    E. 弥漫性甲状腺肿甲状腺功能亢进症(Graves病)

15. 系统性红斑狼疮的发病与下列哪项无关( )
    A. 遗传因素　　　　B. 病毒感染
    C. 紫外线　　　　　D. 雌激素
    E. 败血症

16. 下列属于甲类传染病的疾病是( )
    A. 肺结核　　　　　B. 猩红热
    C. 肺炎　　　　　　D. 霍乱
    E. 病毒性肝炎

17. 在隔离病区工作护士的下列哪项行为是正确的

( )

A. 把口罩挂在胸前

B. 掀页撕取避污纸

C. 身着隔离衣进入治疗室

D. 为患者翻身后用手整理口罩

E. 护理结核患者后立即更换口罩

18. 最常见的幻觉为( )

A. 幻听      B. 幻视

C. 幻触      D. 幻味

E. 幻嗅

19. 患者听到脑子里有声音骂自己,称为( )

A. 思维鸣响      B. 内心被揭露感

C. 假性幻听      D. 功能性幻听

E. 真性幻听

20. 胃癌最主要的转移途径是( )

A. 直接浸润      B. 直接蔓延

C. 淋巴转移      D. 血行转移

E. 腹腔种植

21. 手术间的室温保持在( )

A. 16～18℃      B. 18～20℃

C. 20～22℃      D. 22～24℃

E. 24～26℃

22. 控制破伤风患者痉挛的最主要措施是( )

A. 保持病室安静、限制探视

B. 避光、避风

C. 使用镇静及解痉剂

D. 治疗与护理操作要集中

E. 静脉滴注破伤风抗毒素

23. 骨盆分界线为( )

A. 耻骨联合下缘、髂耻缘、骶岬中部的连线

B. 耻骨联合下缘、髂耻缘、骶岬下缘的连线

C. 耻骨联合上缘、髂嵴、骶岬上缘的连线

D. 耻骨联合上缘、髂耻缘、骶岬上缘的连线

E. 耻骨联合下缘、髂嵴、骶岬下缘的连线

24. 葡萄胎排出后随访时的辅助检查中下述哪项是最不需要的( )

A. 阴道脱落细胞涂片检查

B. 测血、尿hCG      C. 盆腔B超

D. 定期妇科检查      E. 定期胸部X线摄片

25. 小儿营养不良主要是指机体缺乏下列哪项( )

A. 热量和(或)脂肪      B. 热量和(或)糖类

C. 热量和(或)维生素      D. 热量和(或)蛋白质

E. 热量和(或)水

26. 婴儿期是指( )

A. 从孕期28周到生后1周

B. 从孕期28周到生后2周

C. 从出生到生后满2周

D. 从出生到满1周岁前

E. 从出生到生后满30天

27. 护士首次执业注册应当自通过护士执业资格考试之日起多长时间内提出申请( )

A. 3天      B. 2周

C. 3个月      D. 1年

E. 3年

28. 在我国,下列哪项列入乙类传染病,但按甲类传染病管理( )

A. 鼠疫      B. 霍乱

C. 副霍乱      D. SARS

E. 伤寒

29. 在护理工作中,护士有权拒绝执行医嘱的情形是

A. 工作太忙

B. 患者不愿意配合

C. 非紧急情况下的口头医嘱

D. 患者已欠费

E. 药物太昂贵,患者承担不了

30. 下列哪种情况侵犯了患者的隐私权

A. 对艾滋病患者进行血液体液隔离

B. 对淋病患者询问其性生活史

C. 对疑难病例会诊讨论

D. 未取得患者同意,让实习护生观摩其导尿过程

E. 取得患者同意,将其资料用于科研

A₂型题

31. 患者,男,65岁,因2型糖尿病入院治疗。责任护士在为患者制订护理目标时,下列陈述正确的是( )

A. 患者的免疫能力增强

B. 患者了解糖尿病饮食的知识

C. 护士教会患者注射胰岛素的正确方法

D. 出院前患者学会自己注射胰岛素

E. 患者的血糖控制在正常范围

32. 患者,女,38岁。因发热、咳嗽、呼吸困难入院,诊断为肺炎球菌肺炎,患者主诉头痛、恶心、食欲差,全身无力。查体:体温39.5℃,脉搏112次/分,呼吸浅快,口唇指端发绀。患者目前存在的首要护理问题是( )

A. 舒适的改变:头痛      B. 气体交换受损

C. 活动无耐力      D. 体温过高

E. 有窒息的危险

33. 患者,男,45岁。因喉头阻塞行气管切开,护士为

其安置病室环境时,应特别注意(　　)

A. 调节温、湿度　　　B. 保持安静

C. 注意开窗通风　　　D. 避免光线刺激

E. 放置绿化植物

34. 患者,男,50岁。在建筑工地不慎从高处坠下,导致颈椎骨折,在送该患者去急救时,应采取何种方法搬运(　　)

A. 挪动法　　　　　　B. 一人法

C. 二人法　　　　　　D. 三人法

E. 四人法

35. 患者,女,65岁。因糖尿病酮症酸中毒急诊入院,立即给予输液、吸氧,现护士准备用平车将患者送至病房,护士在护送途中应注意(　　)

A. 暂停输液,吸氧继续

B. 暂停吸氧,输液继续

C. 暂停输液、吸氧

D. 继续输液、吸氧,避免中断

E. 暂停护送,待病情好转后再送入病房

36. 患者,男,82岁。1个月来大便带血,体重减轻,医生拟行肠镜检查,应采取的卧位是(　　)

A. 左侧卧位　　　　　B. 膝胸卧位

C. 截石位　　　　　　D. 屈膝仰卧位

E. 半坐卧位

37. 患者,男,50岁。因慢性支气管炎入院,现病情平稳,拟近日出院,对患者应给予的护理是(　　)

A. 每1小时巡视1次

B. 给予卫生保健指导

C. 填写特别护理记录单

D. 备好抢救药物和用物

E. 每日做好口腔护理2次

38. 患者,女,53岁。诊断:甲型肝炎。经治疗痊愈出院,护士对其使用过的票证和钱币进行消毒,合适的方法是(　　)

A. 高压蒸汽灭菌

B. 0.05%液氯喷洒

C. 0.2%过氧乙酸擦拭

D. 3%氯胺浸泡

E. 微波消毒

39. 患者,女,78岁。患者下肢骨折,护士为其床上洗发时,适宜的室温和水温分别是(　　)

A. 20℃,40～45℃　　B. 24℃,40～45℃

C. 20℃,50～52℃　　D. 24℃,50～52℃

E. 26℃,40～50℃

40. 患者,男,35岁。发热5天,体温40℃,神志不清,反复抽搐,瞳孔对光反应迟钝,诊断为乙型脑炎,应施行何种隔离(　　)

A. 严密隔离　　　　　B. 昆虫隔离

C. 接触隔离　　　　　D. 呼吸道隔离

E. 消化道隔离

41. 患者,女,36岁。右上臂纤维瘤摘除术后第三天,护士为其更换上衣时应(　　)

A. 先脱左侧先穿左侧

B. 先脱右侧先穿右侧

C. 先脱左侧先穿右侧

D. 先脱右侧后穿右侧

E. 没有严格要求

42. 患者,男,70岁。诊断:风湿性心脏病、心房纤维颤动、左侧肢体偏瘫。护士为其测量心率、脉率的正确方法是(　　)

A. 先测心率,再在健侧测脉率

B. 先测心率,再在患侧测脉率

C. 一人同时测心率和脉率

D. 一人听心率,一人在健侧测脉率,同时测1分钟

E. 一人在健侧测脉率,一人在患侧测脉率,同时测1分钟

43. 患者,男,27岁。因车祸致头部受伤入院,患者表现为呼吸和呼吸暂停现象交替出现,在有规律的呼吸几次后,突然停止呼吸,间隔一段时间后,又开始呼吸,如此反复交替出现。此呼吸称为(　　)

A. 陈-施呼吸　　　　　B. 毕奥呼吸

C. 浮浅性呼吸　　　　D. 鼾声呼吸

E. 库斯莫呼吸

44. 患者,男,58岁。诊断:慢性胃溃疡。近日感到上腹部疼痛,医嘱:粪便潜血试验。护士指导其试验前三天不能吃(　　)

A. 大米稀饭　　　　　B. 面包

C. 鸡蛋　　　　　　　D. 瘦肉

E. 豆腐

45. 患者,女,25岁。在进行插胃管时,患者出现呛咳、呼吸困难、发绀时,护士应(　　)

A. 立即拔出胃管,待患者休息片刻后重插

B. 暂停片刻,嘱患者深呼吸,恢复后继续插管

C. 让患者忍耐,做吞咽动作,继续插管

D. 将患者头托起,继续插管

E. 将患者扶起坐好后,继续插管

46. 患者,女,72岁。因脑出血、昏迷、尿失禁而入院,入院后给予留置导尿管,下述护理措施正确的是(　　)

A. 随时倾倒尿液,并提高引流管

B. 每日更换留置导尿管

C. 每月做尿常规检查1次

D. 每周用消毒液棉球擦拭尿道口

E. 发现尿液混浊时按医嘱进行膀胱冲洗

A. 异丙肾上腺素皮下注射

B. 地塞米松静脉注射

C. 氯苯那敏口服

D. 葡萄糖酸钙静脉注射

E. 盐酸肾上腺素皮下注射

47. 患者,男,46岁。患慢性阿米巴痢疾,需药物灌肠治疗,下列护理措施错误的是( )

A. 在晚间睡眠前灌入

B. 灌肠前先嘱患者排便

C. 灌肠时患者取左侧卧位

D. 肛管插入肛门15cm

E. 灌入后保留1小时以上

48. 患者,女,50岁。神志清醒,一般情况好,尿路感染,医嘱:尿培养。护士为其留取尿标本时适宜的方法是( )

A. 嘱患者留晨起第1次尿

B. 消毒外阴,留取中段尿

C. 无菌操作下行导尿术

D. 嘱患者随机留尿100ml

E. 收集12小时尿

49. 患者,男,45岁。医嘱予口服磺胺药抗感染,护士嘱其服药后需多饮水,目的是( )

A. 避免损害造血系统

B. 维持血液pH

C. 减轻胃肠道刺激

D. 增强药物疗效

E. 增加药物溶解度,避免结晶析出

50. 患者,男,34岁。青霉素皮试1分钟后出现胸闷、心慌、气急,皮肤瘙痒,大汗淋漓,血压85/55mmHg。应首先采取的措施是( )

A. 氧气吸入

B. 立即皮下注射去甲肾上腺素

C. 立即注射盐酸肾上腺素

D. 静脉注射地塞米松

E. 应用呼吸兴奋剂

51. 患者,男,56岁。发热咳嗽3天,诊断为急性肺炎,需静脉注射药物。为该患者扎止血带时应距穿刺部位上方( )

A. 2cm          B. 4cm

C. 6cm          D. 8cm

E. 10cm

52. 患者,男,40岁。肺结核,肌内注射链霉素,每日2次。长期注射后该患者发生中毒反应,应选用的药物是( )

53. 某新生儿出生后15小时,护士为其预防接种卡介苗,正确方法是( )

A. 前臂掌侧下段(ID)

B. 三角肌下缘(ID)

C. 三角肌下缘(H)

D. 股外侧(H)

E. 臀大肌(IM)

54. 患者,男,62岁。需输1000ml液体,用滴系数为20的输液器,滴速为50滴/分钟,输完需用( )

A. 6小时40分钟     B. 6小时50分钟

C. 7小时20分钟     D. 8小时

E. 10小时

55. 患者,女,30岁。因异位妊娠出现失血性休克,入院后予大量输血,现患者出现手足抽搐、血压下降,考虑为( )

A. 变态反应       B. 溶血反应

C. 发热反应       D. 输入血量不够

E. 枸橼酸钠中毒反应

56. 患者,男,70岁。大量输液后患者突然出现胸闷、气促,口鼻涌出泡沫样痰。以下哪项措施能有效改善肺部气体交换,减轻呼吸困难( )

A. 10%～20%乙醇湿化低流量持续给氧

B. 20%～30%乙醇湿化加压给氧

C. 30%～40%乙醇湿化低流量持续给氧

D. 40%～50%乙醇湿化加压给氧

E. 50%～70%乙醇湿化低流量持续给氧

57. 患者,男,20岁。高热5天,可疑败血症,医嘱做血培养,其目的是( )

A. 查血中白细胞数量

B. 查血中红细胞数量

C. 测氨基转移酶活性

D. 查心肌酶活性

E. 查找致病菌

58. 患者,女,29岁。白血病,化疗过程中因口腔溃疡需做咽拭子培养,采集标本的部位应选择( )

A. 两侧腭弓       B. 扁桃体

C. 悬雍垂         D. 溃疡面

E. 咽部

59. 患者,男,78岁。因脑出血而入院治疗。神志不

清，T35.1 ℃，P84次/分钟，R20次/分钟，BP100/
70mmHg。下肢凉，护士为其用热水袋保暖。该患
者用热水袋水温不可超过50℃的原因是（　　）

A. 皮肤松弛、抵抗力减弱

B. 血管反应敏感

C. 可使昏迷加重

D. 局部感觉迟钝或麻痹

E. 对热特别敏感

60. 患者，男，70岁，发热，体温39℃。护士为其进行物理
降温后，复测的体温应如何记录在体温单上（　　）

A. 在降温前体温的相应纵栏内以红"○"表示，以
红虚线相连

B. 在降温前体温的相应纵栏内以蓝"×"表示，以
蓝虚线相连

C. 无须记录

D. 在相应时间栏内以红"○"表示，不连

E. 在相应时间栏内以蓝"×"表示，不连

61. 患者，男，38岁，诉心慌不适来诊，医嘱行心电图检
查，护士在给该患者做心电图检查时单极胸导联
V2，电极应放在（　　）

A. 胸骨右侧第4肋间

B. 胸骨左侧第4肋间

C. 左腋前线第4肋间

D. 左腋中线第5肋间

E. 左锁骨中线与第5肋间相交点

62. 患者，男，在家突然倒地，随后出现四肢痉挛性抽
搐，牙关紧闭，两眼上翻，疑为癫痫发作急诊，以下
哪种检查对帮助诊断最有意义（　　）

A. 脑血管造影头部　　B. 脑磁共振

C. 脑电图　　　　　　D. CT

E. 脑多普勒彩色超声

63. 患者，女，38岁。突然下岗后不久渐感乏力、心慌、
失眠、怕热、多汗，每日大便4～5次。建议患者先做
哪方面的检查（　　）

A. 心电图检查　　　　B. 血常规检查

C. 胃镜检查　　　　　D. 血、尿糖测定

E. 甲状腺功能测定

64. 患者，女，32岁。糖尿病史11年，护理体检发现下
肢水肿，尿中蛋白（＋＋），尿糖（＋＋＋＋），血糖
12.6mmol/L，血尿素氮和肌酐尚正常，应考虑患者
已患有（　　）

A. 肾盂肾炎　　　　　B. 冠状动脉粥样硬化

C. 糖尿病肾病　　　　D. 周围神经病变

E. 自主神经病变

65. 患者，男，64岁，高血压病史20余年。昨日晚餐后
出现剧烈头痛、喷射状呕吐，立即送医院救治。CT
示脑出血。脑出血以内囊出血最常见，其特征性的
临床表现为（　　）

A. 同侧偏瘫　　　　　B. 对侧偏瘫

C. 同侧偏盲　　　　　D. 三偏症

E. 交叉性偏瘫

66. 患者，女，24岁。主诉有鼻塞、咽痛、声音嘶哑、流
眼泪、呼吸道不畅等急性上呼吸道感染症状。血常
规检查：血白细胞计数偏低。考虑感染为（　　）

A. 流感嗜血杆菌　　　B. 溶血性链球菌

C. 革兰阴性杆菌　　　D. 葡萄球菌

E. 病毒

67. 患者，女，24岁。主诉咽痛、畏寒、发热，体温39℃。
查体：咽部充血，扁桃体充血、肿大，有黄色点状渗
出物，颌下淋巴结肿大，有压痛。诊断：细菌性咽-
扁桃体炎。最常见的病原菌为（　　）

A. 流感嗜血杆菌　　　B. 溶血性链球菌

C. 肺炎球菌　　　　　D. 葡萄球菌

E. 革兰阴性杆菌

68. 患者，男，50岁。因胸痛就诊，诊断为心绞痛。发生
心绞痛的主要病因是（　　）

A. 主动脉瓣狭窄　　　B. 主动脉瓣关闭不全

C. 心动过速　　　　　D. 心动过缓

E. 冠脉管腔狭窄和痉挛

69. 患者，女，50岁，有风湿性心脏病二尖瓣狭窄，与
此病发病有密切关系的细菌是（　　）

A. 乙型溶血性链球菌　B. 金黄色葡萄球菌

C. 表皮葡萄球菌　　　D. 革兰阴性杆菌

E. 大肠杆菌

70. 患者，男，46岁。诊断为"上消化道出血"收住院，
为明确出血病因，首选的检查方法是（　　）

A. 大便隐血试验　　　B. X线钡剂造影

C. 胃镜检查　　　　　D. 血常规检查

E. B超检查

71. 患者，男，36岁。曾有乙型肝炎病史，最近数月来
常有食欲缺乏、牙龈出血，腹胀明显。为了明确诊
断，下列哪项检查方法既快又准（　　）

A. 肝功能　　　　　　B. 甲胎蛋白

C. X线平片　　　　　D. B型超声

E. 放射性核素

72. 患者，男，61岁。因"腹胀、尿少10天"收入院，因关
节炎长期服用阿司匹林，实验室检查提示乙肝两
对半阳性，B超示"肝硬化腹水"，考虑该患者肝硬

化的主要病因是( )

A. 酒精中毒　　B. 药物

C. 循环障碍　　D. 营养失调

E. 病毒性肝炎

73. 患者,女,59岁。慢性肾功能不全3年,查尿蛋白(＋＋),血肌酐408mmol/L,尿比重1.012,红细胞(＋＋),颗粒管型(＋),其中最能反映肾功能不全的指标是( )

A. 大量蛋白尿　　B. 尿中红细胞增多

C. 尿中颗粒管型增多

D. 尿比重　　E. 白细胞管型增多

74. 患者,女,30岁。因低热、腰痛、乏力、尿频、尿急7月余来医院门诊就诊,诊断为慢性肾盂肾炎。门诊同时给李女士做中段尿细菌培养,中段尿培养的阳性标准是菌落计数大于( )

A. $10^3$/ml　　B. $10^4$/ml

C. $10^5$/ml　　D. $10^6$/ml

E. $10^7$/ml

75. 患者,女,20岁。感冒后持续高热、咳嗽、胸痛、鼻出血、面色苍白。抗生素治疗无效。体检:胸骨压痛,右中肺叩诊浊音,闻及湿啰音,肝脾肋下触及。实验室检查:全血细胞减少。胸片显示右中肺片状渗出性改变。高度怀疑患有急性白血病,应首选的检查项目是( )

A. 抗核抗体　　B. 出血时间

C. 骨髓穿刺　　D. 凝血时间

E. 血清肌酐

76. 患者,男,67岁,高血压病史20年,餐后如厕时突感头晕,倒地;后被送至医院就诊。查体:昏迷,鼾声呼吸,抽搐,血压200/120mmHg。拟诊脑出血,能够为确诊疾病提供主要依据的是( )

A. 颅脑CT扫描　　B. 腰椎穿刺检查脑脊液

C. 脑血管造影术　　D. 血液学检查

E. 脑电图检查

77. 患者,男,58岁。与人饮酒,大醉,回家后头部剧痛,医院诊断为脑出血,以下哪项措施容易诱发脑疝( )

A. 颅脑CT检查　　B. 头部降温

C. 腰椎穿刺检查脑脊液

D. 脑血管造影术　　E. 甘露醇快速静脉滴注

78. 患者,男,65岁,高血压病史20年,2天前因脑出血入院,下列哪项不是再次出血的诱因( )

A. 用力排便　　B. 酗酒

C. 重体力劳动　　D. 血液黏稠度高

E. 情绪激动

79. 患者,男,39岁,公务员。近3个月来无明显原因出现坚信单位有人害他,别人的一举一动都与自己有关,独处时耳朵里常可以听到同事在议论自己的声音。患者常感觉自己思想受到电脑的控制,该患者可能的诊断是( )

A. 精神分裂症　　B. 抑郁症

C. 强迫症　　D. 躁狂症

E. 焦虑症

80. 患者,男,65岁。急性心肌梗死冠状动脉支架术后1年,在家休养,心情低落,少与人交流,对周围事物不感兴趣。其最可能的心理问题是( )

A. 谵妄　　B. 抑郁

C. 焦虑　　D. 恐惧

E. 愤怒

81. 社区护士向社区居民进行肺结核防治健康宣教,可使人体产生对结核菌获得性免疫力的预防措施是( )

A. 进行卡介苗接种

B. 普及结核病防治知识

C. 及早发现并治疗患者

D. 消毒衣物,隔离患者

E. 加强锻炼,增强体质

82. 感染科护士,女,25岁,给某艾滋病患者拔针时不小心被带有该患者血液的针头刺伤,伤口的即刻处理方法不妥的是( )

A. 局部按压止血

B. 消毒后包扎伤口

C. 尽可能挤出损伤处的血液

D. 及时填写锐器伤登记表

E. 用肥皂水和流动水冲洗

83. 乙型肝炎病毒携带者,女,28岁。足月顺产一男婴。为阻断母婴垂直传播,对该男婴最适宜的预防措施是( )

A. 注射乙肝疫苗＋高效价乙肝免疫球蛋白

B. 注射乙肝疫苗＋干扰素

C. 注射高效价乙肝免疫球蛋白

D. 注射干扰素＋丙种球蛋白

E. 注射丙种球蛋白＋抗毒素

84. 患儿,5岁。因突然高热、头痛、呕吐1天入院,诊断为流行性脑脊髓膜炎。通常用下列哪项检查确诊( )

A. 白细胞总数15×$10^9$/L

B. 中性粒细胞88%

C. 脑脊液混浊

D. 特异性抗体阳性

E. 血和脑脊液培养发现病原菌

85. 患者,男,56岁。下肢严重挤压伤后发生急性肾衰竭,少尿期不可能出现的是(　　)

A. 尿比重低　　　　B. 低钾血症

C. 低钠血症　　　　D. 代谢性酸中毒

E. 氮质血症

86. 患者,男,45岁。工地上劳动时突然倒地不起,工友第一时间判断其心跳、呼吸骤停的依据是(　　)

A. 意识丧失伴大动脉搏动消失

B. 心电图呈一直线

C. 瞳孔反射消失

D. 呼吸停止

E. 血压测不出

87. 患者,男,18岁。鼻疖挤压后,出现头痛、寒战、高热、昏迷、眼部红肿,首先应考虑(　　)

A. 败血症　　　　　B. 脓血症

C. 颅内海绵状静脉窦炎

D. 毒血症　　　　　E. 脓毒败血症

88. 患者,男,29岁。被他人用菜刀砍伤,伤口有流血,受伤12小时后才来医院就诊,医生予清创后,即行缝合术,请问该患者受伤的部位可能是(　　)

A. 背部　　　　　　B. 胸部

C. 腹部　　　　　　D. 上肢

E. 头部

89. 患者,女,60岁。胃溃疡10年。听邻居说胃溃疡会导致胃癌后,就闷闷不乐,少言少语,暗自垂泪,担心拖累家人。目前其心理反应最可能为(　　)

A. 自卑　　　　　　B. 焦虑

C. 抑郁　　　　　　D. 孤独

E. 否认

90. 患者,男,27岁。因脑挫裂伤入院。医嘱给予肾上腺皮质激素静脉注射。其目的是(　　)

A. 预防颅内血肿　　B. 减轻脑水肿

C. 预防消化性溃疡　D. 预防继发感染

E. 预防肌萎缩

91. 患者,男,19岁。因转移性右下腹痛入院,诊断为急性阑尾炎,行急诊手术,术中见阑尾已坏死穿孔。阑尾炎易发生坏疽的主要原因是(　　)

A. 阑尾腔阻塞　　　B. 细菌入侵

C. 阑尾动脉属于终末动脉

D. 阑尾较小　　　　E. 异物存留

92. 患者,男,60岁。排便次数增多,大便表面带脓血1

月余,首选检查方法是(　　)

A. 直肠指检　　　　B. 肛门镜检查

C. 大便隐血试验　　D. X线钡剂灌肠检查

E. 血清癌胚抗原测定

93. 患者,女,40岁。右上腹痛,高热1周。查体:右上腹压痛伴肝大,肝区叩击痛明显。实验室检查白细胞$18×10^9/L$,中性粒细胞比例0.90。B超检查提示肝脓肿,其感染的主要途径是(　　)

A. 肝动脉　　　　　B. 胆道

C. 门静脉　　　　　D. 肝静脉

E. 开放性伤口

94. 患者,男,50岁。膀胱癌,行保留膀胱术,术后应用膀胱灌注法治疗预防肿瘤复发。常用的灌注药物为(　　)

A. 干扰素　　　　　B. 苯扎溴铵

C. 碳酸水　　　　　D. 卡介苗

E. 抗菌药

95. 患者,女,36岁。半年前出现痛经,并进行性加重,为明确诊断,目前临床上选用的最可靠的方法是(　　)

A. B超检查　　　　B. 诊断性刮宫

C. 腹腔镜检查　　　D. 妇科检查

E. 子宫输卵管造影

96. 患者,女,39岁,孕4产4,诊断为子宫脱垂。患者向护士咨询导致子宫脱垂的原因,下列哪项是子宫脱垂的主要原因(　　)

A. 盆底组织先天发育不良

B. 长期放置子宫托　C. 慢性咳嗽

D. 盆腔巨大肿瘤　　E. 分娩损伤

97. 某产妇,23岁,孕1产1。自然分娩一男婴,身长35cm,体重1000g,皮下脂肪少,头发、指甲已长出,新生儿娩出后能啼哭、吞咽,但生活能力很差。估计该新生儿的孕周为(　　)

A. 16周　　　　　　B. 20周

C. 24周　　　　　　D. 28周

E. 32周

98. 某产妇,28岁,自然分娩一女婴,腹部检查:耻骨联合上方扪不到宫底,此产妇大约在产后的(　　)

A. 当天　　　　　　B. 第1天

C. 第4~6天　　　　D. 第8~9天

E. 第10~14天

99. 患者,女,27岁。孕2产0,妊娠21周,主诉数日内腹部增大明显,下肢出现水肿,平卧时呼吸困难。在护理评估羊水过多孕妇的病史中,应重点询问的

病史是（　　）

  A.心脏病史　　　　　B.糖尿病史

  C.肾炎病史　　　　　D.遗传病史

  E.高血压病史

100. 患者，女，27岁。孕1产0，孕20周，自觉头晕、乏力，诊断为缺铁性贫血，其测得的血清铁的值应（　　）

  A.<10.5μmol/L　　B.<6.5μmol/L

  C.<7.5μmol/L　　　D.<8.5μmol/L

  E.<9.5μmol/L

101. 某孕妇，孕1产0，妊娠35周，中骨盆狭窄，其最容易出现的是（　　）

  A.胎膜早破　　　　　B.持续性枕横位或枕后位

  C.胎位异常　　　　　D.前置胎盘

  E.胎先露衔接受阻

102. 某产妇，产后检查胎盘胎膜完整，触诊宫体柔软，出血呈间歇性，按摩子宫，收缩好转后出血明显减少，可能的出血原因是（　　）

  A.软产道损伤　　　　B.子宫收缩乏力

  C.胎盘胎膜残留　　　D.凝血功能障碍

  E.多种因素造成的出血

103. 患儿，男，10个月。因发热、咳嗽、惊厥来院就诊。体检：体温40℃，咽充血，前囟平。请问该患儿惊厥的原因可能是（　　）

  A.癫痫发作　　　　　B.热性惊厥

  C.低钙惊厥　　　　　D.中毒性脑病

  E.化脓性脑膜炎

104. 患儿，9个月，出生后有反复呼吸道感染，体检发现胸骨左缘第2～3肋间有Ⅲ级收缩期喷射性杂音，怀疑有先天性心脏病。确诊最简便、安全的辅助检查是（　　）

  A.胸部X线检查　　　B.心电图

  C.超声心动图　　　　D.心导管检查

  E.心血管造影

105. 患儿，男，4岁。因全身水肿入院。查体：面部、腹壁及双下肢凹陷性水肿，阴囊水肿明显，诊断为肾病综合征。患儿辅助检查下列正确的是（　　）

  A.血清胆固醇<5.7mmol/L

  B.血浆总蛋白明显增高

  C.尿蛋白定性（＋）～（＋＋）

  D.血白蛋白浓度<30g/

  E.24小时尿蛋白定量<0.05g/kg

106. 患儿，8个月，出生后人工喂养，未添加辅食，近2个月来面色苍白，食欲低下。体检发现口唇及睑

结膜苍白，肝、脾轻度肿大。血常规显示血红蛋白明显降低，考虑为缺铁性贫血。导致该患儿缺铁的主要原因是（　　）

  A.先天储铁不足　　　B.铁的摄入不足

  C.铁需要量增加　　　D.某些疾病影响

  E.铁丢失过多

107. 患儿，男，6个月。因发热呕吐3天，惊厥2次入院，脑脊液检查结果支持化脓性脑膜炎的诊断。以下哪项描述可能与该患儿的脑脊液检查不符合（　　）

  A.外观清亮　　　　　B.细胞数增多

  C.压力增高　　　　　D.蛋白增多

  E.糖和氯化物降低

108. 3岁患儿被确诊为原发型肺结核。家长询问该病的预后，护士可以解释其最常见的病理转归为（　　）

  A.吸收好转

  B.进展为干酪性肺炎

  C.进展为结核性胸膜炎

  D.恶化为急性粟粒性肺结核

  E.全身性急性粟粒性结核病

109. 护士在执行医嘱时，发现医嘱存在错误，与医生沟通后医生拒绝修改医嘱，此时护士正确的做法是（　　）

  A.报告护士长或科主任

  B.报告护理部主任

  C.报告医务科

  D.告诉患者及家属

  E.按医嘱执行，在记录上写明报告过医生

110. 护士自信不会出错，输液时没有进行查对，导致错误的药物注入患者体内，造成患者死亡。该护士的应负责任程度为（　　）

  A.轻微责任　　　　　B.主要责任

  C.次要责任　　　　　D.完全责任

  E.部分责任

111. 护士小王刚从中专护校毕业参加工作，在她岗前培训中学习了护士的权利，下面哪条属于护士的权利（　　）

  A.遵守法律、法规和操作条例

  B.保护患者隐私

  C.患者病情突变时，立即报告医生

  D.工作中的职业卫生防护

  E.参与公共卫生应急事件救护

112. 患者，女，55岁。因车祸被送到急诊科进行抢救，现患者病情稳定。护士在抢救结束后要据实补记

抢救记录,时间为( )

A. 2小时内      B. 6小时内

C. 8小时内      D. 12小时内

E. 24小时内

113. 患者,男性,40岁。肝移植术后第一天,现安排一名护士专门对其进行监护,此种护理工作方式是( )

A. 个案护理      B. 功能制护理

C. 小组护理      D. 责任制护理

E. 特级护理

114. 患者,男,28岁。尖锐湿疣,来医院就诊。护士偶然间看到其检验结果,便将此信息告知其微信朋友圈闺蜜群内。该护士的行为属于( )

A. 渎职行为

B. 侵犯患者的隐私权

C. 侵犯患者的知情同意权

D. 正义的行为

E. 行善的行为

115. 护士小张在与患者交谈时,采取以下哪种方式使患者产生被重视的感觉( )

A. 交谈时,身体稍向患者倾斜

B. 边和患者交谈,边写病历

C. 不正眼看患者

D. 紧盯着患者面部,以免错过微表情观察

E. 始终保持微笑

116. 病区王护士长很重视护士的仪容仪表、姿势体态等,她指出护士小李在工作中的走姿存在不规范的是( )

A. 上身正直      B. 目视前方,面带微笑

C. 步履轻捷、自然      D. 两臂前后自然摆动

E. 小跑步

117. 护士小熊在与患者交谈时,为了收集与患者病情相关的更多信息,采取了开放性方式提问。下列属于开放式提问的是( )

A. "您好,今天感觉怎么样"

B. "服药后,您还觉得头痛吗"

C. "昨天的检查结果是阴性,您知道了吗"

D. "您今天吃过药了吗"

E. "您是第一次住院吗"

118. 患者,男,25岁,建筑工人。急性阑尾炎入院,护士询问其是否感觉腹部疼痛时,患者表示轻微疼痛,可以忍耐。但护士观察患者额头冒汗,手一直按压腹部不放,弯腰坐于床上,面部呈现痛苦状。以下不属于体态语言的是( )

A. 患者额头冒汗      B. 用手按压腹部

C. 面部呈现痛苦状      D. 诉说有轻微疼痛

E. 弯腰坐位

119. 护士在为患儿进行治疗时,最容易让患儿接受治疗的语言技巧是儿科护士小赵为了让患儿能更容易接受治疗,在为患儿进行治疗时应采取的语言技巧是( )

A. 问候式语言      B. 夸赞式语言

C. 分散患儿注意力的语言

D. 关心式语言      E. 安慰性谎言

120. 护士在为一位患者进行输液操作时,床边另一位患者要求护士协助其上厕所,护士回答符合礼仪要求的是( )

A. 请稍候

B. 等一下,我正忙呢

C. 你可以自己慢慢走过去

D. 我又没有分身术,你等一下吧

E. 我没空,你按铃叫其他护士帮你吧

A₃型题

(121、122题共用题干)

患者,女,9岁。感冒后家长给其服用了较长时间的抗生素,现口腔黏膜有乳白色片状膜。

121. 护士判断该患者发生了何种感染( )

A. 葡萄球菌

B. 肺炎链球菌

C. 真菌

D. 大肠杆菌

E. 链球菌

122. 为其做口腔护理时可选用的漱口液是( )

A. 生理盐水

B. 复方硼酸溶液

C. 0.02%呋喃西林溶液

D. 1%~4%碳酸氢钠溶液

E. 0.1%乙酸溶液

(123、124题共用题干)

患者,女,74岁。无自主呼吸,行气管切开术,并使用人工呼吸机辅助呼吸。

123. 人工呼吸机的雾化器和螺纹管应定期消毒,常用的方法是( )

A. 消毒液浸泡      B. 压力蒸汽灭菌

C. 甲醛熏蒸      D. 环氧乙烷灭菌

E. 微波消毒

124. 护士为患者吸痰的时间要求是( )

A. 2小时一次      B. 4小时一次

C. 6小时一次　　　D. 有窒息先兆时

E. 必要时吸痰

（125、126题共用题干）

护士给患者静脉输液时，忘记取下止血带，导致患肢因长时间缺血、缺氧而截肢。

125. 该事件定性为（　　）

A. 意外事件　　　　B. 过失犯罪

C. 医疗事故　　　　D. 不良事件

E. 护理差错

126. 护士对此行为的责任程度是（　　）

A. 完全责任　　　　B. 主要责任

C. 同等责任　　　　D. 次要责任

E. 轻微责任

（127、128题共用题干）

患者，男，48岁。出租车司机，诊断为腰椎间盘突出。患者因疼痛、肢体活动受限，现需卧床休息。

127. 针对该患者的特点，采用最佳的护患关系模式应为（　　）

A. 指导型　　　　　B. 被动型

C. 共同参与型　　　D. 指导-合作型

E. 主动-被动型

128. 经治疗，患者情况好转，准备出院，此时护患关系的主要任务是（　　）

A. 与患者建立信任关系

B. 确认患者的需要

C. 解决患者问题

D. 实施护理措施

E. 评价护理目标实现的情况

（129、130题共用题干）

患者，男，56岁。骨癌多处转移。家属不愿意患者知道病情。晨间护理时，患者对其责任护士说："我昨晚全身疼痛，我想我是癌症晚期了吧。"

129. 此时护士最适宜的处理是（　　）

A. 回答患者："不会的，过几天你肯定能好起来"

B. 沉默不语，等待患者情绪稳定

C. 安慰患者，采取应对疼痛的措施

D. 找个借口赶紧离开病房

E. 告知患者实情，并鼓励其坚强面对

130. 经过进一步沟通，护士了解到患者对自己的疾病感到非常痛苦，并有"不如早点死了算了"的念头，护士的处理方法，哪一项不妥（　　）

A. 委婉地向患者解释病情

B. 尊重患者的隐私权，不与无关人员谈论其病情

C. 与患者家属共同商讨应对方法

D. 坦率告诉患者一切病情，减轻其心理负担

E. 耐心倾听主诉，陪伴患者

A₃型题

（131～134题共用题干）

患者，男，56岁。大叶性肺炎入院治疗，给予静脉输液进行抗感染治疗、支持疗法。今上午输液过程中患者突感胸闷，呼吸困难，口唇发绀，心率130次/分，心前区可闻及水泡音。

131. 患者可能发生了（　　）

A. 急性肺水肿　　　B. 药物过敏

C. 空气栓塞　　　　D. 高钾血症

E. 细菌污染反应

132. 应立即给其安置（　　）

A. 左侧卧位，头低足高

B. 左侧卧位，头高足低

C. 端坐位，两腿下垂

D. 右侧卧位，头高足低

E. 右侧卧位，头低足高

133. 以下护理措施中不妥的是（　　）

A. 减慢输液，通知医师抢救

B. 给予氧气吸入

C. 从中心静脉导管抽出空气

D. 密切观察病情

E. 安慰患者，减轻恐惧

134. 护士给予其氧气吸入的流量应为（　　）

A. 2L/min　　　　　B. 3L/min

C. 4L/min　　　　　D. 5L/mm

E. 6L/min

（135～138题共用题干）

患者，男，36岁。车祸致长期昏迷。

135. 护士给患者行鼻饲进食，插管过程中不妥的是（　　）

A. 按从发际至剑突的长度插入胃管

B. 插管前，使患者去枕仰卧

C. 插入15cm左右，左手托起患者头部尽量靠近胸骨

D. 插到位后，注入少量温开水检查是否有气过水声

E. 用胶布固定胃管于鼻翼和面颊部

136. 鼻饲前，食物应加热至（　　）

A. 25～30℃　　　　B. 35～37℃

C. 38～40℃　　　　D. 40～42℃

E. 45～50℃

137. 对其进行鼻饲操作，每次鼻饲量应为（　　）

A. 50ml    B. 100ml

C. 200ml    D. 300ml

E. 400ml

138. 以下鼻饲操作正确的是(　　)

A. 固定鼻饲管,尽量多贴胶布,以防拉脱

B. 两次鼻饲至少间隔4小时

C. 每月更换鼻饲管1次

D. 每日进行口腔护理

E. 更换鼻饲管时早上早点拔管

## 实 践 能 力

A₁型题

1. 输液过程中,造成墨菲滴管内液面自行下降的原因是(　　)

A. 针头阻塞    B. 滴管有裂隙

C. 输液管扭曲    D. 压力过低

E. 静脉痉挛

2. 为口腔存在铜绿假单胞菌感染的患者选择的漱口液是(　　)

A. 0.02%呋喃西林溶液

B. 0.1%乙酸溶液

C. 2%~3%硼酸溶液

D. 1%~3%过氧化氢溶液

E. 1%~4%碳酸氢钠溶液

3. 慢性支气管炎并发肺气肿时,除慢性支气管炎症状外,主要症状为(　　)

A. 突发性呼吸困难

B. 夜间阵发性呼吸困难

C. 发绀

D. 逐渐加重的呼吸困难,以活动后为重

E. 心悸

4. 纠正缺$O_2$和$CO_2$潴留最重要的措施是(　　)

A. 氧气疗法    B. 保持呼吸道的通畅

C. 增加通气量    D. 纠正酸碱平衡失调

E. 提高呼吸系统兴奋性

5. 以下属于右心衰竭表现的是(　　)

A. 咳嗽    B. 咳痰

C. 交替脉    D. 肝大

E. 肺部湿啰音

6. 高血压危象药物治疗可首选(　　)

A. 硝普钠    B. 硝酸甘油

C. 利尿剂    D. 甘露醇

E. 倍他乐克(美托洛尔)

7. 消化道大出血,判断患者的出血量时患者出现呕血,提示胃内积血的呕血量是(　　)

A. 50~100ml    B. 150~200ml

C. 250~300ml    D. 350~400ml

E. 450~500ml

8. 肝硬化最严重的并发症是(　　)

A. 上消化道出血    B. 感染

C. 肝性脑病    D. 原发性肝癌

E. 功能性肾衰竭

9. 慢性肾炎的基本表现,不包括下列哪项(　　)

A. 水肿    B. 高血压

C. 感染    D. 蛋白尿

E. 血尿

10. 血液病患者最应警惕的情况是(　　)

A. 皮肤黏膜血肿    B. 呼吸道出血

C. 消化道出血    D. 泌尿生殖道出血

E. 颅内出血

11. 糖尿病酮症酸中毒多见于(　　)

A. 1型糖尿病    B. 2型糖尿病

C. 其他特殊类型糖尿病

D. 妊娠糖尿病    E. 非胰岛素依赖型糖尿病

12. 脑出血以内囊出血最常见,其特征性的临床表现为(　　)

A. 同侧偏瘫    B. 对侧偏瘫

C. 同侧偏盲    D. 三偏症

E. 交叉性偏瘫

13. 下列选项中对焦虑症患者生命安全威胁最大的是(　　)

A. 自杀、自伤倾向    B. 药物不良反应

C. 暴力行为冲动    D. 噎食

E. 特殊治疗的并发症

14. 焦虑性神经症发作的形式,一种为广泛性焦虑障碍,另一种为(　　)

A. 恐怖症    B. 惊恐发作

C. 强迫症    D. 疑病性神经症

E. 癔症

15. 患者,男,35岁。3个月来发热,乏力,盗汗,食欲缺乏。查体:体重减轻,一般状况尚可。怀疑肺结核。接下来的资料采集不包括哪项(　　)

A. 预防接种史    B. 胸片

C. 接触史　　　　　D. 痰培养

E. 肺功能检测

16. 细菌性痢疾患者应采取消化道隔离措施,护士在其病房悬挂的隔离标志颜色应该是(　　)

A. 红　　　　　　　B. 棕

C. 黄　　　　　　　D. 绿

E. 灰

17. 纠正代谢性酸中毒首选(　　)

A. 11.2%乳酸钠溶液

B. 5%碳酸氢钠液

C. 林格液

D. 0.9%氯化钠溶液

E. 5%葡萄糖液加氯化钾

18. 诊断腹膜炎的可靠体征是(　　)

A. 腹胀　　　　　　B. 肠鸣音亢进

C. 腹部压痛、反跳痛、腹肌紧张

D. 肠鸣音减弱　　　E. 呕吐

19. 下列关于术后引流管护理的描述正确的是(　　)

A. 每天消毒引流管　B. 妥善固定引流管

C. 脱出要及时送入　D. 一周更换引流瓶一次

E. 每天更换引流管

20. 对破伤风患者,中和血中游离毒素的措施是(　　)

A. 使用镇静剂

B. 使用解痉剂

C. 使用破伤风抗毒素

D. 使用青霉素

E. 用过氧化氢溶液冲洗伤口

21. 孕妇开始自觉胎动的时间是妊娠(　　)

A. 12～14周　　　　B. 14～16周

C. 16～18周　　　　D. 18～20周

E. 20～22周

22. 临产后肛门检查了解胎头下降程度,最常用做标记的是(　　)

A. 骶岬　　　　　　B. 坐骨棘

C. 坐骨结节　　　　D. 耻骨联合后面

E. 耻骨弓

23. 下列针对滴虫阴道炎患者指导措施正确的是(　　)

A. 性生活后行阴道分泌物检查效果更好

B. 哺乳期妇女口服甲硝唑不影响哺乳

C. 2%碳酸氢钠坐浴后阴道用药效果更好

D. 治疗期间禁止进入公共游泳池

E. 性生活不受影响

24. 子宫肌瘤继发贫血最常见于(　　)

A. 浆膜下子宫肌瘤　B. 黏膜下子宫肌瘤

C. 肌瘤囊性变性　　D. 肌瘤红色变性

E. 肌壁间子宫肌瘤

25. 新生儿颅内出血不适宜的措施是(　　)

A. 保持安静,尽量避免惊扰

B. 早期使用甘露醇以降低颅内压

C. 烦躁不安、惊厥时可用镇静剂

D. 可使用维生素$K_1$以控制出血

E. 神经细胞营养药

26. 患儿,女,为未成熟儿。进行护理时,下列措施错误的是(　　)

A. 母乳喂养

B. 注意保暖,防止烫伤

C. 保持呼吸道通畅,以防窒息

D. 持续高浓度氧气吸入,维持有效呼吸

E. 严格执行消毒隔离制度,防止交叉感染

27. 开始给小儿添加鱼肝油的时间应为(　　)

A. 出生后24小时　　B. 有个体差异

C. 出生后2～4周　　D. 出生后1～3个月

E. 出生后6个月

28. 新生儿寒冷损伤综合征复温的原则是(　　)

A. 逐步升温,循序渐进

B. 供给足够液量,帮助复温

C. 立即升温,使体温迅速达正常

D. 立即放入34℃暖箱,逐步升温

E. 保证体温每小时升高1℃

A₂型题

29. 产妇,32岁,产后尿潴留,护士利用条件反射促进其排尿的措施是(　　)

A. 耐心解释安慰　　B. 用屏风遮挡

C. 助患者坐起解尿　D. 用温水冲洗会阴

E. 用热水袋敷下腹部

30. 患者,男,56岁。肺源性心脏病,在输液过程中突感胸闷,咳粉红色泡沫痰,心率136次/分,护士为其吸氧,流量应调整为(　　)

A. 1～2L/min　　　　B. 3～4L/min

C. 4～5L/min　　　　D. 6～8L/min

E. 8～10L/min

31. 患者,男,65岁。关节疼痛,予每日红外线照射,在照射过程中,护士发现局部皮肤呈紫红色(　　)

A. 为适宜剂量,继续照射

B. 应立即停止照射,涂凡士林保护皮肤

C. 应停止照射,改用热敷

D. 应改用小功率灯头

E. 应改用大功率灯头

32. 患者,男,53 岁。诊断为"幽门梗阻",为其洗胃的适宜时间是(　　)
    A. 饭前半小时　　　　B. 饭后半小时
    C. 饭前2 小时　　　　D. 饭后2 小时
    E. 饭后4小时

33. 患者,男,65岁。肝癌晚期,近来病情日益加重,抱怨家属照顾不周,近日经常说:"要不是之前为这个家劳累过度,我又怎么会得病",这个心理反应属于(　　)
    A. 忧郁期　　　　B. 愤怒期
    C. 协议期　　　　D. 否认期
    E. 接受期

34. 患者,女,26岁。因口服大量安眠药入院抢救。意识不清,遵医嘱立即给予洗胃,护士应为其安置(　　)
    A. 平卧位,头偏向一侧
    B. 俯卧位,头偏向一侧
    C. 右侧卧位
    D. 左侧卧位
    E. 中凹卧位

35. 患者,女,45岁。甲状腺手术后3天,护士为其采取半坐卧位的主要目的是(　　)
    A. 改善呼吸困难　　　　B. 预防感染
    C. 避免疼痛　　　　D. 有利伤口愈合
    E. 减轻局部出血

36. 患者,男,35岁。因与朋友聚餐,酗酒后1小时出现上腹部刀割样疼痛,向腰背部放射,疼痛难忍,伴呕吐,呕吐物中混有胆汁,急诊入院。现病情稳定,准备出院,护士向其做出院指导时最重要的是(　　)
    A. 治疗胆道疾病　　　　B. 注意卧床休息
    C. 避免暴饮暴食和酗酒
    D. 保持乐观的情绪　　　　E. 定期复诊

37. 患者,男,39岁。多处烧伤,程度为 Ⅲ 度,面积达50%,入院后应采取(　　)
    A. 严密隔离　　　　B. 接触隔离
    C. 保护性隔离　　　　D. 呼吸道隔离
    E. 消化道隔离

38. 患者,女,30岁。护士观察其体温特点表现:体温升高达39.0～40.0℃,持续数天,24小时波动范围不超过1℃。判断此热型属于(　　)
    A. 稽留热　　　　B. 弛张热
    C. 间歇热　　　　D. 不规则热
    E. 超高热

39. 患者,女,5岁,突然高热,体温40℃,腹痛、腹泻,大便为黏液脓血便,进行性呼吸困难入院,考虑为中毒性细菌性痢疾,护士在为患者采集粪便标本时应注意(　　)
    A. 多次采集标本,集中送检
    B. 选择有黏液血部分的粪便送检
    C. 留取部分成形粪便送检
    D. 在抗菌治疗后留取标本
    E. 患者无大便时,用导泻剂后留取标本

40. 患者,男,35岁。原有胆囊炎病史,今日中午饱餐饮酒后出现上腹部持续性剧痛并向左肩、腰背部放射,伴恶心、呕吐8小时,拟诊为急性胰腺炎,为明确诊断最重要的辅助检查是(　　)
    A. 胰腺B超　　　　B. 腹腔穿刺
    C. 外周血常规　　　　D. 血淀粉酶
    E. X线胸腹联合透视

41. 患者,女,50岁。因患尿毒症而入院。患者精神萎靡,食欲差,24小时尿量80ml,下腹部空虚,无胀痛。请评估患者目前的排尿状况是(　　)
    A. 尿潴留　　　　B. 尿失禁
    C. 少尿　　　　D. 无尿
    E. 尿量减少

42. 患者,男,29岁。受凉后出现畏寒、高热,右侧胸痛伴咳嗽,咳少量铁锈色痰。体检:神志清楚,体温40℃,血压100/78mmHg,心率100次/分钟。胸部X线检查示右下肺叶大片模糊阴影。血白细胞计数15×10⁹/L。最可能的诊断是(　　)
    A. 肺炎球菌肺炎　　　　B. 肺结核
    C. 支气管哮喘　　　　D. 肺炎伴中毒性休克
    E. 急性原发性肺脓肿

43. 患者,女,24岁。诊断为支气管扩张。胸片提示病变位于左肺下叶外底段,体位引流选择的合适体位是(　　)
    A. 取坐位或健侧卧位
    B. 左侧卧位
    C. 右侧卧位
    D. 左侧卧位,床脚抬高30～50cm
    E. 右侧卧位,床脚抬高30～50cm

44. 患者,男,80岁。慢性支气管炎肺气肿病史30年,近1周来出现咳嗽,咳大量黏液脓痰,伴心悸、气喘,查体呼吸急促,发绀明显,颈静脉怒张,下肢水肿。该患者氧疗时,给氧浓度和氧流量应为(　　)
    A. 29%,2L/min　　　　B. 33%,3L/min
    C. 37%,4L/min　　　　D. 41%,5L/min
    E. 45%,6L/min

45. 患者，女，65岁。因高血压病史10年。最近骑车上班时感胸闷、乏力、气急，休息后缓解。该患者的心功能为（　　）
    A. 一级 　　　　　　 B. 二级
    C. 三级 　　　　　　 D. 四级
    E. 五级

46. 患者，男，60岁。因胸痛就诊，既往有心绞痛10年。鉴别急性心肌梗死与心绞痛，症状的主要区别是
    A. 疼痛持续时间不同（　　）
    B. 疼痛表现不同
    C. 疼痛部位不同
    D. 疼痛性质不同
    E. 引起诱因不同

47. 患者，男，62岁。诊断为急性心肌梗死而收入院治疗，发生室性期前收缩时应首选的药物是（　　）
    A. 吗啡 　　　　　　 B. 阿托品
    C. 胺碘酮 　　　　　 D. 普鲁卡因胺
    E. 利多卡因

48. 患者，男，67岁。酗酒30多年，每日约半斤白酒。查体：肝肋下3cm，脾肋下4cm。面颈部见蜘蛛痣。实验室检查外周血三系均减少，其减少的主要原因应是（　　）
    A. 骨髓移植 　　　　 B. 病毒感染
    C. 脾功能亢进 　　　 D. 消化道大量出血
    E. 肠道吸收障碍

49. 患者，男，60岁。肝硬化5年，少量腹水，口服利尿剂，近日为补充营养，口服蛋白粉。今日家属发现其表情淡漠，回答问题准确，但吐字不清，有双手扑翼样震颤，初步诊断为肝性脑病，其发病诱因为（　　）
    A. 上消化道出血 　　 B. 放腹水
    C. 感染 　　　　　　 D. 大量排钾利尿
    E. 高蛋白饮食

50. 患者，女，36岁，间断发作下腹部疼痛伴腹泻2年，每天排便3~4次，为脓血便，常有里急后重，排便后疼痛缓解。该患者最可能的诊断是（　　）
    A. 慢性腹泻 　　　　 B. 溃疡性结肠炎
    C. 肠结核 　　　　　 D. 肠易激综合征
    E. 阿米巴脓肿

51. 患者，女，18岁，2天前感冒后，出现尿频、尿急和排尿痛，体温39℃，给予抗生素等治疗，2周后患者康复，急性肾盂肾炎临床治愈的标准为（　　）
    A. 症状消失
    B. 症状消失＋尿常规转阴

C. 症状消失＋尿培养1次转阴
D. 6周后尿培养阴性
E. 症状消失＋每周复查1次尿常规及培养，共2~3次连续转阴

52. 患者，男，58岁，反复蛋白尿，水肿5年，近日查血红蛋白60g/L，血肌酐807μmol/L，尿素氮升高，该患者发生贫血的主要原因是（　　）
    A. 肾脏产生EPO减少
    B. 造血原料缺乏
    C. 血液透析过程失血
    D. 红细胞寿命缩短
    E. 骨髓抑制

53. 患者，女，36岁，诊断为特发性血小板减少性紫癜，入院后告知患者禁用的药物是（　　）
    A. 泼尼松 　　　　　 B. 阿司匹林
    C. 红霉素 　　　　　 D. 阿莫西林
    E. 地西泮

54. 营养师为血液病患者制订的菜谱中有动物内脏、蛋黄、豆类、麦芽、海带、番茄、菠菜。此菜谱最适合哪种血液病（　　）
    A. 急性白血病 　　　 B. 再生障碍性贫血
    C. 溶血性贫血 　　　 D. 缺铁性贫血
    E. 特发性血小板减少性紫癜

55. 患者，女，20岁。因血压升高，血糖升高，向心性肥胖，脸部皮肤薄、红住院检查，血压180/100mmHg，月经量少不规则，CT结果为垂体生长肿物，X线显示骨质疏松，该患者可能患的是（　　）
    A. 库欣综合征 　　　 B. 糖尿病
    C. 高血压 　　　　　 D. 妇科病
    E. 肿瘤

56. 患者，女，39岁，既往体健，近1个月来发现记忆力减退、反应迟钝、乏力、畏寒。住院检查：体温35℃，心率60次/分，黏液水肿，血清TSH升高，血FT$_4$降低，可能的诊断是（　　）
    A. 甲状腺功能亢进 　 B. 甲状腺功能减退
    C. 呆小症 　　　　　 D. 痴呆
    E. 幼年型甲减

57. 患者，男，68岁。有关节炎2年，初期为腕掌指关节疼痛，后有膝关节疼痛，最近两手指在掌指关节处偏向尺侧形成关节活动障碍，影响患者的日常生活。该患者锻炼时不正确的方法是（　　）
    A. 循序渐进
    B. 长时间锻炼
    C. 热敷可改善血液循环

D. 保持关节的功能位

E. 必要时给予消炎止痛剂

58. 患者，男，80岁。因脑出血入院，出现意识模糊，频繁呕吐。右侧瞳孔大，血压208/120mmHg，左侧偏瘫，应禁止使用的护理措施为（　　）
   A. 绝对卧床休息，头偏向一侧
   B. 应用脱水，降颅压治疗
   C. 遵医嘱降血压
   D. 置瘫痪肢体功能位
   E. 协助生活护理，采用灌肠保持大便通畅

59. 患者，女，34岁。洗衣时突发左侧肢体活动不灵，既往有风湿性心脏病史。体检：意识清，失语，心律不齐，心率106次/分，脉搏86次/分，左上肢肌力0级，下肢肌力2级，偏身感觉障碍，首先考虑的疾病是（　　）
   A. 脑血栓形成　　B. 脑栓塞
   C. 脑出血　　D. 短暂性脑缺血发作
   E. 蛛网膜下腔出血

60. 患者，男，55岁。1年内出现3次突然说话不流利，每次持续30分钟左右，第3次发作时伴右侧肢体麻木，神经系统检查正常，动脉硬化病史2年，最可能的诊断是（　　）
   A. 癫痫部分性发作　　B. 偏头痛
   C. 颈椎病　　D. 顶叶肿瘤
   E. 短暂性脑缺血发作

61. 患者，男，26岁，未婚。参加工作后经常无辜迟到、早退，对领导的批评置若罔闻。个人生活懒于料理，严重时吃饭也需督促，因病情日趋严重而被送入院。诊断为精神分裂症单纯型，最佳的药物治疗为（　　）
   A. 帕罗西汀　　B. 氯丙嗪
   C. 丙米嗪　　D. 奥氮平
   E. 卡马西平

62. 患者，男，29岁。诊断为精神分裂症。近1年来对亲友冷淡，对个人生活不关心，对家里和周围发生的任何事情都表现出无所谓。这些表现属于（　　）
   A. 情绪不稳　　B. 情感淡漠
   C. 情感低落　　D. 情感倒错
   E. 情感破裂

63. 患者，男，50岁。急性上呼吸道感染。护士对其进行有关预防措施指导时，下列说法哪项不妥（　　）
   A. 避免过度劳累
   B. 避免到人多拥挤的场所
   C. 保持环境整洁，空气清新

D. 坚持规律体育锻炼

E. 接种疫苗后可产生终生免疫力

64. 患者，女，33岁。干咳半乏力、低热、夜间盗汗、体重减轻2月余。X线胸片：右上肺阴影。疑诊肺结核收住入院。应采取的隔离措施是（　　）
   A. 消化道隔离　　B. 呼吸道隔离
   C. 保护性隔离　　D. 接触隔离
   E. 床边隔离

65. 患者，男，56岁。食管癌手术后第一天，医嘱予10%氯化钾30ml，稀释于5%葡萄糖液中，下列哪份稀释液量最合适（　　）
   A. 200ml　　B. 400ml
   C. 600ml　　D. 800ml
   E. 1000ml

66. 患者，男，28岁。因诊断为溃疡穿孔继发急性腹膜炎急诊入院。查腹平，右上腹有压痛，反跳痛，肌紧张，暂采取非手术治疗。为了防止消化液继续流入腹腔，应采取（　　）
   A. 禁食　　B. 半卧位
   C. 胃肠减压　　D. 静脉补液
   E. 及时给予止痛药

67. 患者，男，25岁。患"胃病"2年，2小时前突然出现腹部剧烈疼痛并迅速波及全腹。查体，腹式呼吸减弱，右上腹肌紧张，压痛及反跳痛，X线检查见膈下游离气体，拟诊"消化性溃疡穿孔"收入院。若行穿孔修补术，术后留置胃肠减压，何时能拔除胃管（　　）
   A. 体温正常　　B. 管腔阻塞
   C. 肛门排气　　D. 食欲增加
   E. 肠鸣音消失

68. 患者，男，43岁。因胃癌收入院。今晨在全麻下行胃大部切除术。手术过程顺利，术后安全返回病房。交接时，责任护士应向手术室护士重点了解的内容是（　　）
   A. 术中尿量　　B. 术中出入液量
   C. 麻醉用药　　D. 麻醉苏醒时间
   E. 主刀医生

69. 患者，男，55岁。因大肠癌入院，拟行大肠癌根治术，术后留置尿管3天，为防止发生尿路感染，最重要的护理措施是（　　）
   A. 严密观察尿量
   B. 严格限制饮食
   C. 每日尿道口护理2次
   D. 每日更换集尿袋2次

E. 每日行膀胱冲洗3次

70. 患者，男，45岁。食管癌根治术后，出现食管吻合口瘘，需行中心静脉肠外营养支持（CPN）。对中心静脉插管留置的护理，下列措施哪项错误（　　）

A. 严格无菌操作

B. 每日穿刺部位的消毒、更换敷贴

C. 观察穿刺部位是否有红肿

D. 杜绝从静脉导管抽血注药

E. 可以通过导管测量中心静脉压

71. 患者，女，48岁。因乳腺癌行改良根治术，术后安返病房，患者全身麻醉清醒后应采取的体位是（　　）

A. 平卧位　　　　B. 半卧位

C. 侧卧位　　　　D. 端坐位

E. 头高脚低位

72. 患者，男，28岁。1周前被锈铁钉扎伤，今出现了张口受限、苦笑面容、角弓反张，抽搐频繁，护理措施不正确的是（　　）

A. 注射破伤风抗毒素

B. 保持病室安静避光

C. 病情严重时流质饮食

D. 密切观察病情变化

E. 做好消毒隔离

73. 患者，女，26岁。产后4周出现体温升高、右侧乳房胀痛、局部红肿、有波动感，最主要的处理措施是（　　）

A. 患侧乳房制动　　B. 33%硫酸镁湿敷

C. 局部按摩理疗　　D. 脓肿及时切开引流

E. 全身应用抗生素

74. 患者，男，19岁。车祸致伤，即来院急诊。神志朦胧、咯血、口鼻均有泥沙夹血外溢，呼吸困难、烦躁不安。左胸侧严重擦伤，肿胀，心率98次/分，血压120/90mmHg，左大腿中下段中度肿胀，有瘀斑和严重擦伤。此时最紧迫的抢救措施是（　　）

A. 请胸外科医师会诊处理

B. 清除上呼吸道异物

C. 开放静脉通道，输血

D. 鼻导管低流量吸氧

E. 左下肢夹板固定

75. 患者，男，22岁。因火灾致面部烧伤入院。体检发现，患者声音嘶哑，口鼻处有黑色分泌物，鼻毛烧焦。该患者目前最主要危险是（　　）

A. 呼吸衰竭　　　　B. 肺部感染

C. 肺水肿　　　　　D. 窒息

E. 呼吸性碱中毒

76. 患者，男，52岁。肾癌行肾部分切除术后2天。护士告知患者要绝对卧床休息，其主要目的是（　　）

A. 防止出血　　　　B. 防止感染

C. 防止肿瘤扩散　　D. 防止静脉血栓形成

E. 有利于肾功能恢复

77. 患者，男，48岁。诊断为颅内肿瘤。头痛，有颅内压增高症状。给予床头抬高15°～30°，主要目的是（　　）

A. 有利于改善心脏功能

B. 有利于改善呼吸功能

C. 有利于颅内静脉回流

D. 有利于预防泌尿系感染

E. 防止呕吐物误入呼吸道

78. 患者，女，35岁。因甲亢接受放射性碘治疗。治疗后护士应嘱患者定期复查，以便及早发现（　　）

A. 甲状腺癌变　　　B. 诱发甲状腺危象

C. 粒细胞减少　　　D. 突眼恶化

E. 永久性甲状腺功能减退

79. 患者，女，36岁。甲状腺功能亢进。行甲状腺大部切除术后，并发喉上神经内支损伤时，可能会出现（　　）

A. 吞咽困难　　　　B. 饮水呛咳

C. 声音嘶哑　　　　D. 手足抽搐

E. 音调降低

80. 患者，女，27岁。在甲状腺次全切除术后4小时，突感呼吸困难，颈部肿胀，口唇发绀，紧急处理第一步应（　　）

A. 吸氧　　　　　　B. 气管切开

C. 注射呼吸兴奋剂　D. 请麻醉医师插管

E. 立即拆开颈部缝线，去除血块

81. 患者，男，67岁。因食管癌入院准备手术。患者自述目前能进食米粥之类的食物，护士应指导患者的饮食为（　　）

A. 高热量、高蛋白、高脂肪半流食

B. 低热量、低蛋白、低脂肪流食

C. 高热量、高蛋白、高维生素半流食

D. 高热量、低蛋白、高维生素半流食

E. 高热量、高蛋白、高维生素普食

82. 患者，男，62岁。支气管肺癌手术后3天。目前一般情况尚可，但有痰不易咳出。最适宜采取的排痰措施是（　　）

A. 给予叩背　　　　B. 指压气管刺激咳嗽

C. 给予体位引流　　D. 给予吸痰

E. 给予雾化吸入

83. 患者,男,38岁。阑尾穿孔合并腹膜炎手术后第7天,体温39℃,伤口无红肿,大便次数增多,混有黏液,伴里急后重。该患者可能并发了(　　)
    A. 肠炎　　　　　　B. 肠粘连
    C. 膈下脓肿　　　　D. 盆腔脓肿
    E. 细菌性痢疾

84. 患者,男,50岁。因腹痛、呕吐2天入院,诊断为急性肠梗阻,下列哪些情况提示有绞窄性肠梗阻(　　)
    A. 腹痛呈阵发性　　B. 全腹均匀腹胀
    C. 无肛门排便排气　D. 体温升高
    E. 呕吐物或肛门排出物呈血性

85. 患者,男,45岁。直肠癌行根治术(Miles术)后,造口周围皮肤保护的健康指导不包括(　　)
    A. 擦干后涂上氧化锌软膏
    B. 注意有无红、肿、破溃
    C. 便后及时清洁皮肤
    D. 常规使用乙醇清洁
    E. 防止粪水浸渍

86. 患者,女,43岁。排便时肛门滴血,有痔核脱出,便后自行回纳。诊断内痔,属于哪一期(　　)
    A. Ⅰ期内痔　　　　B. Ⅱ期内痔
    C. Ⅲ期内痔　　　　D. Ⅳ期内痔
    E. 血栓性外痔

87. 患者,男,55岁。肛门常有瘙痒不适,少量便血。护士指导其温水坐浴的水温是(　　)
    A. 32~35℃　　　　B. 37~39℃
    C. 43~46℃　　　　D. 45~49℃
    E. 50~56℃

88. 患者,男,40岁。右上腹痛,高热1周,伴有呕吐、食欲缺乏。查体:T 40℃,P 90次/分,R 20次/分,BP 100/75mmHg。右上腹触及肿大的肝脏,肝区有压痛,叩击痛明显。实验室检查:白细胞$20\times10^9$/L,粒细胞比例0.9。初步诊断为细菌性肝脓肿,患者的护理问题不包括(　　)
    A. 疼痛
    B. 体温过高
    C. 体液过多
    D. 营养失调:低于机体需要量
    E. 潜在并发症:腹膜炎

89. 患儿,男,5岁。上腹部阵发性剧痛10小时,腹痛发作时辗转不安,满头大汗;间歇期玩耍如常。查体:T 37.3℃,无黄疸,腹壁软,胆囊未扪及,肠鸣音正常,最可能的疾病是(　　)

A. 急性胆囊炎　　　B. 肠套叠
C. 蛔虫性肠梗阻　　D. 胆道蛔虫病
E. 胆石症

90. 患者,男,35岁。聚餐后左上腹持续性胀痛3小时,伴发热、呕吐。查体:左上腹有腹膜刺激征。查血淀粉酶升高,考虑诊断为(　　)
    A. 消化性溃疡　　　B. 急性阑尾炎
    C. 急性胆管炎　　　D. 急性胰腺炎
    E. 急性胆囊炎

91. 患者,男,55岁。行胆囊切除术后半年,突然出现恶心、呕吐、腹痛、腹胀18小时,发病以来未解大便,未排气,患者入院后应给予(　　)
    A. 止痛药　　　　　B. 禁食、胃肠减压
    C. 止吐药　　　　　D. 灌肠
    E. 停留尿管

92. 患者,男,80岁。因良性前列腺增生行前列腺切除术,术后留置气囊导尿管的主要目的是(　　)
    A. 防止感染　　　　B. 压迫前列腺窝
    C. 引流尿液　　　　D. 膀胱冲洗
    E. 观察尿量

93. 患者,男,60岁。良性前列腺增生,经尿道前列腺电切术后3天,护士对其进行健康教育,正确的是(　　)
    A. 术后要加强活动
    B. 排尿异常在术后1个月消失
    C. 少饮水
    D. 进行盆底肌肉锻炼
    E. 出院后可以过性生活

94. 患者,女,45岁。骑自行车摔伤左肩到医院就诊。检查见左侧方肩畸形,肩关节空虚,弹性固定,诊断为肩关节脱位。复位后三角巾悬吊。指导患者进行垂臂、甩肩锻炼的时间是(　　)
    A. 复位固定后即开始
    B. 复位固定1周后
    C. 复位固定2周后
    D. 复位固定3周后
    E. 复位固定4周后

95. 患者,男,16岁。因左腿肿瘤行截肢术。术后患者回到病房,护士特别应注意的是(　　)
    A. 更换敷料
    B. 立即采取俯卧位,防止残肢屈曲挛缩
    C. 床旁备止血带
    D. 保持患侧卧位,减少出血
    E. 倾听患者主诉

96. 患者,女,27岁。停经 7 周,阴道不规则流血10日。诊断为良性葡萄胎,下列哪项症状最不可能出现( )
    A. 痰中带血　　　　　B. 贫血
    C. 高血压、蛋白尿、水肿
    D. 甲亢　　　　　　　E. 频吐

97. 某妇女,28岁,孕2产2,现有2个子女,顺产后4个月,哺乳期,进行计划生育措施指导不正确的是( )
    A. 药物避孕　　　　　B. 宫内节育器避孕
    C. 阴茎套避孕　　　　D. 输卵管结扎术
    E. 哺乳期闭经仍有妊娠可能

98. 患者,女,26岁。月经频发,经血量正常,因婚后3年未孕来就诊。 妇科检查:子宫后倾,正常大小,双附件无异常,基础体温呈双相型,最可能的诊断是( )
    A. 无排卵型功血　　　B. 排卵期出血
    C. 黄体功能不全　　　D. 子宫内膜脱落不全
    E. 子宫内膜炎

99. 患者,女,28岁。停经50日,阴道少量流血伴下腹隐痛1周。近2日腹痛加剧,出血量增多。检查宫口已开,子宫如孕7周大小,尿妊娠试验( - ),可能性最大的是( )
    A. 先兆流产　　　　　B. 难免流产
    C. 不全流产　　　　　D. 稽留流产
    E. 异位妊娠

100. 患者,女,28岁。孕2产1,妊娠34周,今晨6时突然出现阴道流血来院就诊。检查:子宫无压痛区,胎头在宫底部,胎心140次/分,血压110/80mmHg,经B超诊断为前置胎盘,期待疗法有效,孕妇出院后的指导是( )
    A. 可以和正常孕妇一样,不需要多休息
    B. 可以进行力所能及的活动
    C. 可以进行正常的性生活
    D. 回家后自我监测胎动,定期产前检查
    E. 若再次出血,量不多,可以不用回医院就诊

101. 患者,女,27岁。孕1产0,孕36周,患有心脏病,为防止分娩时发生心力衰竭,下列哪项处理是错误的( )
    A. 吸氧
    B. 尽量缩短第二产程
    C. 防止产后出血应给予麦角新碱
    D. 适当应用镇静剂
    E. 胎儿娩出后腹部放沙袋

102. 患者,女,孕1产0,妊娠34周,全身水肿,抽搐3次,急诊入院。护理中不妥的是( )
    A. 左侧卧位
    B. 安置在光线好的病室便于抢救
    C. 尿常规检查
    D. 做好床边生活护理
    E. 加强胎儿监护

103. 初产妇,孕40周,产程进展24小时,宫口开大4cm,静脉滴注缩宫素10U,宫缩持续不缓解,胎心率100次/分,脐上有压痛,腹部有一环状凹陷,应考虑( )
    A. 胎盘早剥　　　　　B. 先兆子宫破裂
    C. 高张性宫缩乏力　　D. 子宫收缩过强
    E. 痉挛性子宫

104. 某产妇,孕40周分娩,现娩出一男婴,下列哪项不属于新生儿评分的体征( )
    A. 呼吸　　　　　　　B. 心率
    C. 肌张力　　　　　　D. 喉反射
    E. 体温

105. 某妇女, 35 岁,患"子宫肌瘤"入院,准备在硬膜外阻滞麻醉下做"次全子宫切除术"。在术前1日的准备中,不正确的是( )
    A. 皮肤准备
    B. 晚饭减量,进软食,午夜后禁食
    C. 睡前予肥皂水灌肠
    D. 晚上可口服镇静安眠药
    E. 阴道冲洗并在子宫颈、穹隆部涂1%甲紫

106. 患者,女,35岁,经妇科检查发现宫颈充血、肿大,有大量脓性白带从宫颈口流出,诊断为"急性宫颈炎",其最有效的治疗方法是( )
    A. 口服抗生素　　　　B. 宫颈切除
    C. 物理治疗　　　　　D. 子宫切除
    E. 外阴擦洗

107. 产妇,孕2产1,孕39周,临产5小时,宫口开大4cm,宫缩强,胎心降至110次/分,下列护理措施错误的是( )
    A. 左侧卧位
    B. 静脉注射葡萄糖、维生素C
    C. 静滴缩宫素,加速产程
    D. 立即吸氧
    E. 纠正酸中毒

108. 足月新生儿,出生6天,生后第3天出现皮肤黄染,无发热,精神状态好,心肺( - ),脐( - ),血清胆红素154μmol/L。正确的处理为( )

A. 光照疗法　　　B. 给予苯巴比妥

C. 输白蛋白　　　D. 应用抗生素

E. 暂不需要治疗

109. 患儿,男,3月龄,因腹泻入院,预防臀红的有效护理措施是(　　)

A. 便后用肥皂清洗臀部

B. 便后清洗臀部,并涂滑石粉

C. 局部有皮疹者可涂激素类软膏

D. 避免用塑料膜或油布包裹尿布

E. 局部表皮剥脱者可涂抗生素软膏

110. 患儿,8个月,因溃疡性口腔炎入院,以下护理措施错误的是(　　)

A. 口腔护理用2%的碳酸氢钠溶液

B. 进餐前可局部涂2%利多卡因

C. 清洗后涂1%复方甲紫

D. 患儿的奶具、玩具应煮沸消毒

E. 患儿宜进食温凉的流质饮食

111. 患儿,女,1岁,母乳喂养,腹泻2天,稀水便,每日5~6次,护士正确的饮食指导是(　　)

A. 禁食4~6小时

B. 继续母乳喂养,暂停辅食

C. 继续添加辅食

D. 给予高营养富有热量的饮食

E. 口服补液期间患儿不能饮水

112. 一患儿出生后3天,发热、鼻塞。体检:T 39.8℃,咽部充血,诊断为"上呼吸道感染"。对该患儿的护理措施应首选(　　)

A. 解开过厚衣被散热

B. 口服退热药物

C. 用退热栓降温

D. 用0.5%麻黄碱滴鼻

E. 用50%乙醇擦浴

113. 6岁患儿,发现心脏杂音、口唇发绀4年余,活动后突然晕厥、抽搐、神志不清,诊断为法洛四联症脑缺氧发作,此时最紧急的处理是(　　)

A. 静脉注射毛花苷C

B. 静脉注射普萘洛尔

C. 静脉注射高渗葡萄糖

D. 肌内注射地西泮止惊

E. 静脉滴注钙剂

114. 患儿,2岁。诊断为缺铁性贫血,血红蛋白80g/L。为改善贫血症状最佳的食物是(　　)

A. 牛奶及乳制品

B. 动物肝脏及高蛋白饮食

C. 鱼、虾及高热量饮食

D. 绿叶蔬菜

E. 海带、紫菜及低蛋白饮食

115. 患儿,男,4岁,因高度水肿,尿蛋白(＋＋＋＋)入院。诊断为肾病综合征,治疗首选(　　)

A. 肾上腺皮质激素　B. 青霉素

C. 环磷酰胺　　　　D. 白蛋白

E. 利尿剂

116. 患儿,男,6个月。因高热伴喷射性呕吐入院,现患儿烦躁不安,哭闹不止,前囟隆起,下列护理措施中不妥的是(　　)

A. 保持室内安静

B. 让患儿处于平卧位

C. 护理操作集中进行

D. 严密观察生命体征

E. 静脉用降颅压药先快后慢

117. 粟粒性肺结核患儿出现高热、气促、发绀等表现,以下护理不恰当的是(　　)

A. 吸氧　　　　　B. 观察神志变化

C. 降温　　　　　D. 人工机械通气

E. 卧床休息

118. 一8个月患儿,因腹泻1天伴中度脱水入院,经治疗患儿病情好转,现转为口服补液盐(ORS)溶液补液,该溶液中钾的浓度为(　　)

A. 10%　　　　　B. 15%

C. 0.15%　　　　D. 0.2%

E. 0.3%

119. 一8个月患儿,因腹泻伴脱水入院,当补液纠正脱水和酸中毒时,患儿突然发生惊厥,应首先考虑(　　)

A. 低血钾　　　　B. 低血钠

C. 低血钙　　　　D. 低血镁

E. 低血糖

$A_3$型题

(120~122题共用题干)

　　患者,女,65岁,肥胖。有高血脂史及高血压24/13.3kPa(180/100mmHg),近日心前区发生疼痛。考虑为心绞痛。

120. 胸痛性质应是(　　)

A. 隐痛持续整天　B. 锻炼后可减轻

C. 阵发针刺样痛　D. 刀割样痛

E. 压迫、发闷或紧缩感

121. 典型的疼痛部位应是(　　)

A. 胸骨体上段或中段之后

B. 胸骨体下段　　　C. 整个左胸

D. 心尖区　　　E. 剑突下区

122. 疼痛持续时间应是(　　　)

A. 1～2分钟　　　B. 3～5分钟

C. 5～10分钟　　　D. 10～20分钟

E. 超过分钟

(123、124题共用题干)

患者,男,40岁。于饱餐、饮酒后突然发生中上腹持久剧烈疼痛,伴有反复恶心,呕吐出胆汁。护理体检:上腹部压痛,腹壁轻度紧张。测血清淀粉酶明显增高。

123. 对患者的首选处理措施是(　　　)

A. 禁食、胃肠减压　　　B. 适当补钾、补钙

C. 外科手术准备　　　D. 屈膝侧卧位

E. 应用抗生素

124. 经治疗后,腹痛呕吐基本缓解,患者饮食宜(　　　)

A. 高脂、高糖　　　B. 高脂、低糖

C. 低脂、高糖　　　D. 低脂、低蛋白

E. 低脂、低糖

(125～126题共用题干)

患者,女,27岁,突然出现意识丧失,全身抽搐,眼球上翻,瞳孔散大,牙关紧闭,大小便失禁,持续约3分钟,清醒后对抽搐全无记忆。

125. 根据临床症象,该患者可能为(　　　)

A. 癔症　　　B. 癫痫

C. 精神分裂症　　　D. 脑血管意外

E. 吉兰-巴雷综合征

126. 对该患者急性发作时的急救处理首先是(　　　)

A. 遵医嘱快速给药,控制发作

B. 注意保暖,避免受凉

C. 急诊做CT、脑电图,寻找原因

D. 保持呼吸道通畅,防止窒息

E. 移走身边危险物体,防止受伤

(127、128题共用题干)

患者,男,32岁。暴饮暴食后出现急性腹痛而入院,诊为坏死性胰腺炎,行中心静脉肠外营养支持(CPN),经治疗后病情明显好转,10天后,患者出现寒战、发热、烦躁不安、尿少,检查手术伤口、心肺听诊无异常。

127. 患者可能出现的并发症是(　　　)

A. 肺部感染　　　B. 导管性脓毒症

C. 穿刺部位感染　　　D. 肠源性感染

E. 泌尿系感染

128. 针对上述情况,下列哪项护理措施不正确(　　　)

A. 营养液细菌培养

B. 拔除中心静脉插管

C. 导管末端液体做细菌培养

D. 继续观察病情,解热镇痛

E. 遵医嘱使用抗生素

(129、130题共用题干)

患者,女,50岁。不规则阴道流血,性生活时也容易出血,脓血性阴道排液半年。检查:宫颈为菜花样组织,子宫增大、变软,活动差,考虑为宫颈癌。

129. 为确诊宫颈癌,应做哪项检查(　　　)

A. 宫颈刮片细胞学检查

B. 阴道镜检

C. 分段诊刮

D. 宫颈和颈管活组织检查

E. 碘试验

130. 宫颈癌最常见的早期症状是(　　　)

A. 接触性出血　　　B. 阴道大出血

C. 绝经后出血　　　D. 血性白带

E. 阴道水样排液

(131、132题共用题干)

患儿,8个月,呕吐、腹泻稀水便3天,1天来尿量极少,精神萎靡,前囟及眼窝极度凹陷,皮肤弹性差,四肢发凉,脉细弱,血清135mmol/L,诊断为"重型腹泻"。

131. 重型腹泻与轻型腹泻的主要区别是(　　　)

A. 有恶心、呕吐

B. 每日大便次数达10余次

C. 体温高达39℃

D. 有水、电解质紊乱

E. 粪便呈蛋花汤样或水样

132. 补液纠正脱水后,出现以下哪项表现说明该患儿发生了低钾血症(　　　)

A. 腱反射亢进　　　B. 震颤

C. 手足搐搦　　　D. 惊厥

E. 肌肉的兴奋性降低

A₄型题

(133～135题共用题干)

患者,男,74岁。反复咳嗽、咳痰伴喘息30年,5年前出现逐渐加重的呼吸困难,诊断为COPD。

133. 针对此患者缓解期,最佳的护理措施是(　　　)

A. 用祛痰剂　　　B. 超声雾化

C. 插管吸痰　　　D. 用呼吸器

E. 缩唇腹式呼吸

134. 当患者血气分析结果为$PaO_2$ 55mmHg、$SaO_2 <$ 85%,氧疗护理措施正确的是(　　　)

A. 高浓度、高流量持续吸氧

B. 高浓度、高流量间歇吸氧

C. 低浓度、低流量持续吸氧

D. 低浓度、低流量间歇吸氧

E. 高压氧舱

135. 为防止发生呼吸衰竭,应指导患者(　　)

　　A. 少盐饮食　　　B. 避免肺部感染

　　C. 低脂饮食　　　D. 戒酒

　　E. 卧床休息

(136～138题共用题干)

　　患者,男,65岁。胃溃疡伴瘢痕性幽门梗阻,今晨在全麻下行毕Ⅱ式胃大部切除术,术后麻醉清醒,返回病房。现留置胃管、腹腔引流管。

136. 该患者术后24小时内,最重要的护理问题是(　　)

A. 疼痛

B. 潜在并发症:出血

C. 潜在并发症:伤口裂开

D. 潜在并发症:感染

E. 潜在并发症:吻合口瘘

137. 患者生命体征平稳,应安置的体位是(　　)

　　A. 平卧位,头侧向一边

　　B. 仰卧位　　　C. 低半卧位

　　D. 高半卧位　　E. 头低足高位

138. 为该患者拔除胃管的主要指征是(　　)

　　A. 术后48～72小时　B. 引流胃液减少

　　C. 无腹胀、呕吐　　D. 肛门排气后

　　E. 生命体征平稳

# 参 考 文 献

李勇,俞宝明.2015.外科护理.第3版.北京:人民卫生出版社

罗先武,王冉.2017.执业护士资格考试轻松过.北京:人民卫生出版社

全国护士执业资格考试用书编写专家委员会.2017.全国护士执业资格考试指导.北京:人民卫生出版社

唐少兰,杨建芬.2015.外科护理.第3版.北京:科学出版社

卫生与计划生育委员会.2017.2017年全国护士执业资格考试大纲

杨玉南,杨建芬.2013.外科护理笔记.第3版.北京:科学出版社

# 参考答案

## 第1章

1-5 DCBBE

## 第2章

| | | |
|---|---|---|
| 1-5 CCDEB | 6-10 DBDBD | 11-15 ABDDE |
| 16-20 BDCAE | 21-25 BECAC | 26-30 EECDD |
| 31-35 CDAED | 36-40 EAECB | 41-43 CDA |

## 第3章

| | | |
|---|---|---|
| 1-5 DDBBB | 6-10 ECDCD | 11-15 CDCDE |
| 16-20 DABCD | 21-25 ECDBA | 26-30 BDBBD |
| 31-33 CAB | | |

## 第4章

| | | |
|---|---|---|
| 1-5 CBBDA | 6-10 ACDDC | 11-15 ACDEC |
| 16-20 BABEB | 21-25 EDCBB | 26-30 ECECD |
| 31-35 BAEBC | 36-38 CBA | |

## 第5章

| | | |
|---|---|---|
| 1-5 DBEED | 6-10 CDEBB | 11-15 AEECB |
| 16-20 ECEDD | 21-25 DCBDA | 26-27 CC |

## 第6章

| | | |
|---|---|---|
| 1-5 CBCBD | 6-10 DAADE | 11-15 ABBBD |
| 16-20 DBADA | 21-25 BCEEE | 26-30 EADCB |
| 31-35 ADDDA | 36-40 EEDCE | 41-43 ACD |

## 第7章

| | | |
|---|---|---|
| 1-5 CACBC | 6-10 DEBDD | 11-15 DDABC |
| 16-20 AEBBD | 21-25 BEBAB | 26-30 DEACE |
| 31-35 BBEDC | 36-40 CCEEB | 41-45 CAECB |
| 46-50 DBBEA | | |

## 第8章

| | | |
|---|---|---|
| 1-5 BBDDC | 6-10 DEDAD | 11-15 CEEEC |
| 16-20 EBCBB | 21-24 EEDD | |

## 第9章

| | | |
|---|---|---|
| 1-5 CCAAD | 6-10 CCBDC | 11-15 CCCBA |
| 16-20 CDBCA | 21-25 CBBCA | 26-30 ECBDC |
| 31-35 CBBCE | 36-40 ABDDD | 41-45 ACEED |
| 46-50 DABAB | 51-55 DCEBB | 56-60 EDDBA |

## 第10章

| | | |
|---|---|---|
| 1-5 ECCDD | 6-10 CCBAD | 11-15 DEDBE |
| 16-20 BEBBD | 21-25 ECABE | 26-30 BCEBB |
| 31-35 EDDBB | 36-40 DEDDC | 41-45 BDBCC |
| 46-50 EBECA | 51-55 CACDE | 56-60 DADDB |

## 第11章

| | | |
|---|---|---|
| 1-5 DEBCD | 6-10 BBCDE | 11-15 BEECD |
| 16-20 CCBAD | 21-25 ADEBC | 26-30 ACABD |

## 第12章

| | | |
|---|---|---|
| 1-5 CDABD | 6-10 CBECC | 11-15 EEDCA |
| 16-20 AECBC | 21-25 BDBCB | 26-30 EDADB |
| 31-35 DEDAC | 36-40 BEBBD | 41-45 EEAEC |
| 46-50 BCEED | 51-55 ABEBB | 56-58 DCC |

## 第13章

| | | |
|---|---|---|
| 1-5 BAEBE | 6-10 ADADD | 11-15 DCCAB |
| 16-20 EDCCA | 21-25 EECAD | 26-30 EEADC |
| 31-35 DBEEA | 36-40 EEEDA | 41-45 EEBCA |

## 第14章

| | | |
|---|---|---|
| 1-5 CBDDC | 6-10 CEBBC | 11-15 BAADD |
| 16-20 ADBED | 21-25 DCEED | 26-30 CAECE |
| 31-35 BCEAE | 36-40 BCAEA | 41-45 EACED |
| 46-47 EB | | |

## 第15章

| | | |
|---|---|---|
| 1-5 DCDCC | 6-10 EDACC | 11-15 BBEAB |
| 16-20 DBABD | 21-25 ABAAB | 26-30 CAEDE |
| 31-35 DEAED | 36-40 CBEAB | 41-45 EBCAC |
| 46-50 EECCC | 51-55 BBEDE | 56-60 DCCDA |
| 61-65 DABBE | 66-67 CD | |

## 第16章

| | | |
|---|---|---|
| 1-5 AECAE | 6-10 BBBCA | 11-15 CDCDA |
| 16-20 EDADE | 21-25 BBDAD | |

## 第17章

| | | |
|---|---|---|
| 1-5 BDEDB | 6-10 BADEB | 11-15 CADEC |
| 16-20 C AABD | 21-25 ADECE | 26-30 BDBBE |
| 31-35 CCCAB | 36-40 CCCCB | 41-45 BCBBC |
| 46-50 ECEEC | | |

## 第18章

### 第1～2节

| | | |
|---|---|---|
| 1-5 CDEDB | 6-10 CACBB | 11-15 DCDEB |
| 16-20 DCEAD | 21-25 BCEDA | |

### 第3～第6节

| | | |
|---|---|---|
| 1-5 ECAAB | 6-10 ECDED | 11-15 CCCAB |
| 16-20 ECBDE | 21-25 CBBCA | 26-30 DEBAA |
| 31-35 BABBC | 36-40 DDCCB | 41-45 EABAB |

| | | | | | |
|---|---|---|---|---|---|
| 46-50 EBDAE | 51-55 ACCCA | 56-60 CCDAB | 61-65 DCEDD | 66-70 EECCC | 71-75 BEAAA |
| 61-65 BBCCC | 66-70 AEDCB | 71-75 BBCDB | 76-80 CCAAC | 81-85 BEDAB | 86-90 DCBCA |
| 76-80 DAEDB | 81-85 DCCDA | 86-90 DEDED | 91-95 CDDDD | 96-100 EDDDD | 101-105 DBCEE |
| 91-95 BCBDC | 96-100 CECCB | 101-105 ABAEE | 106-109 DCBD | | |
| 106-109 BCCB | | | | | |

## 第19章

| | | |
|---|---|---|
| 1-5 AABCD | 6-10 CCCAB | 11-15 CCBBE |
| 16-20 CBAED | 21-25 CBBDD | 26-30 BAEDB |
| 31-35 BCDDE | 36-40 CAEDB | 41-45 ECEAB |
| 46-50 CCBCB | 51-55 BCCDC | 56-60 AEDCD |
| 61-65 CAAAE | 66-70 CEBEB | 71-75 CACDB |
| 76-80 ECBDA | 81-85 BCDEC | 86-90 DABBC |

## 第20章

| | | |
|---|---|---|
| 1-5 ABCBC | 6-10 DCACC | 11-15 AAABB |
| 16-20 BBDBB | 21-24 BBAA | |

## 第21章

| | | |
|---|---|---|
| 1-5 CCABE | 6-10 BADAD | 11-15 DCBCE |
| 16-20 DBBDE | 21-25 CCEEE | 26-30 CEDDB |

## 第22章

| | | |
|---|---|---|
| 1-5 DBBAC | 6-10 ABDDB | 11-15 ABEAB |
| 16-20 CCEBD | 21-25 CCDAE | 26-30 DEEBE |
| 31-35 DCACB | 36-40 EEABA | 41-45 ADBEC |
| 46-50 AEACB | 51-55 EBDEC | 56-58 BCE |

## 第23章

| | | |
|---|---|---|
| 1-5 CCCCB | 6-10 ABCBC | 11-15 CAACA |
| 16-20 DADBD | 21-25 CCACB | 26-30 CCCDE |
| 31-35 BDDBB | 36-40 EAABE | 41-45 DCEBB |
| 46-50 EDCCC | 51-55 EDAED | 56-60 EBABB |

## 模拟试题
### 专业实务

| | | |
|---|---|---|
| 1-5 DABDC | 6-10 CADDD | 11-15 ABAEE |
| 16-20 DEACC | 21-25 DCDAD | 26-30 DEDCD |
| 31-35 DBAED | 36-40 ABEBB | 41-45 CDBDA |
| 46-50 ECBEC | 51-55 CDBAE | 56-60 BEDDA |
| 61-65 BCECD | 66-70 EBEAC | 71-75 DEDCC |
| 76-80 ACDAB | 81-85 AAAEB | 86-90 ACECB |
| 91-95 CABDC | 96-100 EDEBB | 101-105 BBBCD |
| 106-110 BAAAD | 111-115 DBABA | 116-120 EADBA |
| 121-125 CDAEC | 126-130 ADECD | 131-135 CAAED |
| 136-138 CCD | | |

### 实践能力

| | | |
|---|---|---|
| 1-5 BBDBD | 6-10 ACCCE | 11-15 ADABE |
| 16-20 BBCBC | 21-25 DBDBB | 26-30 DCADD |
| 31-35 BEBDE | 36-40 CCABD | 41-45 DAEAB |
| 46-50 AECEB | 51-55 EABDA | 56-60 BBEBE |
| 61-65 DBEBE | 66-70 CCBCE | 71-75 BCDBD |
| 76-80 ACEBE | 81-85 CEDED | 86-90 BCCDD |
| 91-95 BBDDC | 96-100 AACBD | 101-105 CBBEE |
| 106-110 ACEDA | 111-115 BABBA | 116-120 BDCCE |
| 121-125 ABAEB | 126-130 EBDDA | 131-135 DEECB |
| 136-138 BCD | | |

233